U0382113

本书是2016年度国家社会科学基金项目"医疗决策中基于权益位阶的利益冲突化解机制之研究（16BZX108）"的阶段性成果

本书是2017年度广东高校科研平台和科研项目之特色创新类项目（人文社科）"医务人员组织公民行为（OCB）消极面识别与防控研究（2017WTSCX044）"及2017年度广东医科大学科研基金（人文社科类重点培育项目）"医务人员组织公民行为（OCB）消极面识别与防控研究（Z2017007）"的研究成果

中国医改进程中的医生角色

Zhongguo Yigai Jinchengzhong De Yisheng Juese

刘瑞明　著

中国社会科学出版社

图书在版编目（CIP）数据

中国医改进程中的医生角色/刘瑞明著．—北京：中国
社会科学出版社，2018.8
ISBN 978 - 7 - 5203 - 2907 - 1

Ⅰ.①中…　Ⅱ.①刘…　Ⅲ.①医生—医院—管理—研究—
中国　Ⅳ.①R197.32

中国版本图书馆 CIP 数据核字（2018）第 172895 号

出 版 人	赵剑英
责任编辑	卢小生
责任校对	周晓东
责任印制	王　超

出　　版	中国社会科学出版社
社　　址	北京鼓楼西大街甲 158 号
邮　　编	100720
网　　址	http：//www.csspw.cn
发 行 部	010 - 84083685
门 市 部	010 - 84029450
经　　销	新华书店及其他书店

印　　刷	北京明恒达印务有限公司
装　　订	廊坊市广阳区广增装订厂
版　　次	2018 年 8 月第 1 版
印　　次	2018 年 8 月第 1 次印刷

开　　本	710 × 1000　1/16
印　　张	24
插　　页	2
字　　数	358 千字
定　　价	120.00 元

凡购买中国社会科学出版社图书，如有质量问题请与本社营销中心联系调换
电话：010 - 84083683
版权所有　侵权必究

前　　言

　　医药卫生事业关系亿万人民的健康，关系千家万户的幸福，关系经济发展和社会和谐，关系国家前途和民族未来，是十分重大的民生问题。卫生人才资源是医药卫生事业发展的关键和核心，应充分认识卫生人才对于医药卫生体制改革（以下简称医改）的决定性作用，把卫生人才建设作为卫生工作的重中之重，以人才促改革，以人才促发展。但是，也应清醒地认识到，当前我国人民日益增长的美好生活需要、健康需求和经济社会不平衡不充分的发展之间的矛盾还比较突出。特别是在我国从计划经济体制向市场经济体制转型时期，原有卫生服务与医疗保障体系发生很大变化。医改仍然面临诸多矛盾和问题，如医疗资源配置不合理、基层卫生技术人才短缺、卫生技术人才激励问题、行业不正之风的管理与监督问题等。面对医改这一世界性的难题，医生的重要性不言而喻。在我国医改深化的大背景下，政府对医疗卫生机构和个人管理的体制机制等一直都在动态地调整和变化，而深受政府政策影响的医改主体，医生有义务遵守职业规范和标准，调整和优化自身角色，从而解决医改中最大的"人为障碍"，为推进医改的顺利建设跨出重要一步。因此，医生角色重塑是医改的先导工程，这也为本书研究找到了逻辑起点并贯穿始终。

　　角色一直是戏剧舞台中的用语，是指演员在舞台上按照剧本的规定所扮演的某一特定人物。医生角色是指遵守与诊断、治疗相关的职业规范，通过一定的行为模式为服务对象提供服务的群体。医生角色既是自然人，也是社会人（社会角色）。角色具有相对固定性和动态发展性特征。一个人所扮演的角色很容易受到自身所处社会地位的限制，社会角色通过社会位置来具体表现，当个人进入某一位置后，其行为举止就要受到社会、团体和组织对此角色预先安排的规矩、准绳所设定并制约。因此，角色位置呈现出相对固定性。但是，角色也是动态发展的过程，既受到之前确定角色时的角色期望的影响，也受到不断变化的组织需求、个人诉求以及组织在某些特定约束下与利益相关者间交换关系的影响。

医者仁心，以医技普济众生，后世便有悬壶济世之说；医者仁爱，照顾伤病的人、抢救生命垂危的人，人们喜欢把他们视为救死扶伤的白衣天使。正所谓："悬壶济世真医者、救死扶伤赛扁鹊。"可见，医生角色在病人眼中、社会中占有重要地位。医生角色就是这样神奇，凡俗与伟大、应然与实然、理想与现实等交融在一起，模糊却清晰地讲述它始终不曾远离过任何一个时代、任何一个国家和任何一个民族的叙事诗，讲述从社会、家庭、病人到医生个体，讲述单一与多重、对立与统一的角色身份。医生角色，恰似一幅古老而神奇的画图，根深蒂固于人们对于医生固有的角色定位、角色期待和角色认知中。在日益发展进步的社会系统中，医生以其专业独立性、权威性、技术性而成为社会中最受尊重的精英群体，他们有着让人羡慕的身份、地位、形象和影响力。但是，从医院和医生的角度看，他们自身的地位有时候不能得到有效的维持和保障，医生的待遇和工作量不相匹配，社会对医生评价也常常带有负面的情绪和不和谐的元素，医生职业发展前景并不总是光芒四射。换句话说，医生并不如想象中那样纯粹、简单或更加高尚，与其他社会成员一样，他们也会逐利，也会因犯错而招致不满；在患者话语权日趋强化的背景下，医患关系紧张，纠纷不断，医疗暴力时有发生；医生只是在同一个社会生活的舞台上，依据一定的社会分工和所承担的社会职责，通过自己的行为来扮演自己特定的角色。

本书结合当前我国医改的实际，从宏观和微观层面，将理论和实证融合，系统而全面地对我国医生角色的理论和实践问题进行实证研究和经验探讨。本书包括三部分，共分为十章，第一部分主要说明研究的背景和理论；第二部分着重描述医生角色的行为、互动与冲突等；第三部分结合中国传统文化元素和卫生支农研究医生角色。

　　希望通过本书，政府管理部门及其负责人能在医改中意识到医生角色的重要性，让医生参与医改，充分调动医生角色的主体性和能动性，进行医改的体制与机制创新；医院组织为医生角色的工作开展和职业发展营造有利的组织环境和支持条件，减轻医生的角色负荷与角色压力，努力增强医生角色适应性；社会能够客观、公正和公平地正视和评价医生，为医生角色创新营造尊重与包容的社会环境；有关研究人员或者读者，能够真正认识到医生角色在医改中的意义与作用，尊重他们的价值和劳动；医生自身能够比较理性地实施角色认知和角色定位，以职业岗位标准规范自己，注意角色形象，加强角色修养。果真如此，我将备感欣慰。

　　本书在写作时，主要以质的研究方法，分析和研究医生角色。参考了众多国内外专家和学者的著作及研究成果，同时结合医生角色实践过程中出现的新变化、新情况，进行了历史与逻辑相统一、理论与实践统一的探索。应该说，对中国医改进程中的医生角色研究，无论是从历史发展的阶段性来看，还是从研究内容的丰富性来看，还有很多有价值的内容值得去思考、去挖掘。本书力求借助社会学、心理学、组织行为学和人力资源管理等多学科知识，从多维视角探求医生的角色概念、内涵、角色心理、角色行为、角色价值观，以及医生角色丛之间的关系。解决好医生角色究竟为何、医生角色扮演得如何、如何扮演好医生角色以及如何对医生角色进行有效管理的问题，或许能为当前的医改提供一个全新的视角和路径选择。笔者以后会沿着这条路，砥砺前行，希冀将最好的研究成果展示出来，以飨读者。

刘瑞明
2018 年 3 月 25 日于东莞松山湖

目　录

第一章　关注医生角色

第一节　医生角色研究的提出

一　选题由来

（一）选题背景

党的十七大提出，"健康是人全面发展的基础"，并阐述了健康作为人全面发展的基础条件的重要性和客观性。党的十八大提出，"健康是促进人的全面发展的必然要求"，要重点推进医疗保障、医疗服务、公共卫生、药品供应等体系改革，完善国民健康政策，为群众提供安全、有效、方便、价廉的公共卫生和基本医疗服务。在中国这个拥有13亿多人口的发展中大国，医疗卫生服务关系全民健康，是一个重大的民生问题。这一新提法充分体现了党对健康认识的新高度，对卫生工作的新要求，也向人民传递了国家持续推进医改的决心和信心。2016年8月，习近平总书记在全国卫生与健康大会上提出，要以改革创新为动力，推进健康中国建设。同年10月25日，中共中央、国务院印发了《"健康中国2030"规划纲要》，要求各地区各部门结合实际，认真贯彻落实。2017年10月18日，党的十九大报告提出：全面实施全民参保计划，实施健康中国战略，医药卫生体制改革等，是国家发展的大文章，更是医疗卫生事业发展和健康中国战略的新篇章。

近年来，医疗卫生体制改革成为国内外理论界和政策制定者关注的热点及焦点。2009年4月，我国推行了新一轮医药卫生体制改革，简称"新医改"。2010 年，新一轮公立医院改革试点启动。① 当前我国新医改已进入了深水区，进入攻坚克难阶段。我国现阶段正处于经济转型的特殊时期，国民经济和人民生活发生着翻天覆地的变化。国民健康意识、法律维权意识也在提高。尤其是随着网络的发展，微博、微信等社交工具的普及和推广，社会公众获取信息更加便捷。医生的外部社会关系都与以往不同，变得更加丰富和多元，同时面临更大的压力和挑战。因此，如何调动医生这一医改主体和"关键角色"的积极性、主动性和创造性，也是医改的重点和突破点，值得我们深入研究。

（二）角色理论

角色理论是阐释社会关系对人的行为具有重要影响的社会心理学理论。它强调人的行为的社会影响方面，而不是心理方面。认为人既是社会的产物，又能对社会做出贡献。是一种试图从人的社会角色属性解释社会心理和行为的产生、变化的社会心理学理论。② 多年来，角色是社会学、心理学、社会心理学等学科研究的问题，已经形成了一套完整的理论体系。研究医生角色无疑需要以这些理论为基础，深入开展研究。

1. 社会角色理论

从 19 世纪末开始，西方国家的一些社会学家开始把重点放到个人与个人、个人与社会的关系的研究过程中。他们普遍认为，角色扮演过程就是互相行为发生的基本机制。随着各种理论的研究，理论体系相对成熟，社会角色理论也有了基本雏形。其中很多社会学家功不可没，他们提出了重要理论。美国社会学家萨姆纳、罗斯、迪尔凯致力于研究习俗，规范和社会结构涉及的角色问题；同样来自美国的社

---

① 本书所说的医疗卫生机构，主要是公立非营利性医院（以下简称医院）；研究的主体是有行医执业权的医务人员，也包括既有行医执业权、从事疾病预防和治疗、担任医院各级行政职务的管理人员（以下简称医生）。本书特别说明：关于"医生""医师"的使用，除《中华人民共和国执业医师法》中提及医师的权利和义务时写明"医师"不做变动外，书中其他地方均会根据上下语境、语义去写作，而不刻意追求统一。

② 金盛华：《社会心理学》（第 2 版），高等教育出版社 2005 年版，第 32 页。

会学家杜威、库利、莫雷诺等也在社会角色领域占有一席之地，尤其是美国社会学家米德（G. H. Mead）对社会角色理论做出了不可磨灭的贡献。他综合了其他社会学家的理论，把社会角色理论系统化，使其形成独立的理论体系。而且他还将电影、戏剧里的专有名词"角色"运用到社会学中，开创了角色在社会学和心理学运用的先河，衍生出社会角色、角色扮演、角色认知等名词。社会角色理论不是单单的理论体系，它融合了多门学科，是一门综合性极强的学科。这些学科互相交叉、互相影响，不是从一个专业的角度解答复杂的人类社会的问题；一个角色通过与另一个角色、一个群体相互作用，来展现自身的特点。这时的角色不再是孤立存在的，需要与其他角色相互影响来体现其作用。

2. 社会变迁理论

社会变迁是社会发展、进步、停滞、倒退等现象和过程的总称，它与社会发展密切相关，是社会关系基本形态的变异。社会变迁理论贯穿着社会学产生的始终，是研究社会学问题时不能忽略的一个理论。从社会学提出开始，社会变迁理论就是社会学家感兴趣的一方面，它是在西方社会学家对早期社会学理论的研究基础上，进而形成的理论。学者提出了多种社会变迁理论。摩尔（Moore）把社会变迁理论分为进化论（社会学中最早出现的社会变迁理论）、马克思主义理论、功能学派和冲突理论四种。斯梅尔瑟（N. J. Smelser）把社会变迁理论分为古典进化论、文化堕距（文化滞后）理论、古典文化交流理论、古典功能学派、多方向进化论和兴起与衰落理论六类。波普诺（David Popenoe）在《社会学》中将社会变迁理论分为社会文化进化论、循环论、功能论和冲突论四种。[①] 与此相同的还有社会进化论、社会均衡论和历史循环论。

这种来源于西方社会转型时期的社会变迁理论，反映了社会转型时期的表现，也揭示了社会变化和发展规律，对社会发展有着十分重

---

① ［美］戴维·波普诺：《社会学》，中国人民大学出版社 1999 年版，第 624—628 页。

要的影响。这些理论对于正处于社会转型期的中国也有借鉴意义。尽管我国实行改革开放已经 40 年，但是，目前我国国情复杂，人口基数庞大，仍然处于由传统社会向现代社会的转型时期。这种社会转型引起的社会结构和社会机制的大转变与大调整引发了诸多的社会问题和矛盾冲突。具体到当前我国的医改领域，它涉及每一个公民的健康和生命，医务人员特别是医生肩负着神圣的使命，在这种特殊背景下，实行管理体制机制改革无疑具有很大的挑战性。

3. 角色理论的范式及其核心思想

（1）社会事实范式：角色结构理论。社会事实范式是社会学中最重要的一种范式。这一范式的理论家常常将他们的关注点放在宏观社会结构及其变迁上，主要社会结构包括社会制度、科层制组织、社区及规模不等的群体。由于社会人类学的植入，理论学家还会涉及宏观的文化层面，如亲属制度或物质生产产品的交换体系。社会事实范式往往侧重于对社会结构和社会机制，以及它们是如何影响个体的思维和行为的研究、社会地位以及社会角色的内容、功能和结构。角色结构理论家发现，角色冲突（由他人对角色承担者的期望和角色承担者本身对自身角色的期望不一致引起）的研究是最适合社会事实范式的结构角色框架的一种范例。①

（2）社会释义范式：角色互动理论。社会释义范式主要是理解作为社会行动者的个人行动的主观意义，以及这种意义对行动者和社会现实的影响。秉承这一范式的社会学家关注的只是个体作为有意识的主体所参与的人类互动。也就是说，社会现实是由人的有意义的社会行为构建的。早期的角色互动理论的发展源于库利（Cooley）、托马斯（Thomas）。社会释义范式有多种形式，包括经典时期韦伯的社会行动理论、现代时期的符号互动理论、现象学社会学，以及日常生活方法论等。② 人们在社会生活中所承担的角色并不是单纯的角色行使，

---

① 秦启文、周永康：《角色学导论》，中国社会科学出版社 2011 年版，第 7—14 页。

② 周晓红：《社会学理论的基本范式及整合的可能性》，《社会学研究》2002 年第 5 期。

而是一种角色扮演或角色创造。在这一过程中，行动者并不是被动地受制于情景和结构，而是通过互动主动地界定情景并对社会结构产生影响。就方法而言，角色互动理论在本质上与社会释义范式的方法紧密联系。社会释义论者在方法上最爱采用观察法和调查问卷法。互动论者也倾向于采用这些方法。他们也常常选用定性研究方法来考察角色的一致性、角色冲突等。①

（3）角色的社会情景分析范式。社会情景是影响团体或个人的特定社会环境（也称为社会微观环境）。社会环境中的宏观环境（包括社会制度、意识形态、自然条件等），即广义的社会环境对人们的社会心理或社会行为具有决定性的作用，然而，这种社会环境并不是直接发生作用的，而是要通过许多中介环节——具体的微观环境，即社会情景的作用，才能影响一个人或者一个团体的行为。与前几种范式不同的是，角色的社会情景分析范式将角色的发展历程投射到角色相应的社会情景中，加以全面而动态地考察。即使这种考察会因为考察动因的多样化、分层化而使考察本身可能偏离研究本身——角色，但社会情景对角色的影响仍然是研究者感兴趣的方向。②

二 研究框架

本书试图对我国医改背景下的医生角色的一些主要职责和功能做出系统而深入的研究。包括中国医改政策的历史沿革、医改发展的困境、医改中的政府责任；医生角色变迁；从最基本的角色理论入手，分析医生角色的内涵、特征和构成要素；深入分析医生角色冲突的形式、类型、原因及调适；对医生的职业道德、职业承诺、职业情感、职业形象进行分析；对医生自我角度和社会他人的角度阐述医生角色期望。同时我们还对医生权利、权力的异化与控制进行分析；指出了医生角色面临的种种危机，包括医生角色身份、医生角色地位、医生角色心理、医生角色价值观等方面的危机，分析了危机的实质，剖析了危机的成因，并从个体和社会客体角度对医生角色危机的调适提出

① 秦启文、周永康：《角色学导论》，中国社会科学出版社2011年版，第17页。
② 同上书，第25页。

了对策。同时，从社会学视角，结合互动理论，分析了医生与病人角色互动：强制与服从、权威与遵从、冲突与暴力、合作与参与，并结合患者成熟度理论讨论了医生应该采取的领导方式。结合中国传统文化中的核心要素如集体主义、中庸思维、组织承诺等对医生离职进行了实证分析。最后，对城市医院支援农村卫生工程中的医生角色进行了建设性的思考。

综观本书，从概念到结构、从内容到形式、从理论到实践，无不透露出笔者希望借鉴和参考西方国家和他人已经较为成熟的经验做法，来考察发达国家医疗卫生与医生角色承担的实际状况，总结其利弊得失，从中发现可为我所用的有益且可操作的经验。当然，最关键的还在于本书对中国医生角色的现状和冲突做出阐述及论证，包括第九章尝试对医生角色消极面（这是笔者未来重点关注的研究方向之一，离职就是其中典型的一种）的探索，以获得最前沿、最真实、最可靠的信息，将深藏于种种表象之下的中国医生角色的错位、冲突及其他相关问题准确地挖出来。最后，开出合适的"药方"，重新理解和定位医生角色，并在此基础上，提出符合我国国情的相关制度变革的建议，希冀对中国的医改提供某种路径和方法上的参考。

第二节　医生角色研究述评

一　国内研究综述

检索中国知网，截至 2018 年 1 月，以"医生角色"为篇名检索到文献 141 条结果，检索到期刊 98 条结果，博士（硕士）学位论文 6 条结果。其中，《卫生政策制定中医生角色平衡研究》（胡梦珠，2017）、《医生角色冲突的现状及其伦理调适》（张淼，2017）、《从医生的角色冲突看中国"看病贵"问题》（张文娇，2013）、《医生角色伦理的三维度分析》（王阳，2015）、《心理资本调节下的医生角色压力与职业成长相关性研究——以兰州市三甲医院医生为例》（邵雨薇，2015）等较有代表性，主要涉及医生角色的伦理、角色压力、角色冲

突和角色平衡等方面。另外，以"医生角色"为主题检索到期刊
1340 条结果，博士（硕士）学位论文 701 条结果。这些文章从不同
角度探讨了对医生角色的认识和相关观点，主要有医生角色认知、医
生角色压力、医生角色期望、医生角色行为、医生角色意识、意识角
色定位等方面。

（一）医生角色认知

Jinya Cao（2014）指出，当前在中国，医患关系常常是不信任或
甚至和冲突有关。[①] 这种对医生的看法转变可能是医患冲突的一个重
要原因。在古代，医生通过运用各种神秘的力量让其他人服从。随着
文明的进步，医学知识和经验的积累，医生被称为"大夫"和"先
生"而拥有尊重和权威。随着西方医学的广泛传播，启蒙运动的发
展，患者可以方便地从互联网等媒体上获得医学知识，医学界几乎失
去了神秘感，医生不再站在神坛上。在市场经济中，当医生的自我认

---

① 《中国实用外科杂志》最近刊发了一篇文章，郑重建议并呼吁国家及有关部门今后
将医学教材及医学出版物中"患者"一词统一为"病人"。并掷地有声：一词之改，于国
家、于民族、于医学和医学教育事业、于当代社会均极有利！20 世纪 80 年代末，我国老一
辈医学家吴阶平院士、裘法祖院士等 5 人联名向国家卫生部及人民卫生出版社教材办公室写
了一封信，建议将医学教材及医学出版物中"患者"一词统一更改为"病人"。理由是：在
我国早期医学词典、医学教材、医学出版物及汉语言辞典中并无"患者"一词；"九一八"
事变后，日本侵占我国东北三省，"患者"一词才在关外出现并传入关内。因此，"患者"
一词与日本侵占我国东北的殖民时代有着很大的关联。医学无国界，但医学家和医学教育
家是有国界的。全面使用"病人"一词，不仅继续沿用传统称呼，还有利于继承和发扬祖
国优秀的医学人文传统。该不该把患者改称为病人？引起了社会各界人士的广泛讨论。一
是赞成有之。医生看病，对象当然是病人，乃患病之人，"病人"更接地气。二是反对者
有之。"病人"与"患者"，既有舶来又有传承。多年来，医院医生、社会更偏向用"患
者"这一偏中性的词条；而且经常将患者和病人两词混用，根深蒂固，早已形成共识。在
包容性发展的今天，我们应该以更广阔的视角去面对世界，以尊重的心态对待人。被誉为
"西方最美的汉学家"的加拿大人卜正民说，"我不想把中国当成紫禁城，一个不能进去的
地方，我要把中国打开一些"。三是可改可不改者有之。持该观点的人完全可以理解老一辈
专家的家国情怀，应该尊重他们的历史观、医学观、国家观和民族观，这种精神也是我们
国家和民族最宝贵的财富。但在很多人眼里，"病人"与"患者"是非常通俗的词语，实际
工作中，我们对这两个词时常混用，去看病的人、医务人员均能够理解。鉴于此，本书特
别说明：除原论论著等成果中写明"医患关系""患者""病人"不做变动外，书中其他地方
均会根据上下语境、语义去写作，而不刻意追求统一。参见陈孝平《关于将医学教材及医
学出版物中"患者"一词统一更改为"病人"的建议》，《中国实用外科杂志》2017 年第 1
期，第 97 页。

知和患者的期望不匹配时，就会产生不满情绪。投射、期望和现实之间的不匹配可以被看作愤怒或暴力的原因。随着时间的推移，患者对医生的作用和认知发生了重大改变：以前把医生当成上帝、长辈、邻居和朋友，而现在，在一些患者眼里，医生是商人甚至是贪婪的骗子。[①] 瞿晓萍、叶旭春采用便利抽样法选取公众、患者、医生及护士群体，运用自由反应法对不同群体的医患角色认知进行问卷调查。结果显示，不同群体对医患群体的期望角色认知存在多方面的积极为主的刻板印象，对现实角色的认知则有积极、中性和消极的刻板印象；各群体对医患期望角色的认知期望高，而沟通不足、内群体和外群体沟通，以及传播媒介，均可能对医患现实角色认知刻板印象的形成有一定的影响。[②] 在此基础上，瞿晓萍、叶旭春分析出职业形象定位、职业自律性、职业素养三个因子、24 个特征词，医生角色认知刻板印象测量工具具有较好的信效度，可以用于测量我国不同地域、不同群体对医生角色认知刻板印象现状。[③] 顾莉莉等对医生角色认知的测评主要集中在对医生角色形象及角色行为的测评。对医生角色的认知在医患互动中具有重要的意义，根据角色理论，医生所扮演的角色应该符合社会对医生角色期望的一系列行为，医生在与患者的互动过程中学习其角色，医患双方对医生角色的期望越一致，角色冲突就越小；反之，角色冲突就越大。因此，减少医患间对医生角色认知的偏差对缓和医患冲突具有重要的现实意义。[④]

（二）医生角色压力

邵雨薇提出，在中国的社会经济中，医生面临的角色压力多元并且处于高角色压力状态。在中国目前医疗资源紧缺、高水平医院与医

---

① Cao, J. and Wei, J., "Evolution of the Perception of the Doctor's role in China", *Lancet*, Vol. 384, No. 9945, 2014, pp. 742 – 742.

② 瞿晓萍、叶旭春：《不同群体对医生、护士、患者角色认知的刻板印象》，《解放军护理杂志》2012 年第 13 期。

③ 瞿晓萍、叶旭春：《医生角色认知刻板印象测量工具的编制及评价研究》，《中国医院管理》2014 年第 2 期。

④ 顾莉莉等：《医生角色认知研究现状的分析与思考》，《解放军护理杂志》2015 年第 7 期。

生集中分布的特定情况下，作为中国医院最高水平的三级甲等医院的医生尤其面临巨大的角色压力。邵雨薇通过兰州市三级甲等医院的631名医生为样本的实证研究得到：医生的角色压力对其职业成长存在显著负相关关系；角色压力的角色模糊、角色冲突、角色负荷三个维度与职业成长各维度均呈现负相关关系。其中，角色负荷与职业成长各维度相关系数都比较低。①

（三）医生角色期望

作为一种产生于社会互动过程的信任关系，医患关系必然是双向的（吕小康、朱振达，2016）。目前的相关研究多是从病人或医学生角度考察对医生的角色期望，很少有从医患双方视角进行比较的研究。另外，相关研究多集中于国外，国内研究以翻译国外已有量表为主。然而，中西方医疗卫生体制存在差异。因此，国外量表在中国可能存在跨文化的适应性问题，进行医生角色期望的本土化调查有一定的现实意义。②

目前国内对医生角色期望的研究少之又少，大多是关于护士角色期望的研究。如李云杰等的《医生对护士的角色期望》、杨春红等的《医生护士对护士长角色期望的比较》、肖红秀等的《患者视阈下医生角色期望及形象构建》。基于当前医患矛盾不断加剧，患者对医生的期望越来越高，如何扮演好患者期望的角色，为患者提供更好的服务，有助于医生在不断完善医疗知识的基础上，注重职业形象，提高职业素养，从而更好地胜任时代赋予医生的新使命。张岚等的《护士长角色期望内涵及其影响因素》，则对角色期望的内涵和影响因素进行了分析。李季等的《浅谈新时期公立医院社会角色期望》，以角色期望为研究主线，在回顾公立医院社会角色期望的内容、特点及性质的基础上，分析了新时期公立医院社会角色期望的内涵，包括丰富文化期望、服务期望、社会责任期望和保障期望，并从角色一致、角色

---

① 邵雨薇：《心理资本调节下的医生角色压力与职业成长相关性研究》，硕士学位论文，兰州大学，2015年。

② 任伊雯等：《理想医生角色：医患双视角的定性与定量分析》，《心理技术与应用》2017年第6期。

行为和角色实践三方面给公立医院的改革和发展提出了建议。王涵乙等指出，医护人员作为医院的组成单位和角色的践行者，在满足公众的要求和期待的同时，也应该符合公立医院自身职能的特点以及实际情况。[①] 胡梦珠、沈春明指出，医生是卫生政策的主要政策客体，政策通过调整医生行为间接地作用于病人，从而达到保障病人权益的最终目的。医生是兼具"道德人"与"经济人"双重人性特质的特殊职业群体，如何通过政策手段对其"道德人"角色属性进行积极引导，同时规制其"经济人"角色属性的行为偏好，是卫生政策制定中应当考虑的核心问题。[②]

（四）医生角色行为

医生角色行为的研究大体包括以下四个方面：一是医生角色行为的认知。崔静等研究发现，病人对医生角色行为的认知评价整体得分较高，对医生的职业素养、胜任力和以病人为中心的诊疗有一定的认可度；医院等级、居住地、本次住院有无手术经历影响病人对医生角色行为的认知；多数调查对象对医生角色行为的认知是积极的。因此，对病人给予详细的健康教育宣教，使他们全面了解医院特色及医生角色，使其对医生角色行为有正确的认识。[③] 二是医生角色行为与伦理道德。王阳以医生角色为研究对象，依据伦理学基本理论，从医生角色伦理的知识、实践和网络技术三个维度，对与医生角色的身份地位相契合的应然之责、伦理期待和伦理行为规范以及角色伦理建设等问题进行了探索和研究。最后提出了医生角色伦理建设的有效途径。首先是医生角色伦理自觉实现路径，提升医生角色伦理意识，进行角色伦理认知能力的培养；其次是建设实践路径，通过重视主体实践、营造良好的社会环境、建立角色行为监控体系进行。[④] 程度认为，行为源于动机和思想。医生的角色行为符合他的角色思想，而道德的

---

① 王涵乙等：《国内外医院管理者胜任力研究进展》，《中国医院》2014 年第 4 期。
② 胡梦珠、沈春明：《刍议医生"道德人"与"经济人"的角色平衡》，《医学与哲学》2016 年第 2 期。
③ 崔静等：《病人对医生角色行为认知现状调查》，《护理研究》2017 年第 32 期。
④ 王阳：《医生角色伦理的三维度分析》，硕士学位论文，大连医科大学，2015 年。

角色思想又自然反映在他的角色行为上。作者从语言、体态语言（仪容、姿势、区域距离、座位选择、目光及凝视）、治疗等方面，提出了符合医生角色身份的行为特征及表现形式。① 三是医生角色行为与传统文化。邱隆树等从中国医生职务上的角色和正式团体中的角色两方面探讨其角色行为所蕴含的独特的文化传统，主要有"上医医国，利则生民（社会本位高于个人本位）""以德医己，以技医人（自我修养先于他人服务）""仁爱济世，传道授业（道德追求大于社会索取）"及"以信为本，以和为贵（中庸之道主导和谐交往）"，并分析当今中国医生角色行为的文化现状，表现为社会责任感有待加强、医德观念趋于淡漠、"中和"思想知行不一，说明探讨中国医生角色行为文化传统的现实意义，并从伦理学角度阐述解决方法，即加强社会责任感、培养医德情感、重视"中和"思想。② 四是医生角色行为与控制策略。郑大喜指出，在医学诊疗过程中，医患双方存在医疗信息分布和掌握的不对称，这种情况直接影响医患信任关系的建立和患者对医疗效果的评价。防范医务人员的道德风险，重建医患之间的信任关系，关键在于改革医疗机构的管理体制和运行机制，健全医生的薪酬激励机制。③

（五）医生角色意识

角色意识是社会成员在社会交往中对社会规定的自己所扮演的角色行为模式的认识。角色规范是角色行为的外在依据，角色意识是角色行为的主体认识。④ 王阳认为，角色意识作为角色扮演的基础，对医生的角色行为起着指导和规范的作用。⑤ 正确的角色意识有助于培养医生高尚的个人道德信念，更好地履行道德义务和道德习惯。道德的基础是人类精神的自律，道德自律是个体道德行为表现的最高形

---

① 程度：《医生的角色行为与道德》，《医学与哲学》1993 年第 4 期。
② 邱隆树等：《中国医生角色行为中的文化传统初探》，《中国当代医药》2012 年第 18 期。
③ 郑大喜：《医生的行为角色及其控制策略——基于经济学的分析》，《中国医疗保险》2010 年第 6 期。
④ 丁水木：《社会角色论》，上海社会科学院出版社 1992 年版，第 170 页。
⑤ 王阳：《医生角色伦理的三维度分析》，硕士学位论文，大连医科大学，2015 年。

式，是道德建设的重要组成部分。①② 随着医疗事业的发展和医学模式的改变，医生角色的内涵在不断变化并日益完善，角色扮演的舞台也得到扩展和延伸。医生应做到与时俱进地更新自身的角色意识，提高角色的道德自觉和道德自律，激发医生强烈的责任感和使命感，全心全意为人类生命和健康服务，为和谐医患关系的构建架设桥梁。刘瑞明等认为，医生角色意识包括四个方面的内容：一是角色责任意识：在特定的医疗服务和医患关系中，尽职尽责，以病人的健康为首要顾念；二是角色道德意识：遵守道德原则、行为规范和行为模式，要凭良心和尊严从事医业，尽力维护医业的荣誉和高尚的传统；三是角色尊重意识：尊重病人的利益、人格、隐私以及对健康和生命的选择；四是角色质量意识：提高服务质量，保障医疗水平。③ 程度提出，强化医生的角色意识，对于提高医生的职业责任感和自觉性，更好地为病患服务有着积极的意义。广大人民群众都希望医生是白求恩式的典范，救死扶伤、治病救人。这种对医生理想角色的要求，医生自身对角色的领悟也难求一致。更何况医生在家庭、社会、职业等方面扮演着不同的角色，有着不同的角色规范，对每个角色，医生不仅需要很好地把握，而且需要尽快适时地调整和转换。否则，医生在行医过程中违反规范，表现出非正常的行为，容易引发医患关系的紧张和矛盾冲突。④ 强化医生的角色意识，就是用社会公认或可接受的医生规范去引导和影响医生，不断宣传理想的医生角色，用医生中的先进典型教育和鼓舞广大的医生，激励他们努力实践理想的医生角色，并不断检查自己的道德行为，修正违背理想角色的行为，在实践中，深化对理想角色的认识，使之内化为自身发展的需要。根据调查结果，中国医师大力支持医学专业精神的基本原则和责任，包括奉献精神、利

---

① 宋希仁：《马克思恩格斯道德哲学研究》，中国社会科学出版社 2012 年版，第 64 页。

② 马永庆：《道德自律的特性解读》，《伦理学研究》2009 年第 5 期。

③ 刘瑞明等：《我国医生角色认同危机与出路》，《西安电子科技大学学报》（社会科学版）2017 年第 3 期。

④ 程度：《从社会学角度试述强化医生角色意识》，《中国卫生事业管理》1997 年第 8 期。

他主义、社会公正、自我调节和知情同意。① 王世清等提出，在市场经济体制下，医生应当与时俱进，树立新的医疗服务观念，实现医患关系角色转换，完善服务模式，尊重病人医疗决定权，主动服务，增强健康教育意识，赢得病人的尊重与信任。②

（六）医生角色定位

陈圣祺认为，医生的职业负担在与日俱增，职业风险也在不断加大，社会对医生的期望值也水涨船高，但对医生角色和其功能却缺乏必要的正确的认识，以致社会的满意度呈现急剧下滑的态势，在提倡铸造和谐社会的今天，有必要对医生角色定位进行反思，是当前和今后相当长的一段时间内，一个值得研究的课题。医生角色的"健康服务职业人"身份，也许更适合医生本来的社会分工和角色扮演。事实上，它与社会生活中其他各种职业人并没有任何的本质不同，唯一的区别只是服务对象和内容有所差异而已。所以，医生角色的正确定位对当前正在创建的和谐社会具有重大的现实意义和历史作用。③ 滕亚、沈春明认为，医生确实面临多价值选择冲突，但过分强调"经济人"特性，而忽视公共性的重要，已然导致了种种恶果。应当重视医生"公共人"的角色定位。④ 胡梦珠、沈春明指出，从根本上解决医生角色定位问题是医改成功的关键。通过调整政府本位的卫生政策制定观念、卫生政策提出机制、卫生政策制定机制等促使医生"道德人"与"经济人"的角色平衡。⑤ 孙茜认为，无论是放宽多点执业，还是在职医生开诊所，都没有改变医院和医生的角色定位。要想实现自由执业，就要让两者处于平等的位置。⑥

---

① Hu, L., Yin, X. and Bao, X. et al., "Chinese Physicians' Attitudes toward and Understanding of Medical Professionalism: Results of a National Survey", *Journal of Clinical Ethics*, Vol. 25, No. 2, 2014, pp. 135 – 147.

② 王世清等:《当代医患关系与医生服务观念的思考》,《当代医学》2006 年第 11 期。

③ 陈圣祺:《医生的角色定位》,《中国组织工程研究与临床康复》2007 年第 52 期。

④ 滕亚等:《应当重视医生"公共人"的角色定位》,《医学与哲学（B）》2014 年第 10 期。

⑤ 胡梦珠、沈春明:《刍议医生"道德人"与"经济人"的角色平衡》,《医学与哲学（A）》2016 年第 2 期。

⑥ 孙茜:《医生自由执业重在身份平等》,《中国医院院长》2017 年第 Z1 期。

二 国外研究综述

国外关于角色的研究，始于 20 世纪初的社会哲学家和行为科学家。如 Durkheim 关于劳动分工的研究，James Baldwin、Charles Horton Cooley 对自我理论的发展，Jean Piaget 关于规范依从行为的调查研究等，他们的研究都涉及角色问题，并开始使用接近于现代角色理论的概念。米德、莫雷诺和林顿的著作和思想在 20 世纪 30 年代的社会行为科学思想方法中建立起了角色及其相关的观点。其核心是将"角色"作为观察人的行为的一个重要视角。目前，社会学、人类学、社会心理学、医学心理学等大量运用角色术语，可见，角色研究和应用的范围越来越广，角色研究的广度和深度均有增加，并且呈现增长态势。

角色概念方面，研究的著作有格罗斯的《角色分析研究》；班顿的《角色》，该书从历史领域和文化演变的差异性方面分析了角色概念；海斯的《家庭角色和相互作用》一书，将角色理论运用于家庭社会学方面；杰克逊的《角色》，通过收集社会学理论中关于角色概念的论文形成此书。

医生角色主要有两个方面的内容，知识技能和人际交往（Feltz - Cornelis，Oppen，Marwijk，Beurs and Dyck，2004）。[1] 在西方，医生这一角色经历了职业化过程，但医生的职业化权利受到政府、卫生保健组织、病人等群体的施压和监控。西方社会学家把医生当成职业的原型，以此来分析职业化及现代社会的变更过程。[2] 医学社会学也逐渐从职业社会学中分化出来，成为社会学的分支之一。医生职业化的后果之一就是医生之间的配合像是"流水工作"，病人感到越来越难以读懂这个分割的条块系统，病人的不满情绪也日积月累。[3] 与医生角色相关的医学社会学研究主要集中于医生职业化和医患关系等方面。[4]

---

[1] Cm，F. C.，Van，O. P.，Van Marwijk，H. W. et al.，"A Patient - doctor Relationship Questionnaire（PDRQ - 9）in Primary Care：Development and Psychometric Evaluation"，*General Hospital Psychiatry*，Vol. 26，No. 2，2004，p. 115.

[2] ［法］菲力普·亚当、克罗迪娜·赫尔兹里奇：《疾病与医学社会学》，王吉会译，天津人民出版社 2005 年版。

[3] 同上书。

[4] 张文娇：《从医生的角色冲突看中国"看病贵"问题》，硕士学位论文，北京工业大学，2013 年。

　　一般认为，角色理论分为结构角色理论和过程角色理论。结构角色论的代表是林顿，他认为，角色概念是用作构造其关于社会结构、社会组织理论体系的基石。结构角色理论家认为，社会是一个由各种各样的相互联系的位置或地位组成的网络，其中个体在这个系统中扮演着各自的角色。对于每一种、每一群、每一类地位，都能区分出各种不同的有关如何承担义务的期望。因此，社会组织最终是由各种不同地位和期望的网络组成的。简言之，地位和相应的一系列期望组成了潜在的社会结构，这些期望又通过角色承担者个体自我的角色理解能力和角色扮演能力来传递，最后又通过个体的具体角色行为来实现。显然，结构角色论强调了社会过程既定的、结构化的一面，即强调围绕社会关系系统中的地位、代表社会结构因素的期望对于角色扮演者的行动起制约作用。以特纳为代表的过程角色论者以社会互动为基本出发点，围绕互动中的角色扮演过程展开对角色采择、角色扮演、角色期望、角色冲突、角色紧张与角色建构等问题的研究。①

　　近年来，角色理论已引起人们的普遍重视，并正在大量地应用于教学活动和企业的组织管理，其中，最典型的有以下三种：一是卡恩的重叠角色组模型。心理学家卡恩认为，当一个人在组织中执行某种组织角色时，为了很好地完成这个角色的任务，往往要同一些人发生联系，并协同工作，于是这个人就可以被称为"中心人物"。而跟他协同工作的人，如上级、下级、同事以及组织外的某些人，就和他组成了一个"角色组"，整个组织则可以被看成是由许多这样一类重叠相连的角色组构成的，组织成员的角色行为可以从角色冲突、角色不明和角色负担过重三个方面来研究。二是明茨伯格的管理角色理论。加拿大学者亨利·明茨伯格与他的同事通过对企业管理者的大量研究，提出了著名的管理角色理论。明茨伯格把管理者的角色划分为三种类型，而在每种类型里又分别包括若干种不同的角色。这三种角色类型主要是指人际角色、情报角色和决定角色。三是贝尔宾的团队角色理论。剑桥产业培训研究部前主任贝尔宾博士和他的同事经过多年

---

　　①　乐国安：《社会心理学》，中国人民大学出版社 2009 年版。

在澳洲和英国的研究与实践，提出了著名的贝尔宾团队角色理论，即一支结构合理的团队应该由八种人组成，这八种团队角色分别为行政者或实干家、协调者、推进者、创新者、信息者、监督者、凝聚者和完美主义者。

长期以来，医院医生在服务和教育领域被视为唯一的专家，初级医院的医生也有很多机会在生活习惯、饮食结构、吸烟等方面影响病人，因此，医生在教育公众方面、在国家卫生工作中发挥着关键作用。[①] 但是，公众是与医护人员较缺乏互动和沟通的群体，沟通不足、不畅会使双方信息不能等价交换，因此，公众的认知易受片面信息和主观臆断的影响，对医护人员产生角色认知差异。[②] 而这种角色认知差异可能导致医患关系出现非常糟糕的局面。Robert Veatch（1972）、Pierloot（1983）和 Balint（1975）定义了医患关系的一些模型。与以前文献描述所不同的是，米德和鲍威尔（Bower，2000）提出了病人中心模式（PCC）。该模式提出病人为决策和价值中心的模型，医生提供服务，而病人则是治疗的主角。医生失去了他们以前的优势，甚至有着英雄落寞的感觉。该模型无疑在医学领域掀起了一场革命。因此，医生角色必须改变，以适应新的医患关系。[③]

研究表明，临床医生经验丰富的情绪能够影响临床决策，如医生认知过程中的认知失调、心理安全和情景意识理论对 ICU 病人的护理行为产生影响，尽管这种认识远不是普遍的。[④][⑤] Jinya Cao、Jing Wei（2014）通过对英国 501 名病人和 68 名全科医生的调查发现，医生承

---

① Tobias, J. S., "Hospital Doctor's Role in the Health of the Nation", *BMJ*, Vol. 310, No. 6984, 1995, p. 889.

② Pettigrew, T. F. and Tropp, L. R., "How does Interguoup Contactreduce Meta – analytic Tests of Three Mediators", *Eue J Soc Psychol*, Vol. 38, No. 9, 2008, pp. 22 – 34.

③ Ferraz, I. and Guedes, A., "Protagonist – patient and Servant – doctor: A Medicine for the Sick Doctor – patient Relationship", *European Psychiatry*, No. 41, 2017, pp. S683 – S683.

④ D'Lima, D. M., Murray, E. J. and Brett, S. J., "Perceptions of Risk and Safety in the ICU: A Qualitative Study of Cognitive Processes Relating to Staffing", *Critical Care Medicine*, Vol. 46, No. 1, 2017, pp. 60 – 70.

⑤ Kozlowski, D. et al., "The Role of Emotion in Clinical Decision Making: An Integrative Literature Review", *Bmc Medical Education*, Vol. 17, No. 1, Dec 2017, p. 255.

担着疾病治疗、心理社会和预防保健方面的角色。大多数病人和全科医生一致认为，疾病预防和疾病治疗是重要的，尽管更多的医生认为，病人寻求帮助解决他们的个人问题。[①]

社会学中对医患关系及医生角色的研究始于帕森斯（Talcott Parsons），他建立了一个病人角色及医患关系模型。患者应竭力寻求医生并与医生通力合作恢复健康。而医生则是唯一一个可以宣布患者是"病人"的角色，是唯一有权利免除患者社会责任的角色，医生也应利用自己的专业知识和技能努力使患者康复。[②] 国外医生特别是欧美等发达国家的医生仍然存在角色冲突，最直观地体现在职业倦怠上。不过，在西方学者的研究成果中，关于医生角色冲突的理论系统化的研究还不多见。

米德将"角色"概念引入社会学后，许多学者对角色理论进行了发展，使角色理论成为一个较为完整的体系。角色理论是阐释社会关系对人的行为具有重要影响的社会心理学理论。它强调人的行为的社会影响方面，而不是心理方面。认为人既是社会的产物，又能对社会做出贡献。是一种试图从人的社会角色属性解释社会心理和行为的产生、变化的社会心理学理论。[③] 这方面研究有影响的代表人物有布鲁默（Blumer）、莫雷诺（J. L. Moreno, 1934）、林顿（R. Linton, 1936）、纽科姆（T. Newcomb, 1950）、萨宾（T. R. Sarbin, 1954）、默顿（K. D. Merton）和戈夫曼（E. Goffinan）等。[④] 2011年，安乐哲（Roger T. Ames）出版的《儒家角色伦理：一个词汇》是唯一一本关于角色伦理的著作，书中提到了儒家伦理所具有的独特性，以实用主义和过程哲学为基础，将儒家伦理命名为"角色伦理学"。儒家角色伦理为我们提供了行为规范，不依靠抽象的原则或价值或美德，而更

---

① Ogden, J., Andrade, J. and Eisner, M. et al., To Treat? To Befriend? To Prevent? Patients' and GPs' Views of the Doctor's Role", *Scandinavian Journal of Primary Health Care*, Vol. 15, No. 3, 1997, pp. 114 – 117.

② 张淼：《医生角色冲突的现状及其伦理调适》，硕士学位论文，大连医科大学，2017年。

③ 金盛华：《社会心理学》，高等教育出版社2005年版，第32页。

④ 同上书。

侧重于以家庭和社会角色为指导标准,追加个人角色、关系的最佳化。① 此外,在西方学者的研究成果中,对角色伦理理论系统化的研究仍是空白,学者对儒家角色伦理的研究比较热衷,其次是对角色伦理实用性的研究,如角色伦理在商业、政府、组织中的作用等。②

随着医学技术的发展以及社会文化和价值观念的转变,医学模式也在发生变化。总体来看,医学模式的转变主要经历了生物医学二元论、整体论和消费者权利保护主义三个阶段,医生角色也相应有了专家、伙伴及服务者三种内涵。一是生物医学二元论模式,1977 年由美国罗彻斯特大学精神病和内科学教授恩格尔(Engel)首先提出,应该用生物—心理—社会医学模式取代生物医学模式。在该模式下,医生扮演专家角色,即医生角色做出客观的专家决策,并使病人遵从。这一模式医患之间心理沟通较少。二是整体论,医生和病人扮演伙伴关系。该模式下,医生与病人是平等的"伙伴"关系。三是消费者权利保护主义模式,医生是服务者角色。医患关系的民主化和病人的自主权是消费者权利保护主义的核心。病人被提升到了更为中心的位置,能够对所得到的服务做出知情的选择和理性的控制。③ 纵观不同医学模式下医生角色的转变过程,尽管不同医学模式的内涵不同(见表 1-1),但不难发现这样一条主线:病人在医患关系中的地位逐渐上升。这实际上反映了"人本主义"文化理念。不管是哪种模式,医患双方都是一种契约关系,即委托—代理关系。同时,医生的职责是相同的,就是要使有病的个人恢复到健康和能够充分发挥作用的状态,医生依靠现代医学手段做到这一点。④

在现实情景中,一个人往往会同时处于几种不同的地位,具有不同的身份,扮演多种不同的角色,形成角色丛。每种角色都有相应的角色内容与行为规范要求,但当这些角色出现互不相容时,就出现了角色间冲突;或如果当一种角色不能同时满足两个或多个角色期望

① 安乐哲等:《儒家角色伦理》,《社会科学研究》2014 年第 5 期。
② 王阳:《医生角色伦理的三维度分析》,硕士学位论文,大连医科大学,2015 年。
③ 李强等:《不同医学模式下医生角色之比较》,《中国医学伦理学》2002 年第 5 期。
④ 谢立中:《西方社会学名著提要》,江西人民出版社 1998 年版,第 166—167 页。

表1-1   不同医学模式下的医生角色

医学模式	生物医学二元论	整体论	消费者权利保护主义
医生角色(地位)	专家(主动)	伙伴(被动)	服务者(主动)
病人角色(地位)	物化(被动)	朋友(平等)	消费者(主动)

时，就出现了角色内冲突。一是角色冲突的概念。该概念是由 R. 默顿首先提出的。卡恩（Kahn）、里佐（Rizzo）、琼斯（Jones）、彼得森（Peterson）、罗宾斯（Robbins）、加蒂（Fogarty）等社会学家和学者则对该概念做出了诠释、丰富和发展。二是角色冲突的类型。角色冲突大体分为角色内冲突和角色间冲突两种类型。三是角色冲突模型。卡恩提出了动态的角色互动模型，该模型通过一系列角色互动来解释组织中的角色冲突。雅各布·盖茨尔斯（Jacob Getzels）和埃根·古巴（Egon Guba）提出了社会系统组织模型来研究组织中的角色行为。

格罗斯提出，一些期望总是指向特定的某个人而不指向其他人，因为特定的期望是否指向某个人，取决于他在社会系统中的身份和位置。有一些研究调查了医疗行为中的医生角色与角色行为，从侧面论证了对理想医生角色的期待。如安德森和戴德里克（Anderson and Dedrick，1990）通过两个研究形成了一个包含 11 个项目的病人对医生角色的信任量表（Trust in Physician Scale，TPS），包括可靠性、信心（对医生的知识和能力的信心）和信息（保守秘密和医生所提供信息的可靠性）三个维度。[1] Hall、Dugan、Zheng 和 Mishra（2010）论证了医生对病人及病人对医生的角色期待的五个维度：忠于职守、高能力、真诚、保密性和整体信任。[2] Hurwitz、Kelly、Powis、Smyth 和 Lewin（2013）通过因素分析方法确定出医学生对医生角色的期望

---

[1]　Anderson，L. A. and Dedrick，R. F.，"Development of the Trust in Physician Scale：A Measure to Assess Interpersonal Trust in Patient - physician Relationships"，*Psychological Reports*，Vol. 67，No. 3，1990，pp. 1091 - 1100.

[2]　Hall，M. A.，Dugan，E. and Zheng，B. et al.，"Trust in Physicians and Medical Institutions：What is It，Can It be Measured，and Does It Matter？" *Milbank Quarterly*，Vol. 79，No. 4，2010，pp. 613 - 639.

包含以下六类品质：系统的处理方法、认知能力、人际交往能力、职业道德、角色确定性和温暖。① 米查尼克、埃特尔和戴维斯（Mechanic, Ettel and Davis, 1990）总结了大量医患研究后发现，大多数有关患者对医生角色期望的因素研究都包含以下五个因素：尽责与仁爱、能力、诚实、保护病人隐私和总体信任。②

Verschuren 等（1991）认为，人们对医护人员的角色期望与现实相一致对提高医疗质量和病人满意度是至关重要的。③ 奥尔德、亚当斯、福利和怀特（Old, Adams, Foley and White, 2011）通过对新西兰 502 人进行电话调查，在文化、公平和资源配置等方面，了解社会公众对医生所起作用的看法。82% 的受访者首先想看医生，然后才是护士和药剂师；88% 的受访者认为，准确诊断是医生的首要任务；94% 的受访者期望医生拥有正直的品质；89% 的受访者期望医生拥有同情等好的个人品质；78% 的受访者期望医生成为医疗团队的领导者。在资金有限的条件下，70% 的受访者认为，医生必须考虑如何最好地为病人服务；82% 的受访者认为，医生需要参与有关卫生支出的决定。④

医生的外在形象、医疗水平、医德及行为影响病人对医生的角色认知。罗兰（Rowland）等通过给门诊病人看不同着装的医生幻灯，研究医生外在形象对病人认知医生角色的影响，结果显示，相对于简单地穿着白大褂的医生形象，医生的外在形象体现了胜任力、信任、专业知识及同情心影响病人对医生的角色认知。⑤ 如果医生过度考虑

---

① Hurwitz, S., Kelly, B. and Powis, D. et al., "The Desirable Qualities of Future Doctors – astudy of Medical Student Perceptions", *Medical Teacher*, Vol. 35, No. 7, 2013, pp. 1332 – 1339.

② Mechanic, D., Ettel, T. and Davis, D., "Choosing among Health Insurance Options: A Study of New Employees", *Inquiry*, Vol. 27, No. 1, 1990, pp. 14 – 23.

③ Verschuren, P. J. M. and Masselink, H., "Role Concepts and Expectations of Physicians and Nurses in Hospitals", *Social Science & Medicine*, No. 7, 1997, pp. 1135 – 1138.

④ Old, A., Adams, B. and Foley, P. et al., "Society's Expectation of the Role of the Doctor in New Zealand: Results of a National Survey", *New Zealand Medical Journal*, Vol. 124, No. 1342, 2011, pp. 10 – 22.

⑤ Rowland, P. A., Coe, N. P. W. and Burchard, K. W. et al., "Factors Affecting the Professional Image of Physicians", *Curr Surg*, Vol. 62, No. 2, 2005, pp. 214 – 219.

自身利益，凭借其垄断地位，采用诱导需求即可获得额外利益。麦圭尔（McGurie，2000）研究了在有无医疗保险的情况下，在垄断竞争市场结构中医生的行为：如果没有医疗保险，医生凭借垄断地位的优势，可以同时决定医疗服务价格和数量，医生的定价策略可以使自己赚取所有的消费者剩余；如果有医疗保险，医生由于受保险公司的制约而无法自由定价，但由于不完美信息的存在，医生仍可以享有市场力量的优势，具有决定消费数量的能力。[①] 当然，如果医生作为完美代理人，他所做出的决定与病人在完全知情的情况下自己做出的决定是一致的。[②]

此外，卡恩、里佐、皮尔斯（Pearce）、罗兹（Rhoads）、福格蒂（Fogarty）和林世昌（Fogarty）都对角色模糊进行了探讨。[③] 但是，关于角色模糊的定义，目前还没有达成一致。

总体而言，目前已有的关于医生角色的学术研究，大体可分三类：第一类是以"医生角色"为主题，围绕医生在不同场域、不同情景中的角色认知、角色行为、角色期望、角色伦理等的角色扮演，以及医生在特定立场中的角色冲突与处理的研究；第二类是以"医生职业角色"为主题，围绕医生的历史发展、职业规范、权利与义务、职业角色功能以及发展的研究；第三类是以"医药卫生体制机制"或"医改"为主题，在医药卫生体系内研究医生的地位、职责、作用与功能等。

以上文献资料给本书研究以非常重要的启示，并提供了借鉴参考的基础。但是，总体而言，紧密结合当前我国医改的大背景，结合中国文化情景下的医生角色研究尚未形成体系来展开，使我们不能全面、清晰地认识中国的医生角色，容易导致医生角色认识和实践上的

---

① Thomas G. McGuire, *Handbook of Health Economics*, Amsterdam: Elsevier, 2000, pp. 461 – 536.

② Anthony J. Culyer, "The Normative Economics of Health Care Finance and Provision", *Oxford Review of Economics Policy*, Vol. 5, No. 1, 1989, pp. 34 – 58.

③ 廖玲珠：《内部稽核人员角色压力及工作满足与内部稽核工作品质关系之研究》，《当代会计》2013 年第 2 期。

片面性，甚至可能出现主要角色和次要角色错位、角色定位与发展迷失方向、核心职能与辅助职能颠倒的现象。

第三节　医生角色研究的意义

一　医生角色的重要性

2002 年 6 月 21 日《教育部、卫生部关于举办高等医学教育的若干意见》（以下简称《意见》）指出，从当年 10 月 31 日起，自学考试、各类高等学校的远程教育（广播电视教育、函授教育、网络教育等）、学历文凭考试试点学校，全部停止举办医学类专业学历教育。成人高等教育举办的医学类专业、相关医学类专业、药学类专业的学历教育，自学考试，以及各类高等学校远程教育举办的相关医学类专业、药学类专业的学历教育，只能招收已取得卫生类执业资格的人员，停止招收非在职人员。正是由于医生的重要，我国卫生部对医生学历教育提出了更新、更高的要求。这就在职业教育中规范了医生的资格要求。

医生的职业是"救人活命"的职业，要明白医生角色是在为病人的健康而工作，如果有这种心情和出发点，医生就会以丰富的情感、关怀的态度对待病人，病人也能体会到。同时，医疗是一个医生与病人双向沟通交流的过程，医生要用大量的时间给病人解释和说明，进行健康教育。面对病人自主意识不断增长，病人要求日益多元化的今天，医生必须认识到技术好、服务态度不好，也不能被病人认同。医生一定要认识到技术是为病人服务的，医生必须以好心情来服务，要扮演好医生角色，满足病人一切合理要求和对医生的角色期望，真正成为病人可以信得过的，能把性命相托的人。

二　医生角色研究的意义

（一）医生角色研究的理论意义

社会角色理论是随着心理学和社会学的发展，不断发展和形成起来的，它是社会心理学中一个重要理论之一。社会角色理论的核心思想，就是通过对角色行为改变及其原因的研究，解释人类社会行为的改变。国内外众多学者都把角色理论看作社会学、社会心理学的重要组成部分。角色理论以其丰富的内涵、独特的解释问题的方法和广泛的适用性深受广大学者的关注，它不仅可以解释一般的社会生活现象，而且特别是在阐释社会行为、分析社会关系以及人格的研究等方面均有其独到之处。① 在我国，角色理论的研究，正在受到社会学界与心理学者的热切关注，也逐渐受到其他医学心理学、组织行为学、人力资源管理以及医院管理学等许多新兴综合性交叉学科学者的高度关注和极大兴趣，他们均对角色理论的研究做了有益的探讨。为推动角色理论的研究，促进角色理论的深层次建设与发展，我国有些学者自愿组织起来，联合攻关。例如，2014 年，中国管理现代化研究会、复旦管理学奖励基金会牵头组织的第九届中国管理学年会 "医生诱导需求现象分析"；同年，中国心理学会第十七届全国心理学学术会议 "医生角色认知刻板印象测量工具编制及群际差异分析"；2010 年，中华医学会等多家单位组织承办的 "病理医生角色的转换" 学术年会；2008 年，山东省医学伦理学学会等组织的第六届学术年会 "浅谈医务人员职业道德建设"；2003 年，中国心理卫生协会组织的第四届学术大会 "临床进修医生不良心态产生原因及对策"。内容丰富多样，涉及医生角色认知、角色道德、角色转换、角色素质提升等各个层面，随着上述研究的有效开展和深入推进，无疑对中国医改进程中的医生角色研究具有重要的理论意义；也对角色理论朝着心理学和社会学以外更广阔的医疗卫生领域发展奠定了理论基础，并逐步形成一个相对完整、富有特色的理论体系。本书将从医生角色纳入我国几十年来宏大的医改实践背景之中，运用角色理论体系，将医生角色与医改体系相结合，融合社会学、心理学、组织行为学、人力资源管理等多门学科和知识，借助有关学科和知识的工具与方法进行研究，其中，随着医生角色认知、角色心理、角色行为、角色形象、角色价值观等观点的阐述，无疑对角色理论的丰富和完善有着重要的意义。

---

　　① 奚从清：《角色论——个人与社会的互动》，浙江大学出版社 2010 年版，第 34 页。

（二）医生角色研究的实践意义

1. 研究医生角色理论，有助于中国医生队伍建设与发展

医生角色的研究涉及医生的身份与地位、权利与义务、素质与能力、道德与价值观等，这些内容既是医生队伍建设的重要内容，也是医疗体制乃至政治体制建设的重要内容。但是，我们目前对于医生资源缺乏足够的重视，中国的医生不仅缺少合理的收入补偿，也缺乏对他们地位足够的尊重。目前，中国的医改是"方向徘徊，道路艰辛"，"统计数据显示，每七名医学生中只有一人会最后选择做医生，还没有考虑退休补缺的因素。为什么？因为在世界上绝大多数国家都有着较高社会地位的医生，在中国却成了弱势群体。"蔡江南教授表示，"最好的人才成为医生，全世界都是这样，中国也应该如此。医改不解决医生的问题，其他都是在做无用功。"①钟南山院士也曾提出"莫让医改变成改医"的改革呼吁。社会改革的背后，往往离不开各方利益群体的激烈博弈。万众瞩目的医改也是如此。诚然，这场改革应最大限度倾听民声，着力解决老百姓"看病难、看病贵"等问题；广大医务人员也要加强医德修养，注重人文关怀，提高专业技能，增强服务本领，努力为人民看好病，提供好的服务。但是，要充分发挥医务人员卫生事业改革发展主力军的作用，为他们营造良好的工作环境，让医生安心从医，让优秀人才向往从医，以更加饱满的热情、奋发昂扬的精神，投身到卫生事业改革发展中去。同时，对于这场改革的重要角色医生，也应畅通各种渠道，尽可能放大他们的声音，在各种力量充分博弈中，切实改善医患关系，调动医务人员的积极性，推动改革阔步前行。一句话，解决医生问题是医改基石。同时在这一背景下，对"医生应该处在什么样的社会地位、不应该处在什么样的社会地位；医生能干什么、医生不能干什么；医生应该怎么干、医生不应该怎么干"的研究，将推动中国医生队伍建设与发展。

---

① http://news.163.com/13/1119/12/9E1VQFA700014AED.html，2013年11月19日。

2. 研究医生角色理论，凸显提升医生素质、和谐医患关系的重要性

医生角色理论的研究为人们认识医生角色提供了一个全新的视角，也对医生和服务的对象——患者的关系有了更清晰的认识。通过医生角色诊疗判断、保护患者隐私，相对独立行使权利、推进医生职业保障、医生的能力素质和医生的行为模式等角色理论有了一个新的认识。首先，有利于树立医生形象，构建和谐的医患关系。媒体的介入使医生的角色更加透明化，善于运用与媒体的关系，保持医生形象的纯洁性，也有利于患者和医生建立信任和谐的关系。其次，有利于提升医生素质，化解医患矛盾。在医患冲突愈加激烈的今天，随时都可能将医生推向舆论的风口浪尖，为了减少冲突，医生应从自身综合素质提升出发解决问题。因此，医务人员的素质要努力达到哲学层面崇尚生命、道德层面忠诚患者、能力层面敬业精业、心理层面奉献博爱，才能实现有效缓和医患关系之目标。① 最后，有利于增强医生服务的心理素质。主要表现在如果医生角色认知到位、角色定位清晰、角色期望合理、角色行为适当，有利于减轻医生的压力，更好地投入工作，诊治患者。医生这一职业掌握生死，压力来源广泛，如果拥有轻松且严谨的心态则更有助于工作的进行。

3. 研究医生角色理论，彰显医生是实现医改目标的关键所在

医改虽然最终会给全体人民带来巨大的利益，但并不是医改的每一项政策和措施均会惠及社会公众。改革的深化将激起社会各个方面的利益关系更加深刻地调整。对一些人而言是有利的、得到的多；相对于另外一些人可能是无益的，甚至有所失去。而某些改革措施，还要求人们牺牲暂时的、局部的利益，以换取整体的、长远的利益。但是，不管怎么说，医生是所有医疗资源中最重要、最核心也是最稀缺的资源，医生角色直接关系着医改的方向和医生队伍建设的标准是毋庸置疑的。同时，作为医改的关键和核心，其角色定位的准确与否，关系到整个医改

① 何成森：《医患关系的演变对当今医疗卫生事业改革发展的启示》，《江淮论坛》2015年第2期。

的成败，关系到公立医院改革的成败；医改和医生角色本身也关系到整个社会稳定和发展的大局。所以，从系统的角度来看，医生角色的定位关系到国家医疗卫生的体制机制建设和社会的长治久安。对医生角色的分析，必将丰富和完善健康中国背景下的医疗卫生体制改革、中国医生队伍建设等内容，推动中国卫生事业的发展与进步。本书试图从历史、逻辑、实践的角度，丰富和完善理论界关于医生角色研究的内容，构建医生角色的规范体系，为全面认识和践行医生角色职能提供指引和参考，全面而深入推进医改，推行健康中国，实现中国梦。

第四节　医生角色研究的原则

一　理论研究和应用研究相结合

理论研究和应用研究是两种不同性质的研究，但又是两种相辅相成而不宜截然分割的研究。应用研究总是在一定的理论研究的基础上展开的，而应用研究又可以反过来检验和促进理论研究。在一定的条件下，理论研究和应用研究可以分别进行，特别是在某一门学科的发展初期，理论研究还很不成熟，还无法为应用研究提供必要的理论基础；或者这门学科的实用价值在社会生活和生产方面一时还不十分清楚。这时候，可以单独进行理论上的探索，应用研究可以暂缓。在另一种情况下，某一门传统学科已经很成熟，基础理论已经相当完备，而且又同社会生活和生产活动密切相关，那么应用研究就迫切地提到了议事日程上来，而且也完全可以成为一门相对独立的应用学科。不过，什么都不是绝对的，关键还是要看社会需要。社会对科学研究的需求永远是"实用主义"的，而对社会永远没有实用价值的"科学研究"事实上是无法生存的，也是不存在的。[①]

社会学是系统地研究社会行为与人类群体的学科，起源于 19 世纪三四十年代，是从社会哲学演化出来的现代学科。社会学是一门具有多

---

① 胡明扬：《理论研究和应用研究》，《语言文字应用》1998 年第 3 期。

种研究方式的学科，其中理论联系实际的研究方法，是社会学研究的根本原则。本书研究医生角色理论包括两方面的内容：一是研究医生角色的互动关系，包括角色与社会、角色与群体、角色与角色、角色与自我的互动关系，尤其是医生角色与病人的互动关系是本书关注的重点。通过对医生活动的客观规律的把握与分析，建立适合中国国情、有中国特色的医改进程中的医生角色理论体系。二是研究医生角色扮演中的实际问题，如角色关系、角色协调、角色评价、角色规范以及角色操作化等问题，增强医生角色意识，提高医生角色素质，更好地扮演自己担当的角色，服务社会。

二　微观研究和宏观研究相结合

从 1908 年社会心理学诞生以来，大多把视野放在社会角色的微观研究上。实际上，我们应当把视野放在对社会角色的微观研究和宏观研究的结合上最为合适。社会学在研究社会角色时，在对社会角色一些具体社会现象做微观研究的基础上，进一步从社会结构、社会变迁对社会角色的影响做宏观研究。如果不从社会整体的角度做解释，缺乏宏观思考，那么就会使角色理论研究难以深入下去。如果仅从宏观角色研究社会角色，而忽略从微观角度研究社会角色，那么就会使角色理论研究缺乏根基，同样也是难以深入下去的。① 因为社会学的研究范围广泛，包括微观层级的社会行动或人际互动和宏观层级的社会系统或结构，单一的微观研究或者宏观研究很难有成效或收获。

"看病难，看病贵"是我国社会各界对医疗卫生行业的总体评价，如何解决这一难题也成为各方关注的焦点。一方面，"看病难，看病贵"现象说明了我国现行宏观卫生政策存在一定的问题，如卫生服务的可及性、卫生筹资的公平性等。另一方面，反映了在医疗卫生的微观层面存在严重的扭曲，如卫生资源的配置、医疗机构和医生的补偿机制、医疗保险制度设计以及药品流通体制等。正是由于上述宏观卫生政策和微观运营机制等问题相互纠缠在一起，进一步导致目前问题的复杂化，

---

① 奚从清：《角色论——个人与社会的互动》，浙江大学出版社 2010 年版，第 37—38 页。

尽管各相关部门政策频出，但往往收效甚微。① 在市场经济环境条件下，在我国全面推进和深化医改背景下，如何实现宏观卫生政策和微观运营机制的激励相容；政府、医疗机构和医生等在医改中究竟有何种作用和角色等问题都亟须解决。对医生角色的研究采用宏观研究和微观研究相结合的原则，主要是因为宏观研究和微观研究各有长短，宏观研究失察于细部，微观研究又不能洞察全局。把两者统一起来，形成互补关系，则是很好的选择。

三 借鉴与创新相结合

自20世纪30年代以来，西方社会学形成了一套角色理论和概念框架，不仅丰富了社会学的内容，而且为建立角色社会学提供了必不可少的素材，甚至为建立角色社会学奠定了良好的理论基础。因此，一方面，我们要借鉴西方社会学的角色理论，汲取符合中国社会发展的积极成果，为我所用。② 另一方面，我们要紧密结合中国社会发展的实际，结合新中国成立以来我国医药卫生领域开展的工作，特别是当前新医改以来对各种角色的经验积累做出系统的理论总结和概括，提出一套能够反映中国特色，并且可以有效地指导我们工作实践的角色理论。党的十八大以来，我国下大力气破解医改这个世界性难题，提出把基本医疗卫生制度作为公共产品向全民提供。我国已逐步建立起一张世界上规模最大的基本医疗保障网，覆盖率达98%，惠及13亿人；城镇居民医疗保险和新农合实现整合；全国已有90%以上的地区实现医疗救助与医疗保险"一站式"结算；31个省份接入国家异地就医结算系统；公立医院改革力度空前，以药补医机制加快破除。全球著名医学杂志《柳叶刀》公布的报告称，"中国式"医改求解世界性难题，成为全球医疗进步最大的五国之一。③ 总体而言，我国医改成就广受赞誉，新医改为"健康中国"护航。但是，问题和挑战依然存在，如医疗资源不平衡、大病保险监管问题、药品价格虚高的控制、公立医院改革以及医生的激

---

① 王耀忠：《市场经济下的宏观卫生政策与微观激励——医疗保险改革与医药产业发展国际论坛综述》，《上海经济研究》2005年第7期。

② 奚从清：《角色论——个人与社会的互动》，浙江大学出版社2010年版，第38页。

③ 白剑峰：《医改世界难题的中国解法》，《法治与社会》2017年第9期。

励问题、医生角色的定位与发展问题等。在借鉴西方社会学的角色理论积极成果、为我所用的基础上，结合中国医改进程中的实际情况，进行医生角色研究创新，这必将有助于建立中国化的角色社会学理论及其框架体系。

四 静态研究和动态研究相结合

运动是物质的存在形式和固有属性。辩证唯物主义认为，世界是物质的，物质是永恒运动着的。辩证唯物主义认为，运动是物质的固有性质和存在方式，是绝对的、无条件的，但是并不否认静止。它指出，静止是从一定的关系上考察运动时，运动表现出来的特殊情况，是相对的、有条件的。因此，运动和静止是对立的统一。同样，任何事物都是相对静止和绝对运动的统一。我们运用静态和动态研究这种辩证统一的方法来指导角色理论的研究非常必要。任何一个角色在特定的时间、地点和条件下，必须遵循一定的相对稳定的角色规范。但是，随着客观实际情况的变化，原来的角色规范就有可能发生新的情况，或者基本改变，或者部分改变，或者某方面改变，这就要求我们从静态与动态结合的视角来进行研究。① 以医生角色的地位变迁为例，医生角色的社会地位是由多个因素的影响，它受当时社会、经济、政治、文化、思想等多方面的影响与制约，其中在很大程度上又取决于社会制度、社会主导思想（社会对健康和疾病的价值评价）尤其统治者对医学、医业和医生的态度。随着时代变迁，这些因素发生翻天覆地的变化，并且导致医生的地位发生重大变化。鉴于此，我们对医生角色的研究也要与时俱进，动态调整。

五 角色权利与义务统一原则

黑格尔认为，"一个人负有多少义务，就享有多少权利；他享有多少权利，也就负有多少义务"②，这就表明了权利与义务的对应关系。既然角色是由社会地位决定的，其本身就蕴含着要求权利与义务相统一的行为规范。医生在确立自身的角色时，就同时享有角色权利，也必须

① 奚从清：《角色论——个人与社会的互动》，浙江大学出版社2010年版，第38页。
② ［德］黑格尔：《法哲学原理》，范扬、张启泰译，商务印书馆2010年版，第73页。

履行相应的角色义务。一是医生的权利。根据《中华人民共和国执业医师法》第二十一条规定，医师的法律权利有："在注册的执业范围内，进行医学检查、疾病检查、医学处置、出具相应的医学证明文件，选择合理的医疗、预防、保健方案；按照规定的标准，获得与本人执业活动相当的医疗设备的基本条件；从事医学研究、学术交流、参加专业学术团体；参加专业培训，接受继续医学教育；在执业活动中，人格尊严、人身安全不受侵犯；获得工资报酬、津贴和福利待遇；建议权、参与所在机构的民主管理。二是医生的义务。根据《中华人民共和国执业医师法》第二十二条规定，医师有以下义务：遵守法律、法规，遵守技术操作规范；树立敬业精神，遵守职业道德，履行医师职责为患者服务；关心、爱护、尊重患者，保护患者隐私；努力钻研业务，更新知识，提高专业技术水平；宣传卫生保健知识，对患者进行健康教育。同时第二十四、第二十六、第二十七、第二十八、第二十九条还规定了医师其他的义务。三是医生的社会地位是权利与义务的统一体。一般来说，医生权利、医生义务和医生角色规范是一体的、是一致的。"没有无义务的权利，也没有无权利的义务。"① 医生角色规范是指角色在享受权利和履行义务过程中必须遵循的行为规范。在范围上，角色规范分为一般规范和特殊规范形式；在具体要求上，可以分为正向规范（角色可以做、应当做和需要做的行为规范）和反向规范（角色不能做、不应当做的各项行为规定）；在表现形式上，可以分为成文规范（法律、法规、制度、纪律等）和不成文规范（风俗习惯等）。总之，医生权利和医生义务的关系是辩证统一的，是不可分割的。两者既有矛盾对立，又互动依存、相互贯通，而且在一定条件下可以相互转化。

六　其他原则

医生角色研究的原则还有折中主义与辩证法原则、利益博弈与平衡原则、以物为本与以人为本原则等，本书不再赘述。

---

① 《马克思恩格斯全集》第16卷，人民出版社1964年版，第16页。

第二章　医改缘起

关于我国医改的发展历史，尽管不同学者看法不尽一致，但也有些章法可循。我们拟结合国家由计划时期逐步向市场化时期转化的背景，根据国家对医药卫生的监管及针对公立医院监管政策的变化，将医改分为六个时期，即医药卫生管理的计划经济时期（1949—1978 年）、医改酝酿和试验时期（1978—1984 年）、医改全面启动时期（1985—1991 年）、医改市场化探索时期（1992—2000 年）、医改市场化时期（2000—2008 年）和新医改攻坚与发展时期（2009 年至今）。

第一节　中国医改政策的理论渊源

一　资源优化配置理论

资源优化配置理论，是指在市场经济条件下，由市场根据平等性、竞争性、法制性和开放性的一般规律，由市场机制通过自动调节对资源实现的配置，即市场通过实行自由竞争和"理性经济人"的自由选择，由价值规律来自动调节供给和需求双方的资源分布，用"看不见的手"来进行优胜劣汰，从而自动地实现对全社会资源的优化配置。

资源的优化配置主要靠的是市场，由于市场经济具有平等性、竞争性、法制性和开发性的特点及优点，它能够自发地实现对商品生产者和经营者的优胜劣汰，促使商品生产者和经营者实现内部的优化配置，调节社会资源向优化配置的企业集中，进而实现整个社会资源的优化配置。因此，市场经济是实现资源优化配置的一种有效形式。

由于市场调节作用的有限性，使市场调节又具有自发性、盲目性和滞后性等弱点。因此，社会生产和再生产所需要的供求的总量平衡、经济和社会的可持续发展、社会公共环境等，必然要由国家的宏观调控来实现。市场经济中，如果有的人境况不变差，有的人境况就不会变好，我们把具备这种特征的资源配置叫作帕累托效率，即帕累托最优。现实经济中，由于市场失灵现象的存在，导致帕累托最优难以实现。因此，需要政府介入经济活动中进行干预。政府通过财政支出的形式介入医疗卫生服务领域，这种投入转化为人们需要的各种公共卫生商品和服务，形成卫生资源。卫生资源作为一种资源具有稀缺性的特点，因此，在一定的政府卫生支出下，合理配置卫生资源能有效地满足居民对公共卫生商品和服务的需求。同时，对于相同数量和质量的公共卫生商品和服务，如果能以尽可能少的支出成本获得，这种支出就是有效率的；反之，则是无效率的或是低效率的。可见，卫生资源的效益和成本都是卫生资源配置与使用时必须考虑的关键。

二 公共产品理论

公共产品理论，是指新政治经济学的一项基本理论，也是正确处理政府与市场关系、政府职能转变、构建公共财政收支、公共服务市场化的基础理论。公共产品理论把社会所生产的产品分为两大类：一类是私人产品；另一类是公共产品。公共产品是指将该商品的效用扩展于他人的成本为零，无法排除他人参与分享。公共产品对应的是私人产品，又称作"公共物品"。大卫·休谟的《人性论》中提及的观点，被认为是公共产品研究的起点。[1] 亚当·斯密（Adam Smith，1776）在《国民财富的性质和原因的研究》中论述政府职能时，认为政府应提供最低限度的公共服务。保罗·萨缪尔森（P. A. Samuelson）对公共产品和私人产品有着较为明确的定义。[2][3] 其创立的公共产品有效配置理论，阐明了公共产品与私人产品的基本

① 大卫·休谟：《人性论》，北京出版社 2007 年版。

② Samuelson, P. A., "The Pure Theory of Public Expenditure", *The Review of Economics and Statistics*, Vol. 36, No. 4, 1954, pp. 387 – 389.

③ Samuelson, P. A., "The Pure Theory of Public Expenditure", *The Review of Economics and Statistics*, Vol. 37, No. 4, 1955, pp. 350 – 356.

差异。公共产品或劳务具有与私人产品或劳务显著不同的三个特征：
效用的不可分割性、消费的非竞争性和受益的非排他性。并指出，公
共产品的有效配置不宜通过市场来进行调节，并假定社会成员的效用
函数、社会福利函数和生产可能性函数已知的前提下，寻求帕累托最
优和社会福利最大化双重目标的资源优化配置方案。

公共产品理论无论从财政学角度还是经济角度来看，都有其贡
献。从现实意义角度看，公共产品理论对中国当前的医改实践有很强
的解释力和借鉴作用。所以，根据公共产品理论可以得出这样的结
论：政府机制适宜于配置公共产品，而完全的市场机制适宜配置私人
产品。这对划分政府行为与市场行为提供了理论基础，公立医院提供
的医疗卫生资源及服务具有准公共物品的特征，依据公共产品理论，
公立医院的发展和改革必须建立在政府责任的基础上，这是由公共医
疗服务的特征决定的。中国长期实行的计划经济，没有买方市场，大
量产品包括医药服务产品等均有公共产品的特征，效率低下，阻碍了
卫生服务和卫生事业的发展。尤其是在逐渐建立和完善市场经济的过
程中，在医改的背景下，"什么是政府应该管的，什么是应该由市场
内在运行解决的"以及"政府如何才能管好"并没有得到稳妥的解
决，依然是一个重要而值得持续研究的课题。

三　福利经济学理论

福利经济学理论是研究社会经济福利的一个经济学理论体系。它
是由英国经济学家霍布斯和庇古于20世纪20年代创立的。庇古在其
代表作《福利经济学》《产业变动论》和《财政学研究》中提出了
"经济福利"的概念，提出国民收入均等化主张。庇古认为，一个社
会成员的收入水平与其货币收入的边际效益呈负相关关系。收入水平
越小，边际效用越大，这就意味着同等量的收入由富人转嫁到穷人手
里可以增加整个社会效益。要想增加整个社会效益，国家可以适量地
向富人收税，以此转移到穷人手里。福利经济学研究的主要内容有：
社会经济运行的目标，或称检验社会经济行为好坏的标准；实现社会
经济运行目标所需的生产、交换、分配的一般最适度的条件及其政策
建议等；社会总福利同国民收入水平呈正相关的关系；社会总福利同

收入配置的均等化水平呈正相关关系。

福利政府理论在经济学理论运用于国家决策方面时产生。福利国家就是政府通过法律等一系列政策、措施建立起一套完善的社会保障体系，福利国家的社会保障水平较高，社会成员享受基本福利保障的均等化程度也较高。英国贝弗里奇的一篇报告最早提出了这一理论。收入水平均等化与国家福利完善是福利政府理论的主要追求，包括公立医院的社会保险制度在内，其都产生于福利国家理论的指导下。

依据该理念，国家可以通过公立医院改革来调节国民收入的分配，增加社会公众福利乃至国家福利水平。现实生活中，无法预知的疾病会花费人民群众大量费用，且这方面的花费是不可控制的。因病致贫、因病返贫的现象时有发生，特别是贫困家庭更是雪上加霜。如果完全由病人个人担负一切医疗花费会进一步拉大贫富差距，这就需要公立医院来解决这一问题，体现福利社会的公平性。

公共医疗机构提供的医疗卫生服务具有显著的公益性和社会福利性，这主要是基于其满足公众健康需求、维护公众健康的主要目的。市场经济大背景下，让社会公众平等地享有基本医疗保障、提高国家福利水平是政府的职责所在。公立医院单靠自身力量不足以维护好公平性和可及性。提高国家福利总水平，提高社会成员享有医疗卫生服务的均等化程度也不是公立医院自身的必要职责。这些都需要政府调控与支持，通过筹资举办、购买、补偿、财政补助等方式，免费向老百姓提供基本医疗卫生产品和服务。因此，社会总福利水平一定程度上取决于国家财政的投入程度。如果投入水平低，公立医院无法维持收支平衡就会引发逐利活动，公立医院的公益性也会越来越淡化。

尽管我国不同于西方福利国家，但在本质上，我国医疗服务的公益性应该超过资本主义国家福利水平，并体现自身的特色与优势。一国社会成员的幸福指数与医疗卫生服务的均等化程度息息相关。完善与改革公立医院是社会主义科学发展观、全面建成小康社会的客观要求。国家建立一套完善的医疗服务体系，为社会成员提供基本医疗卫生产品和服务，保障人民群众的健康权。改革开放以来，我国经济水平不断提高，现阶段应更加注重社会公平，国家不断增大基本医疗卫生服务的覆盖范围具有现实紧迫性。[①]

四　信息不对称理论

20 世纪 70 年代，乔治·阿克罗夫（G. Akerlof）、迈克尔·斯彭斯（M. Spence）、约瑟夫·斯蒂格利茨（J. E. Stigjiz）三位美国经济学家对信息不对称现象进行了研究，它为市场经济提供了一个新的视角。信息不对称理论是指在市场经济活动中，各类人员对有关信息的了解有所差异；掌握信息比较充分的人员，往往处于比较有利的地位，而信息贫乏的人员，则处于比较不利的地位。该理论认为，市场中卖方比买方更了解有关商品的各种信息；掌握更多信息的一方可以通过向信息贫乏的一方传递可靠信息而在市场中获益；买卖双方中拥有信息较少的一方会努力从另一方获取信息；市场信号显示在一定程度上可以弥补信息不对称的问题。信息不对称，极有可能导致逆向选择和道德风险。在医疗卫生服务市场上，信息不对称问题比较明显，因为参与医疗卫生服务的供方和需方在医疗服务内容、效果、价格等信息的获知上有很大的差别，需方决策主权非常弱小，只能在供方的指导下做出相应决策。在此关系中，供方居于信息主导地位，出于自身利益需求可能会诱导需方接受高昂的医疗服务，造成不必要的需求。医患双方在医疗卫生服务中信息不对称的情况下，医生可影响患者的需求，产生由医方道德风险带来的诱导需求，最终导致过度医疗问题。

五　委托—代理理论

委托—代理理论是 20 世纪 30 年代美国经济学家伯利和米恩斯提出的，倡导所有权和经营权分离，企业所有者保留剩余索取权，而将经营权利让渡。该理论已成为现代公司治理的逻辑起点。委托—代理理论是制度经济学契约理论的主要内容之一，委托—代理关系是指一

---

① 马孟杰：《新医改背景下我国公立医院改革研究》，硕士学位论文，河北经贸大学，2014 年，第 24 页。

个或多个行为主体根据一种明示或隐含的契约，指定、雇用另一些行为主体为其服务，同时授予后者一定的决策权利，并根据后者提供的服务数量和质量对其支付相应的报酬。授权者就是委托人，被授权者就是代理人。

委托—代理关系起源于"专业化"的存在，在这种关系中，某些参与人或者团体拥有另一些团体或参与人不拥有的信息，代理人由于相对优势而代表委托人行动。① 如果当事人双方，其中代理方代表委托方的利益行使决策权，则代理关系就随之产生。委托—代理理论认为，委托—代理关系是随着生产力发展而产生的，生产力发展使分工进一步细化，权利的所有者不能行使所有的权利，只有依靠特定的具有专业能力的另一方行使权力。无论是经济领域还是社会领域都普遍存在委托—代理关系，因此，委托—代理理论被用于解决各种问题。② 如国有企业中，国家与国有企业经理、国有企业经理与雇员、国有企业所有者与注册会计师、公司股东与经理、选民与官员、债权人与债务人都是委托—代理关系。因此，依照委托—代理理论，我们可以将公民看作委托人，政府是公民的代理人，政府有责任、有义务为公民提供包括医疗在内的公共事业，这就要求政府投资公立医院，保证提供满足公民需要的基本医疗服务经费。政府如果要保证公民享受基本的医疗服务，就必须保证医疗经费投入充足，政府必须制定明确合理的医疗发展目标，建立合理的医疗成本分担机制，提供稳定的医疗发展经费来源。从产权关系看，公立医院所有权归政府，政府下放经营权给医院，也属于委托—代理关系。由于医疗服务提供的专业性和医疗产品的特殊性，医院处于信息优势地位。于是，作为委托方的政府行政部门对代理方公立医院所设计的激励、约束和监督机制显得非常重要。从医患关系角度看，医患关系是典型的委托—代理关系，用委托—代理理论研究医生行为，经济学家阿罗、保罗、杰夫里、哈里

---

① 何维达、杨仕辉：《现代西方产权理论》，中国财政经济出版社1998年版。
② 张泽荣：《现代企业制度的特征和国有企业改革》，《经济体制改革》2004年第5期。

斯、麦克奎尔、埃文斯和福克斯等都做出了巨大贡献。[1][2][3] 医生知道患者所患的病症、病情严重状况、应当如何进行诊治等信息，而患者不知晓或者不完全知晓有关信息，医患之间存在严重的信息不对称。这样，医疗服务中也需要研究委托方（患者）如何诱导代理方（医生）在实现其最大利益的基础上而最优化代理人收益的问题。因此，医生行为在卫生经济学的研究中处于核心地位。医院管理体制改革的关键在于调整医生行为以及医生和患者之间的关系。[4]

第二节 中国医改政策的历史沿革

一 计划经济管理时期（1949—1978 年）

新中国成立伊始，恢复和发展国民经济是当务之急。在计划经济体制下，国家没收"官僚资本"作为国有企业的主体，并且对农业、手工业、资本主义工商业采用"和平赎买、公私合营"等方式完成了社会主义改造，实现经济和社会的全面恢复与发展。国家成立计划委员会这一专门机构制定和规划经济发展的目标及任务。国家控制全社会的经济活动，财政充当国家全面干预和直接控制国民经济的重要工具。这种体制使中国经济能够有计划地稳定发展，但也严重地束缚了其本身的活力和发展的速度。1950 年 8 月 7—19 日，第一次全国卫生工作会议在北京举行，会议一致同意"面向工农兵，预防为主，团结中西医"为新中国卫生工作的三大方针，明确卫生事业是属于人民福利性事业的性质，政府对居民的生命健康负责。在卫生事业属性定位

---

① Arrow, K. J., "Uncertainty and the Welfare Economics of Medical Care", *Journal of Health Politics Policy & Law*, Vol. 26, No. 53, 1978, pp. 347–375.

② Pauly, M. V., "The Economics of Moralhazard", *American Economic Review*, No. 49, 1968, pp. 531–537.

③ Fuchs, V. R., "The Supply of Surgeons and the Demand for Operations", *The Journal of Human Resource*, Vol. 13, No. 236, suppl, 1978, pp. 35–56.

④ 陈建国：《委托—代理视角的公立医院管理体制改革》，《经济体制改革》2010 年第 1 期。

中强调福利性质，在管理体制中强调卫生事业及公立医院的"公益性"，实行基本医疗卫生服务价格管制和医疗保险分摊。公立医院的各种耗材由国家定价、拨付与配送。患者根据各自身份，如公务员、学生属于公费医疗，由各自所属单位全额报销。工人由各自所属企业所提前提取的劳动保险资金支付报销。农民由所在集体农村合作医疗资金报销。[①] 1952 年，在第二届全国卫生工作会议上又确立为四大原则，即"面向工农兵，预防为主，团结中西医，卫生工作与群众运动相结合"。在当时我国医疗卫生条件非常落后、物质资源极其贫乏的情况下，政府优先选择发展预防为主的公共卫生事业，不仅促进了卫生医疗系统的恢复、整顿和改造，而且还培养了大批的基础医技人才，极大地推动了我国卫生事业的发展。

这一时期是医疗保障制度建立与发展的主要阶段，表现在城镇职工的公费医疗与劳保医疗制度的建立与完善，以及农村合作医疗制度的建立与发展。我国由此揭开了逐步建立起由公费医疗、劳保医疗、合作医疗组成的医疗保障制度的序幕。这种由政府主导的福利性医疗保障制度，是公益性低水平发展阶段。

（一）劳保医疗管理体制

在医药卫生领域，城市缺医少药，预防医疗卫生条件很差，为了解决这一落后状况，政府逐步在城市建立了劳保医疗制度，其决策的重点是解决城镇职工的基本医疗保障。1951 年 2 月，政务院颁布《中华人民共和国劳动保险条例》，标志着以企业职工福利基金为支撑的劳保医疗制度的建立。其享受对象是全民所有制企业的职工及离退休人员，城镇集体企业参照执行，职工直系亲属按规定享受部分项目的半费待遇。劳保医疗制度的建立为全局性的医疗卫生决策提供了经验参考。1952 年 6 月 27 日，《关于全国各级人民政府、党派、团体及所属事业单位的国家工作人员实行公费医疗预防的指示》的颁布，标志着将国家干部和事业单位的工作人员主体正式纳入公费医疗范畴。随着国家财政收入的提高，劳保医疗和公费医疗扩大了范围，放宽了

① 方鹏骞：《中国医疗卫生事业发展报告（2015）》，人民出版社 2016 年版，第 9 页。

条件，并提高了待遇，将大专院校在校学生、全民所有制单位工作人员的直系亲属纳入。1954 年 6 月，劳动部、全国总工会联合发布《关于劳动保险业务移交工会统一管理的联合通知》，根据新的规定，劳动保险实行工会具体管理、劳动部门监督的管理体制。在当时特殊的政治环境下，工会与企业具有实质上的从属关系，企业自主管理劳保医疗经费，自行组织实施国家制定的劳保医疗政策，行政管理和经办职责均由企业承担，劳动部门仅负责行政立法和宏观指导，因此，劳保医疗实际上由企业封闭管理。

（二）城镇公费医疗管理体制

计划经济时期，公费医疗管理机构相对稳定。公费医疗采取区域负责制，具体管理工作由各地卫生行政机关负责。公费医疗管理机构负责协调医疗机构与享受单位的联系，统筹管理公费医疗的费用，审核、监督各单位公费医疗的享受人数和经费的使用，公立医院均有协助完成公费医疗的责任。1955 年开始，国家工作人员由供给制改为工资制，随着企业就业人数的增加，医疗费用急剧攀升，财政压力极大。国家陆续出台政策如《关于取消随军家属公费医疗待遇的批复》《关于劳动工资和劳保福利问题的报告》《关于改进公费医疗管理问题的通知》，对医疗保障制度进行修补，提出劳保医疗和公费医疗实行向个人收取少量费用（门诊费、出诊费、住院费和药品费）、取消转地治疗由医院开支路费、住院病人外出由医院开支路费等合理使用药品和节约经费开支等政策。

公费医疗实行分级分工医疗，享受公费医疗待遇者，一般需要在指定的门诊部和医院诊疗。由于公费医疗经费完全由财政承担，因此，对公费医疗经费的监督属于整个财政监督体系和行政监督体系的组成部分。财政部门负责对公费医疗经费的预决算和预算执行过程进行审查与监督，确保经费的合理使用。总的来看，公费医疗采取的是财政与卫生部门共同管理、以卫生部门为主的体制。尽管人们对计划经济时期公费医疗"大包大揽"的制度特征评价不高，但对公费医疗筹资与卫生服务提供由一个部门统筹管理的体制的独特优势却有必要重新认识。

（三）农村合作医疗管理体制

1959 年 11 月，卫生部《关于全国农村卫生工作山西稷县现场会议情况的报告》及附件《关于人民公社卫生工作几个问题的意见》指出，根据生产发展水平和群众觉悟程度等实际情况，以实行人民公社社员集体保健医疗制度为宜。1960 年 2 月 2 日，中央要求各地参照执行，有力地推动了农村合作医疗在全国的推广。1962 年 8 月，卫生部下发了《关于调整农村基层卫生组织问题的意见（草案）》，建议原由公社或生产大队举办的医疗机构，如果继续举办有困难，可以转为医生集体办。随着来自集体的投入急剧减少，全国大多数社队的合作医疗都陷入了停顿或半停顿状态，合作医疗覆盖率下滑严重。到1964 年，全国只有不到 30% 的农村社队在维持合作医疗。1965 年 8月，卫生部工作队帮助当地政府制定了《关于加强合作医疗管理若干问题的规定》和《麻城县合作医疗暂行管理办法（试行草案）》，对合作医疗制度的完善与发展有示范效应。1968 年，湖北省长阳县乐园公社举办的合作医疗经验在全国范围迅速推广。1976 年，全国 93%的生产大队推行合作医疗制度，占全国 85% 的农村人口。客观地说，农村合作医疗在生产力发展水平和农民收入很低的情况下，为广大农民提供了最初级的卫生保健服务，在一定程度上缓解了农村"缺医少药"的情况。为加强传统农村合作医疗管理，公社、生产队普遍建立了贫下中农、革命干部、医务人员"三结合"的合作医疗领导小组，对农村医疗卫生工作实行全面领导与管理，并负责对合作医疗基金的管理进行监督。

1949—1978 年，中国医药卫生体制决策是成功的。一是决策的渐进稳妥推进。从城市到农村、从劳保医疗制度到整体医疗保障制度的构建，保证了医疗卫生事业顺利的发展。二是政府的主导地位。确立政府的主导地位，公立医院由政府直接管理营运，药品、医疗器械由政府统一调配，公立医院员工纳入事业单位编制管理，政府负责所有人员的分配及薪酬福利。患者就诊仅需要支付比较低的费用，再根据各自的身份与所属集体通过公费医疗、劳保医疗、合作医疗报销全部医疗费用。[①] 这种对医疗卫生资源根据领域、群体进行符合实际的分配，实现了城市和农村医疗保障体制低水平、广覆盖，实现了公平性和可及性。但是，这种制度弊端也很明显，主要表现在以下几个方面。一是决策缺乏系统性。医疗保障由于缺乏一整套合理的医疗经费筹措机制和稳定的医疗费用保障而难以保证其可持续性。以农村合作医疗为例，虽然该政策在全国迅速推广，但它没有从合作医疗基金筹集、管理、分配、使用，从供方、需方、第三方的权力责任等关键环节进行系统规范，却深深地打上了政治运动的烙印，其脆弱的基础让其弊端凸显。二是资源利用效率不高。有限的财力资源性投入，加上缺乏竞争机制，导致医疗技术水平发展缓慢，一些大病、疑难病症难以得到有效救治。这种管理体制僵化、流动性差，导致医院等机构大多处于被动角色，主动创新不够；包括医生在内的医务工作者职业意识不清、压力不大、动力不足、主动性不强。其结果是，医疗卫生服务水平和质量远远不能满足人民日益增长的需求，最终损害到群众健康水平的提升。三是群众参与不足，城乡差距大。农民特别弱势群体参与不足，导致他们未能公平与公正地享受到医疗保障政策的好处，城市与农村、城镇职工与农村农民的医疗保险水平差距甚大。

二　医改酝酿、试验时期（1978—1984 年）

党和政府一贯重视国民的身心健康和医疗保障。新中国成立以后，采取了一系列政策和措施，建立保障广大人民群众健康的医疗服务体系。但是，由于社会经济发展水平所限，加上"文化大革命"十年动乱的影响，医疗卫生事业发展缓慢，普遍存在"独家办，大锅饭，一刀切，不核算"的弊端，医院越办越穷，医院环境和秩序脏、乱、差，看病难、住院难、手术难的问题突出。党的十一届三中全会以后，"以经济建设为中心"成为党和国家各项事业发展的指导思想与各项资源优先配置方向，国家把主要的财力放在经济建设上来。在这种情况下，1979 年年初，时任卫生部部长的钱信忠同志提出，卫生

[①] 方鹏骞：《中国医疗卫生事业发展报告（2015）》，人民出版社 2016 年版，第 10 页。

部门也要按照经济规律办事。

随着我国改革开放的全面推进，出现了医疗卫生领域供给不足与过度浪费并存的局面。1979年4月28日，财政部、国家劳动总局、卫生部联合发布《关于加强医院经济管理试点工作的意见的通知》，提出国家对医院的经费补助实行"全额管理、定额补助、结余留用"的制度，以加强医院的经济管理，同时也开创了医疗主体多元化的先河。医院可以实行"五定"，即定任务、定床位、定编制、定业务技术指标、定经费补助。医院内部各科室也要结合"五定"，制定各项有关的定额标准、规章制度，建立各种岗位责任制和其他科学管理制度。国家对医院的经费补助，根据社会主义按劳分配、多劳多得的原则，对完成任务好、成绩优异的单位和个人给予精神鼓励和适当的物质鼓励，以精神鼓励为主，把完成任务的好坏与职工的利益结合起来。有奖有罚，赏罚分明。坚决防止片面地追求经济任务的倾向。

这一阶段，卫生行政部门、卫生经济和卫生管理等理论界以及广大卫生工作者，围绕我国医疗卫生事业的福利性和生产性问题开展了一场大讨论，指出片面地强调公立医院单纯福利性的弊端，分析公立医院越办越穷的原因。理论界认为，医疗劳务具有生产性，应该重视医疗服务的经济性；医疗服务必须实现其价值补偿，以维持简单再生产和扩大再生产；公立医院应该兼顾社会效益和经济效益，并以社会效益为主。在实践上，首先改革了医院药品"以存定销"的做法，实行"金额管理、数量统计、实耗实销"的管理制度，基本上解决了药品管理的混乱现象；整顿健全了医院收费制度，制止了普遍存在的"跑票漏收"和送人情、少收费、不收费现象；建立了定额管理制度，提高了工作效率和设备使用率；实行了以"五定一奖"（定任务、定床位、定编制、定业务指标、定经济补助和完成任务定额予以奖励）为主要内容的技术经济责任制和岗位责任制。在这方面比较突出的是北京首钢职工医院和哈尔滨医科大学附属第一医院。前者把提高医疗质量、改善服务态度和加强医院管理作为实行岗位经济责任制的指导思想，把包保指标层层分解，下达到科室、班组和个人。后者实行"定额管理，质量控制，逐级包干，计分算奖，超（额）节（约）提成”的技术经济责任制。

随着 1980 年卫生部《关于允许个体开业行医问题的请示报告》出台，标志着国家政策开始逐步转向市场化改革。这一阶段医疗卫生决策的主要目标是激发活力、提高工作效率，但主要是针对医疗机构内部管理进行的一些调整，基本上是管理上的修修补补，并没有涉及体制上的变革。1981 年 3 月 18 日，卫生部发布了《医院经济管理暂行办法（修改稿）》，强调我国的医院是社会主义医疗卫生事业单位。医院实行经济管理，必须坚持以医疗为中心，促进提高医疗质量；必须坚持不加重病人不合理经济负担等项原则。经济管理是医院管理的组成部分，加强经济管理必须与加强行政管理、业务技术管理相结合。医院实行经济管理，运用经济手段，促使医院合理地使用人力、物力、财力，组织好医疗、预防、教学、科研等各项工作，以取得较好的医疗效果和经济效果。该办法提出实行计划管理和定额管理制度，并进一步就“五定一奖”制定了相应的定额标准和管理制度。明确指出，医院在定经费补助的基础上（不包括病人欠费基金、大修、大购专款），当年收支相抵确有结余，可以用于发展事业、改善集体福利和个人奖励。医院当年结余未用完部分，可以结转下年继续使用，并实行专项管理。上级主管部门要加强对医院工作的考核，主要从医疗、预防、教学、科研等项任务完成情况、医疗质量和服务态度等方面，根据《全国医院工作条例》的有关规定和核定的指标进行考核和奖励。奖励要坚持国家、集体、个人三者利益相结合，坚持政治鼓励与物质奖励相结合，把职工的政治荣誉和物质利益，同他们对国家和人民的贡献密切联系起来，坚持按劳分配、多劳多得的原则。从1983 年开始，全国各级各类医院开展了由点到面、由浅到深、由单项到综合的改革。

1978 年党的十一届三中全会召开之后，政府通过制定一系列政策，用现代化方式管理试点医疗机构，其核心思想是给试点公立医院充分的发展空间。主要表现在：具体的管理、财务运作、收入与支出差额等全部由公立医院自主解决。政府把床位等规定好，对试点医院实行一定的考核与奖惩。另外，国家也开始积极引导私营医疗机构的发展，弥补公立医院的缺陷和不足。这一改革还处于酝酿期，并没有在全国范围内实施推广，只是在少数几个省市的部分医疗机构试点改革。政府对医院的改革仅仅停留在医院本身管理方面，行政方面稍微有些变动，但整个国家体制方面并没有得到调整。

医院改革主要体现在：实行承包经营责任制；改革医院领导体制，实行院长负责制；实行以定员定编、干部职工聘任合同制、严格考勤并与工资奖金挂钩、建立一定范围内的人才流动制度等为主要内容的劳动人事制度改革；采取家庭病床、专家挂牌门诊、业余医疗服务等措施，调动医务人员的积极性，拓宽医疗服务范围，为群众提供更多的医疗保健服务；发展横向联合，建立医疗协作联合体；实行分配制度改革，打破个人等级工资制度，实行浮动工资，使责权利紧密挂钩，根据考核和核算结果分配奖金，实行超额劳动提成；注重成本核算，强化财务管理，建立医院内部银行；医院后勤部门实行服务社会化；调整医疗服务价格，对不同条件的病房和病床分等级收费，对新开展的服务项目和新仪器、设备按成本或基本按成本收费；对外开放，广泛进行国际技术合作和交流；开展创建文明医院活动。这一阶段在理论上，重点进行了医院两权适当分离、以强化和完善院长负责制为重点的医院领导体制、目标管理责任制、医院自我发展和自我约束双重机制、医疗服务成本核算、医疗技术劳务价值及其实现等研究。

三 医改全面启动时期（1985—1991年）

1984年10月20日，党的十二届三中全会通过《中共中央关于经济体制改革的决定》，标志着经济体制改革包括卫生体制改革全面展开。它确定全国经济改革的重点：农村向家庭联产承包责任制转型，企业向"扩大自主权"方向进行改革试点。由于卫生事业发展缓慢，与我国经济建设和人民群众的医疗需要不相适应，加上医疗收费标准过低，医疗机构亏损严重；政策上限制过严，管得过死，吃"大锅饭"的问题也很严重，没有把各方面办医的积极性调动起来。在这种改革的大背景下，放权让利、扩大医院自主权提上了议事日程。1985年4月，国务院批转卫生部《关于卫生工作改革若干政策问题的报告》（国发〔1985〕62 号），提出了"必须进行改革，放宽政策，简政放权，多方集资，开阔发展卫生事业的路子，把卫生工作搞好"。医疗卫生体系内开始全面引入市场机制，也就是我们常说的"给政策不给钱"，开展"定额补助、增收提成"的责权利相结合的承包合同，在管理体制、人事制度、经济管理、行政管理等方面进行了全面改革。① 并在政策上明确了几点：投资主体多元化，卫生机构建立向社会开放，实行互惠互利；扩大全民所有制卫生机构的自主权，实行任期制和合同制；支持个体开业行医，鼓励在职人员应聘和业余服务。所以说，1985 年是我国医改元年。这时医疗卫生事业的福利性变成公益性。为了推动放权让利改革的顺利进行，1989 年国务院批转了卫生部等《关于扩大医疗卫生服务有关问题的意见》，提出调动医院和医生积极性的五条措施。同年，卫生部颁发实行医院分级管理的通知和办法。这个时期的最大特点是改革伊始的手段十分明确，"给政策不给钱"。因为政府直接投入逐步减少，医疗机构开始有了市场化的倾向。它不仅刺激了医院通过创收来弥补收入不足，而且卫生资源配置不合理、医师"走穴"等问题越来越突出，百姓"看病难、看病贵"问题日益凸显。

四　医改市场化探索时期（1992—2000 年）

1992 年 9 月，国务院颁布《关于深化卫生医疗体制改革的几点意见》，提出了"以工补医、以副补主"的改革思路。明确提出要进一步扩大医疗卫生单位的自主权，使单位真正拥有劳动人事安排权、业务建设决策权、经营开发管理权和工资奖金分配权，继续坚持并完善各种形式的责权利相结合的目标管理责任制。标志着我国新一轮医改加速推进。从此，医院被推向市场，并开始想尽办法创收；医院这种只注重经济效益而忽视公益性的倾向，引起了卫生系统内部针锋相对的争论。1997 年 1 月，中共中央、国务院发布《关于卫生改革与发展的决定》，要求卫生机构通过改革和严肃管理，建立起有责任、有激励、有约束、有竞争、有活力的运行机制。改革城镇职工医疗保险

---

① 赵玉英、崔晓波等：《医院改革十年实践回顾》，《中国医院管理》1989 年第 11 期。

制度、卫生管理体制和卫生机构运行机制，积极发展社区卫生服务，特别是取消公费医疗和劳保医疗，实行职工医疗保险。2000 年 2 月，国务院体改办、卫生部等八部委联合发布的《关于城镇医药卫生体制改革的指导意见》，被解读为完全"市场化"的医改开了绿灯。之后陆续出台了包括《关于城镇医疗机构分类管理的实施意见》等 13 个配套政策，推动了医院的产权化改革。

这一阶段的医改仍处于探索前行阶段，它改变了计划经济时期普遍存在的粗放式管理模式，并针对问题进行了以经济管理为重点的整顿和改革。通过健全医院收费制度，建立定额管理制度，提高了工作效率和设备的使用率。这种市场化改革的医疗卫生政策取得了一些成绩：全国的医疗机构数和卫生技术人员数量增加，医疗卫生服务的数量和质量提高，卫生服务也有所改善。医院的改革由点到面、由浅到深、由单项到综合，实行了承包经营责任制、院长负责制、干部职工聘任合同制、人才流动制度，开始家庭病床、专家挂牌门诊、建立医疗联合体、医院后勤服务社会化等多项改革，积极落实医院的经营自主权，促进了医院管理绩效的提升。[1] 但总体上看，这一阶段的医改缺乏整体性、系统性，一些深层次问题尚未解决，也带来诸多问题，主要表现在：一是决策价值导向错位。由于缺乏对医疗卫生事业特殊性的清醒认识，政府选择了一条过度市场化的道路，致使政府逐步递减了对医疗卫生事业的投入，从而影响了基本公共卫生服务提供的质量和可及性。医疗卫生政策逐渐偏离了公益性轨道，公平性问题进一步显现，即城市与农村的医疗保障的差距进一步扩大，城市中不同人群基本保障待遇不平等进一步加剧。二是医疗保障错位。医疗保障政策存在严重的"重治轻防"，以致对于疾病的控制往往是事倍功半。三是补偿机制错位。以药养医的医疗机构补偿机制导致部分医院提供过度服务、医疗资源浪费和病人医药费用快速地不合理增长；"大药方""大检查"倾向明显，百姓"看病难、看病贵"的问题日益突

---

[1] 方鹏骞：《中国医疗卫生事业发展报告（2015）》，人民出版社 2016 年版，第 12 页。

出，社会反映强烈，而理论界围绕"医改是政府主导还是市场主导"的争论，产生很大影响，备受社会各界关注。

五　医改市场化时期（2000—2008 年）

2000 年 2 月，国务院公布《关于城镇医疗卫生体制改革的指导意见》，确定了实行医药分业等几项原则。3 月，江苏省宿迁县公开拍卖公立医院，拉开了医院产权制度改革的序幕。宿迁县 135 家公立医院 5 年间有 133 家被拍卖，"基本实现政府资本完全退出"。[①] 由于政府投入不足等卫生政策原因，百姓"看病难、看病贵"已发展为严重的社会问题。2003 年的"非典"在全国肆虐和蔓延，暴露了我国公共卫生领域的严峻问题，促使人们对现行卫生政策进行反思，让中国卫生决策进入了以科学发展观为指导，强调公益、改善民生的新阶段。2003 年 1 月 16 日，国务院办公厅转发了《卫生部、财政部和农业部《关于建立新型农村合作医疗制度的意见》，医疗卫生决策转向淡忘了 20 年的农民医疗保障。同时，随着百姓"看病难、看病贵"问题的日益严峻，政府及社会各界对过去 20 多年的市场化改革功过的讨论也日益激烈。2003 年年初，国务院发展研究中心社会发展研究部与世界卫生组织合作，确定了"中国医疗卫生体制改革"的课题研究。课题组由国务院发展研究中心、卫生部卫生经济研究所、北京市疾病控制中心、北京大学公共卫生学院，以及劳动和社会保障部等单位的专家和学者组成。同年，卫生部制定《关于深化城市医疗体制改革试点指导意见》，明确指出，保持公立医疗机构的公益性质是新时期医疗卫生决策的宗旨。为促使医疗卫生事业回归到公益性目标上来，2005 年 5 月，卫生部政策法规司司长刘新明公开讲话称"市场化非医改方向"。2005 年 7 月，国务院发展研究中心和世界卫生组织发布的研究报告认为，中国的医改"从总体上讲是不成功的"，其症结是近 20 年来医疗服务逐渐市场化、商品化。由此引发了一场医改应往何处走的大争论。2006 年，《关于进一步整顿药品和医疗服务市场价格秩序的意见》（发改价格〔2006〕912 号）对医疗机构的药品

---

① 何乐：《医改 20 载：痛并前进着》，《中国市场》2006 年第 11 期。

价格做了进一步的具体规定，该政策在一定程度上为管得过死的公立医院"松绑"，但同时也迫使医院主动通过药品、检查等"副业"补偿医疗活动的"主业"，积极创收以弥补财政投入的不足和职工奖金福利的提升，以致越走越远，积重难返，并形成了一系列连锁反应。[①] 2006 年 9 月，国务院成立了由 11 个部委组成的医改协调小组，着手制定新医改政策，新一轮医改正式启动，至 2008 年 10 月，新医改方案公开征求意见。

这一时期，政府通过引入市场机制促进医疗服务提供方之间的竞争，促进各级医院推进薪酬改革、引进先进技术和设备、提升服务质量，不仅自身建设和发展取得进步，而且人民的健康水平提高、人均寿命相应得到提高。但是，也暴露出问题，医院的逐利动机日益增强，医疗服务中的"大处方""大检查"现象增多，医疗费用上涨过快（见图 2-1），百姓对"看病难、看病贵"问题反应非常强烈，导致医患关系紧张。

六 新医改攻坚与发展时期（2009 年至今）

2009 年 1 月 21 日，在温家宝总理主持召开的国务院常务会议上，新医改方案《关于深化医药卫生体制改革的意见（征求意见稿）》获原则通过。2009 年 4 月 6 日，新医改方案正式公布。这一阶段主要是反思医改的经验和教训，调整和推进医改朝着正确的方向发展。[②] 这一时期，通过探索民主决策途径来提高决策质量是医疗卫生决策的新亮点。4 月 7 日，《医药卫生体制改革近期重点实施方案（2009—2011 年）》公布，总体目标是建立健全覆盖城乡居民的基本医疗卫生制度，为群众提供安全、有效、方便、价廉的医疗卫生服务。2010 年《医药卫生体制五项重点改革 2010 年度主要工作安排》，加快推进基本医疗保障制度建设，进一步提高基本医疗保障水平。2011 年中国医改报告以及 2012 年《"十二五"期间深化医药卫生体制改革规划暨实

---

① 方鹏骞：《中国医疗卫生事业发展报告（2015）》，人民出版社 2016 年版，第 13 页。

② 何宁、刘月树：《医改济民生，和谐促发展——我国医改 30 年回顾与展望》，《中国城乡企业卫生》2010 年第 1 期。

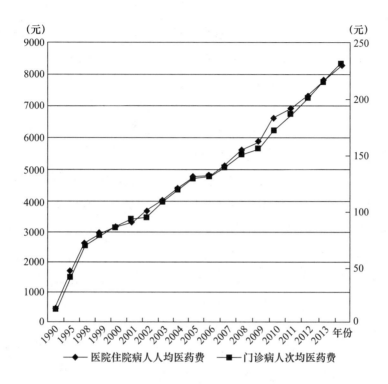

图 2 - 1　住院人均与门诊次均费用增长幅度

资料来源：方鹏骞：《中国医疗卫生事业发展报告（2015）》，人民出版社 2016 年版，第 14 页。

施方案》出台。党的十八大强调，要在改善民生和创新管理中加强社会建设，完善国民健康政策，深化公立医院改革，鼓励社会办医，提高医疗卫生队伍的服务能力。2016 年 8 月，《"健康中国 2030"规划纲要》以及 2017 年 1 月国务院《关于印发"十三五"深化医改规划的通知》，深化医改将坚持以人民健康为中心，坚持保基本、强基层、建机制，坚持政府主导与发挥市场机制作用相结合，坚持推进供给侧结构性改革，坚持医疗、医疗保险、医药联动改革，坚持突出重点、试点示范、循序推进。这一阶段的决策把实现医疗保障的广覆盖、公平性是医疗卫生事业的主旋律。这一时期，我国医改进入深水区，最困难、最沉重的就是公立医院改革。这不仅仅是因为公立医院在中国的医疗卫生服务体系中占有极大的比重，也不仅仅是因为中国的民众绝大多数都是到公立医院就诊看病，更重要的可能还是对中国公立医院改革走向的担忧和思考：它关系到公立医院是否可持续发展、关系到医务工作者的切身利益、关系到医疗技术的进步与提升、关系到医疗保险基金的平稳高效运行、关系到医药企业的发展，也关系到亿万百姓最后的健康守护。[①] 毕竟公立医院改革涉及政府整体的管理体制配套改革，主要表现在以下六个方面。

（1）政府主导，重心"下沉"。强化政府在提供公共卫生和基本医疗服务中的责任及投入（见表2–1）。特别是2009年新医改方案明确，坚持政府主导，政府投入，维护公益性质。确立政府在提供公共卫生和基本医疗服务中的主导地位。公共卫生服务主要通过政府筹资；基本医疗服务由政府、社会和个人三方合理分担费用。中央和地方都要大幅度增加卫生投入。新医改方案还勾勒了农村和城市的医疗卫生服务体系。公立医院财政投入通过财政预算履行政府在医疗卫生领域的职责，政府通过财政预算安排用于公立医院人员经费、基本建设、设备购置、专项发展和公共卫生等补助，最终目的是确保公立医院的高效运营，为社会公众提供优质高效、安全便捷的基本医疗服务，全面促进国民健康。[②] 自2009年推行新医改以来，我国公立医院财政补助政策逐渐得到落实，财政对公立医院的投入整体呈上升趋势，在强化公立医院公益性质方面发挥了重要的推动作用。[③]

结合表2–1和统计资料可以看出，1978年，我国社会卫生支出比重为47.4%，将近半壁江山；而个人卫生支出仅占20.4%，所以说，卫生筹资主要依靠社会力量。随着医疗卫生事业市场化的推进，政府卫生支出在1985年前后达到高峰，突破38%，而后所占比重逐渐下降，到2000年和2001年跌至最低点，仅占15%多一点；到2001年

---

① 方鹏骞：《中国医疗卫生事业发展报告（2015）》，人民出版社2016年版，第16页。

② 蒋辉、马恩祥：《医院投诉管理的卫生经济成本分析及政策探讨》，《现代医院管理》2012年第4期。

③ 徐耘：《我国公立医院财政投入存在的问题及对策》，《医学与社会》2016年第11期。

表 2 - 1   不同时期我国卫生总费用及其构成   单位：亿元:%

年份	卫生总费用	卫生总费用构成		
		政府卫生支出	社会卫生支出	个人卫生支出
1978	110.21	32.2	47.4	20.4
1985	279.00	38.6	33.0	28.5
1992	1096.86	20.8	39.3	39.8
2000	4586.63	15.5	25.6	59.0
2001	5025.93	15.9	24.1	60.0
2009	17541.92	27.5	35.1	37.5
2010	19980.39	28.7	36.0	35.3
2011	24345.91	30.7	34.6	34.8
2012	28119.00	30.0	35.7	34.3
2013	31868.95	30.1	36.0	33.9
2014	35312.40	30.0	38.1	32.0
2015	40974.64	30.5	40.3	29.3

注：（1）因为计算过程中的四舍五入表中和分项的百分比之和不等于100%、下同。（2）政府卫生支出是指各级政府用于医疗卫生服务、医疗保障补助、卫生和医疗保险行政管理事务、人口和计划生育事务支出等各项事业的经费；（3）社会卫生支出是指政府支出外的社会各界对卫生事业的资金投入，包括社会医疗保障支出、商业健康保险费、社会办医支出、行政事业性收费收入等；（4）个人卫生支出是指城乡居民在接受医疗卫生服务时自付部分；（5）卫生总费用及其构成部分，采用2015年《中国卫生和计划生育统计年鉴》数据保留格式。

资料来源：数据来源于2015年、2016年《中国卫生和计划生育统计年鉴》。

个人卫生支出更是高达60.0%，社会卫生支出占比下降到24.1%，政府卫生支出占比则下降到15.9%的低位，民众"看病贵、看病难"等问题尤为突出。2009年1月，国务院常务会议通过《关于深化医药卫生体制改革的意见》和《2009—2011年深化医药卫生体制改革实施方案》，新一轮医改方案正式出台。这是一部为了建立中国特色的医药卫生体制，逐步实现人人享有基本医疗卫生服务远大目标的纲领性文件。此后，政府加大财政投入，鼓励社会资本投入医药卫生领域，出现资本多元化、竞争常态化、业态多样化的新局面。到2011

年，政府卫生支出占30.7%，较新医改前明显上升；相应地，个人卫生支出占比逐步下降，2015年为29.3%的较低水平，较新医改前明显下降。目前，我国医疗卫生筹资已基本形成政府、社会和个人三分天下的格局。

（2）确定"公益性"的医疗方向。医改的"方向之争"（公益化、市场化）一直是困扰决策者的一大焦点问题。此次新医改之中公益性成为医疗服务的主要方向。新医改方案提出，将逐步改革基层医疗卫生机构以药补医机制，维护公益性质。

（3）把解决农民的医疗保障问题作为政府工作的重中之重，增大财政投入，实现全民医疗保险。这一点在医改方案出台之前各方面已达成共识。

（4）资源配置重点逐渐转移到社区医院、乡村医院，城乡之间、医院之间、地区之间的医疗资源配置逐渐走向平衡，百姓看病难的问题在一定程度上得到了缓解。

（5）基本药物制度的逐步建立在一定程度上遏制了医院的逐利性，缓解了百姓看病贵的问题。

（6）坚持医疗、医疗保险、医药联动改革方向。虽然确定了政府主导、回归公益性的基调，但新医改仍然具有明显的折中性质，仍然给我们留下了诸多思考：如何划定政府责任边界？如何有效地发挥市场配置资源的机制？如何拓展社会供应医疗服务的渠道？如何确保民众的医疗福利有效改进？这些问题给政府的新时期医疗卫生决策提出了更为严峻的挑战。

第三节　中国医改困境

我国医改的总体目标是：到2020年，基本建立覆盖城乡居民的基本医疗卫生制度，为群众提供安全、有效、方便、价廉的医疗卫生服务，实现人人享有基本医疗卫生服务。因此，对医疗资源进行合理的配置，解决人民"看病贵、看病难"的问题尤为重要。医改以来，中国医改攻坚克难、持续推进，改革成果举世瞩目。特别是自 2009 年开始的新医改更是取得了明显成效。不仅在医疗保障方面取得了重大突破，而且在药物制度建立、基层医疗卫生服务体系完善、促进基本公共卫生服务均等化和公立医院改革试点等方面都已取得重要进展。2017 年 7 月，《人民日报》刊发医改专文：让老百姓得实惠——基本医疗保险覆盖全民，家庭医生遍布城乡，基层看病省钱省心；让医务人员受鼓舞——技术劳务价值提升，医生回归看病角色，药品回归治病功能。[①] 同年 9 月，《中国访谈》栏目组邀请了世界卫生组织驻华代表处卫生系统和卫生安全组组长马丁·泰勒（Martin Taylor）先生对中国医改目前所取得的成效进行解读和评价。其中，他提到一点，2016 年中国首次实现了个人自费比率低于 30%，这是很关键的指标，说明中国进步很快。以后重点是要继续维持经济发展，提高医疗保险的报销比率，让人民不再因为医疗开销而贫困。但是，我们也应清醒地看到其中暴露出来的种种问题和弊端所折射出医改所面临的艰难困境。

一　体制束缚仍然存在，政府角色定位不准

新中国成立以后，农村和城镇建立了基本的医疗卫生保障体系，医疗卫生事业快速发展。此时的医疗卫生体制兼有行政化、政治化、社区化和福利化等多重特点，为广大城乡居民提供最基本的医疗卫生服务。20 世纪 80 年代以来，在以"放权让利"为主导思想的经济体制改革的时代背景下，"卫生部门也要按经济规律办事，运用经济手段管理卫生事业""医药卫生机构逐步试行用管理企业的办法来管理"等观点成为主流，市场化成为医疗卫生体制改革的基本方向。[②] 在政府"只给政策不给钱"的政策导向下，各级政府和部门对医疗卫生领域的财政投入比重波动比较大。从表 2-2 中可以看出，从 1985 年医改全面启动到 1992 年，这个时期的最大特点是医院实施市场改制，国家"给政策不给钱"，政府直接投入逐步减少，医疗机构逐步

---

① 白剑峰、申少铁：《深化医改：医患都有获得感（砥砺奋进的五年·全面深化改革）》，《人民日报》2017 年 7 月 15 日第 7 版。

② 田孟：《医疗体制、临床医学与患者的伦理困境——"魏则西事件"的问题与启示》，《云南社会科学》2017 年第 2 期。

向市场化迈进。政府卫生支出在 2000 年达到历史低点 15.5%。此时的医疗卫生机构变成了"以提供服务换取收入"的"准营利性"组织，医院、医师逐利性倾向开始出现，并得以自我强化，行业标杆不断推高，公益性色彩则越来越淡化。[1][2] 2009 年新医改以来，政府逐渐加大了卫生投入，政府卫生支出所占比又有所上升，保持在 30% 左右，这也是一个可喜的现象。

表 2－2　　　　不同时期我国政府卫生支出所占比例　　　　单位：%

年份	1978	1985	1992	2000	2001	2009	2010	2011	2014	2015
政府卫生支出	32.2	38.6	20.8	15.5	15.9	27.5	28.7	30.7	30.0	30.5

　　总之，医疗卫生体制自身的弊端已经成为医疗卫生事业发展的"瓶颈"，成为新医改实现突破的绊脚石。一方面，医改之初，宏观管理层并没有对医疗体制改革有一个明确而清晰的定位，而是抱着试试看的态度推行医改。在引入市场机制、推进市场化改革时，对医业、医院和医生等的特殊性考虑得不够充分，将他们等同于一般的企业、商人。[3] 另一方面，过度倚重西方的某些公共管理理念，而忽视了对政府职能的真正内涵和作用，加之"政出多门"，权力分散，改革受到多方掣肘。原卫生部副部长黄洁夫曾指出，我国与医改相关的 20

---

　　[1]　余晖：《一个独立智库笔下的新医改（上）》，中国财富出版社 2014 年版，第 94 页。

　　[2]　伍凤兰等：《公立医院改革——历史演进、制度困境与路径选择》，《中国卫生政策研究》2016 年第 1 期。

　　[3]　卫生事业究竟是什么性质？学术界争议很大，不同的理论观点，影响着决策者选择不同的政策。大体上分为三种理论：非市场化观点（福利性、事业性、公益性）、市场化观点（商品性、生产性、企业性、经济性）、不完全市场化的观点（两重性）。从卫生事业性质的理论基调来说，可以划分为三个阶段。（1）改革开放前的近 30 年（1949—1978 年），以福利性为主导。结果是保障了低水平的福利供给，但存在"独家办、不核算""大锅饭""一刀切"的弊端。（2）改革开放后的近 20 年（1978—1997 年），以商品性为主导。结果是激发了卫生事业改革与发展的活力，但出现了追求经济利益的偏向。（3）卫生改革进入转折时期（1997 年至今），以公益性为主导。政府加大了对需方的投入，建立和完善了基本医疗卫生服务体系建设，但医疗领域的改革滞后，群众"看病贵""看病难"呼声强烈。参见周寿祺《卫生事业性质的争鸣与实践》，《卫生经济研究》2008 年第 11 期。

多个部门属于"九龙治水",理念并不一致,缺少一个统揽全局的部门,博弈各方都习惯性地采用政府行政手段,往往违背卫生经济学规律,经常事倍功半或无疾而终。纵观多年来我国医疗体制改革的过程,我们不能简单地将其不成功归咎于市场化。从世界各国来看,市场化是大势所趋,要让市场在医疗卫生服务领域发挥它的功能,关键在于政府,只有政府在对规则、水平制定了相应的政策,对各类机构的行为及时监控,才能使医疗卫生服务真正市场化,也才能真正发挥医疗保障的作用。[①]

二 法律规范与缺陷问题

法律是道德的最低要求,一个社会要维持下去,就必须强制社会成员接受法律的要求,这就不是那样温情脉脉,法律常常是很严酷和不讲情义的。光有社会正义的要求,光用道德眼光来看社会,固然纯洁、高尚,但是,这也会导致不必要的过度义愤,以致革命情绪和"革命行动"。[②]

综观世界各国,比较稳固的医疗卫生体系都是通过法律形式固定下来的。德国于1883年通过法案建立了以社会医疗保险为主要卫生筹资模式的医疗卫生体系。英国分别于1946年、1947年和1948年通过了三部法案,创建了英国国家卫生服务体系。泰国于2002年通过了其国家卫生保障法,实现了全民健康覆盖。[③] 马来西亚在20世纪60年代建立了卫生保健体系的级体系,并在立法中明确要求私立医疗机构提供公益性服务,特别是对穷人的照顾服务等,以使私立医疗机构承担相应的社会责任。印度不是一个富裕的国家,而且人口稠密,能走出一条全民免费医疗的成功之路,其原因就在于公平和公正原则在实践中得到了较好的贯彻。法国医疗卫生体系经过60余年的持续改良,将德国医疗保险模式和英国医疗保障体制的内在机制与本国的经济水平、文化传统有机地结合起来,展开了以立法为主导的一系列

---

① 尤琛:《中国医疗体制改革——市场化的困境》,《重庆交通学院学报》(社会科学版)2006年第1期。

② 李泽厚:《世纪新梦》,安徽文艺出版社1998年版,第433页。

③ 马进:《在法治的轨道上推进医改》,《中国卫生》2015年第2期。

改革，创立了符合本国实际的医疗卫生体系。该体系由于具有较好的公平性和较高的效率值，2003 年曾被世界卫生组织评为"全球最佳卫生系统"。① 而反观美国，由于利益集团的反对，全民医疗保险法案至今仍在逶迤前行。唐太宗说：以铜为鉴，可以正衣冠；以人为鉴，可以明得失；以史为鉴，可以知兴替。我们从世界各国的医疗卫生体系法律法规之路也能够得到借鉴和启发。

目前，我国现行医疗机构法律制度主要是从 1984 年至今，全国人大常委会制定颁布的九部卫生法律，国务院制定的 32 件卫生法规，国家卫生部、食品与药品监督管理局等部门制定的 400 多件行政规章，省、自治区、直辖市和省会城市、计划单列市制定的一系列有关医药卫生方面的地方性法规、规章，它们共同构成我国当前的卫生法律体系。② 全面推进依法治国是党的十九大以来的题中应有之义，依法深入推进医改也是我国卫生工作的主旋律和畅想曲。法治是治国理政的基本方式，也是全面深化改革的基本遵循。深化医改不仅需要发挥法治的保障作用，而且也需要发挥法治的引领推动作用。只有用法治的思维方式、在法治的轨道上推进医改，才能正确、准确、协调地推进医改，最终实现医改的既定目标。③

如果以改革开放以来我国推进医改作为时间点的话，至今也有 40 年。客观地说，我国医改取得了不少成就，但是，从法律规范的角度来看，仍然存在不少问题。通过与发达国家和地区的医疗体系进行比较，可以发现我国目前在医疗卫生领域的法律制度建设上仍然存在诸多问题。我国立法机关对于医疗卫生事业监管的立法力度不够，缺乏相关的法律作为保障。尽管在有关法律特别是卫生法律中可以找到某些用于指导医疗改革、促进医疗服务公平的法律依据，如《中华人民共和国宪法》《中华人民共和国侵权责任法》《医疗机构管理条例》《中华人民共和国民法通则》《中华人民共和国行政许可法》等，但

---

① 黄二丹等：《世界医改启示录（五）法国医改的镜鉴价值》，《中国医院院长》2011 年第 14 期。

② 刘志博：《医疗机构法律制度研究》，博士学位论文，中国政法大学，2011 年。

③ 马进：《在法治的轨道上推进医改》，《中国卫生》2015 年第 2 期。

这些规定的非专门性与非针对性特征使其或者过于零散，或者已经过时，或者彼此之间本身就存在矛盾、冲突之处，更有相当领域仍处于空白状态，致使医疗行业许多时候无法可依，无具体的执行标准。①主要表现为：至今没有医疗机构管理的基本法适用于全国范围；现有的法律法规不能覆盖医疗机构管理，如绩效管理、绩效考核、薪酬激励、行政问责、法人治理等缺乏制度保障；缺乏对医务人员的收入分配和调节的制度规定以及医务人员协调社会各个方面关系的准则和规范。由于目前公立医院仍然是组成中国医院的主体，监管者是政府部门，监管者和被监管者的利益是交织的，这就导致监管乏力或者监管者发现问题时难以得到有效的解决。

那么，我国医改的法制化之路如何走？从"依法治国"的原则和实际需要看，以完善的法律规范医患关系势在必行，专家学者对此已多有呼吁。2014年，全国人大确定推进制定《中华人民共和国基本医疗卫生法》，2017年3月，全国人大和政协会议召开，有代表委员建议应从"大健康"的理念出发，将立法名称调整。为此，全国人大科教文卫委员会制定了《医疗卫生与健康促进法草案》，并报请全国人大常委会审议，力争早日公布出台《中华人民共和国基本医疗卫生与健康促进法（草案）》，将为实现全民健身、全面小康、健康中国的目标提供有力保障。

三　医疗资源配置不合理

医疗卫生事业是实际承担国民保健与健康资本投资的主要领域，其基本职能在于维护、改善和提高国民的健康水平。然而，资源不足、配置不合理仍然是我国医疗卫生事业面临的一大"瓶颈"，这就在客观上产生了如何以最优的方式配置医疗卫生资源的问题。在计划经济体制下，我国医疗资源大多数是通过国家计划手段和行政化的方式配置的。行政化的、绑定性的医疗需求与供给，使在社会资源比较匮乏的中国，医疗资源的配置、分布比较合理和公平。它实际上是用

① 刘志博：《医疗机构法律制度研究》，博士学位论文，中国政法大学，2011年，第58—66页。

较低的成本解决了大部分人的健康问题，曾被世界卫生组织称为发展中国家解决卫生问题的典范。但是，过于强调行政化有很大的弊端，比如医疗机构的行政化问题也十分突出，具体体现为公立医院改革在去行政化和再行政化之间难以平衡，致使"管办分开"和"政事分开"无法实现。而忽视市场机制，致使充分竞争的定价机制无法形成，医疗资源也无法得到优化配置。

20 世纪 90 年代以来，市场经济改革开始推进，我国由原有的与计划经济相适应的福利性医疗保障制度逐渐向市场化医疗保障制度转轨。在医疗保障体制改革的同时，我国的医疗供给体制也开始发生根本性变化。医疗资源的配置由原来的完全通过计划手段将人、财、物直接配置给供给方——医疗机构，转向以货币形式对需求方提供补贴，再通过消费者消费医疗产品和服务而流向医疗机构。这样就决定了医疗资源必定流向那些能够承担各种医疗保险服务、医疗技术先进、质量较高和服务较好的医疗机构。[①] 我国城乡、发达与欠发达地区现有医疗资源分布存在巨大的差异，因此就出现这样一种现象：一方面，高新技术、优秀卫生人才等优良资源集中在发达地区、大城市、大医院；就诊流向进一步向上级医院集中，向发达地区、大城市、大医院集聚，造成发达地区、大城市、大医院过量与过度发展。另一方面，城市社区与农村等基层医疗卫生机构由于网络不健全、设备与环境不好、医疗水平不高，群众对其提供的诊疗服务不放心，导致门庭冷清成为一种常态。事实上，由于大医院数量有限，收费又较高，在医疗技术使用合理的情况下，缺乏以低成本替代高价服务的重复激励，对大多数居民来说，造成了"看病难、看病贵"的实际结果。[②] 地区医疗资源配置的差异，必然形成倒三角形态的医疗资源配置格局：这样势必导致城乡居民在医疗获得的可及性和公平性上的差异，同时，对医疗体系整体的运行效率产生影响。

---

① 代英姿等：《中国医疗资源的配置：失衡与调整》，《东北财经大学学报》2014 年第 1 期。

② 同上。

四　医药补偿机制面临的困境

以药补医是医生在治病过程中挣到自己的工资，开的药越多、越贵，收入就越高。医生为了挣到更多的工资，加价加药，而不顾病人的承受能力。长期以来，我国公立医院、医生与药品之间存在错综复杂的利益关系，医药不分、以药补医被公认为是"看病难、看病贵"问题的关键原因，这不仅推动了医药费用不合理上涨，导致了药品不合理使用，而且扭曲了医生的执业行为，腐蚀了医务人员队伍。①②为了解决这一问题，我国多个地方进行了形式多样的医药分开改革探索。1954 年，国家出台"医院药品价格加成政策"，并在全国的医疗机构实施。国家允许医疗机构在销售药品时，在批发价格的基础上进行加成，形成药品零售价格，药品批零差价即为药品加成，采取免税政策，所得全部收入都留给医疗机构。当时规定的药品加成率，西药不得超过 15%，中成药不得超过 16%，中草药不得超过 29%。这就是所谓的以药补医机制的由来。

医药分开则是解决以药补医弊端的重要改革举措。实现医药分开，核心是要从医院、医生两个层面切断其与药品之间的利益联系，即做到以下两点：一是公立医院利益与药品脱钩，不依靠药品收入（销售利润）来维持日常运行和发展；二是医生利益与药品脱钩，不从开具处方的药品中获取直接的经济利益。③ 2009 年，国务院医改小组确定了上海、深圳等第一批公立医院改革国家联系试点城市，公立医院医药分开是改革的首要目标。2014 年，将天津等 17 个城市纳入第二批公立医院改革国家联系试点城市。2017 年 10 月 9 日召开的国务院常务会议，李克强总理宣布："我们通过医改破除了以药补医，理顺了医疗服务价格，取消了实行 60 多年的药品加成政策。"这是一

---

① 杨永朋：《"医药分开"的视角解析我国"看病贵"的难题》，硕士学位论文，东北财经大学，2011 年。

② 吕诺：《卫生部部长陈竺：下决心破除"以药补医"》，http://news.xinhuanet.com/politics/2012-01/05/c_111379067.htm，2012 年 1 月 5 日。

③ 王贤吉等：《医药分开的内涵与实现途径探讨》，《中国卫生政策研究》2013 年第 1 期。

个机制的谢幕,在医改的历程中具有划时代的意义。可以说,多年的
实践探索已经取得了很大的成效,药房以市场主体的身份参与市场竞
争,一定程度上缓解了药品价格虚高的情况,也基本斩断了医生与药
房药品之间的利益联系,对于医风行风的腐化起到了一定遏制作用。
但实际上,"医药分开"仍然面临着不少问题。

(一) 补偿机制问题

当前,国内公立医疗机构的主要收入分为医疗服务收入、药品加
成收入和政府拨款补贴。取消药品加成后,如何弥补收入缺口是医院
当务之急需要解决的问题。很多地方采取了适度提高医务人员的技术
劳务服务项目价格(如提高诊疗费、护理费、手术费,或增设医事服
务费、药事服务费等)以弥补减少的损失。[1] 但这样的补偿方式并不
能维持医院的收支平衡,容易造成医院不同程度的严重亏损。[2][3]

(二) 药品定价机制问题

为了解决医院药价虚高,破解长期以来的"看病贵、看病难"问
题,各级政府及有关部门组织高校学者、公立医疗机构和医药企业对
药房托管进行公开征求意见及研讨,并对药品集中招标采购。其本意
是为了纠正药品采购中的不正之风,切实降低药品的虚高价格,减轻
病人的医药负担。但是,药房托管企业、医药企业、医药代表、托管
药房等构建了一条"你中有我、我中有你"的利益链,医药费用始终
居高不下,这样政府的药品价格管制就失灵了。

(三) 药房托管问题

药房托管是指医疗机构通过契约形式,在药房的所有权不发生变
化的情况下,将其药房交由具有较强经营管理能力,并能够承担相应
风险的医药企业进行有偿的经营和管理,明晰医院药房所有者、经营
者之间的权利和义务关系,保证医院药房财产保值增值并创造可观的

---

① 王贤吉等:《医药分开的内涵与实现途径探讨》,《中国卫生政策研究》2013 年第 6
卷第 1 期。

② 陈里予:《医改一年每院少收几百万》,《新闻晨报》2014 年 2 月 14 日第 A04 版。

③ 项颖知:《沪 4 家郊区新建三级医院 医改试水费用低市区两成》,http://
shzw. eastday. com/shzw/G/20131212/u1ai120179. html, 2013 年 12 月 12 日。

社会效益和经济效益的一种经营活动。药房托管是医药分业一种推行范围较广、较成功的模式，但是也存在种种问题。一是品牌药难寻踪迹。对于大型市级综合医院，对于日常的临床治疗用药规格不下千种，仅靠一两家药品供应商很难及时提供完全。而在市场中，药房托管企业追求的目标就是利益最大化，即追求低成本采购药品。因此带来的问题是，品牌药在一些托管药房遭到抛弃，而那些进销差价大的非品牌药迅速充斥托管药房。二是难以斩断"灰色收入"链条。虽然药房托管之后，取消医院 15% 药品价格提成，在某种程度上减少了"以药养医"现象。表面上医院和药房经营权分开，但托管后的医生仍有处方权，托管药房和医生间依然是利益共同体。即便药房的经营权已交给医药公司，但只要医生不开处方，药品照样卖不出去。无奈医药企业或代理商只好继续跟医院和医生"打成一片"，托管后病人仍在为层层的利益链埋单。为什么医生和各方利益团体仍然"打得火热"，而患者有所不满？事实上，任何的意愿、期待、不满，都必须建立在现实社会的基点上，才有它实际的意义。马克思认为：每一个社会的经济关系，首先是作为利益表现出来的。而利益是道德的基础，是道德的直接根源，是人们理解和调整社会关系的深层次依据。[①]

五　医疗保险功能仍需制度设计加以完善

医疗保障是最重要的社会保障项目。经过长期的努力，尤其是进入 21 世纪以来，我国现行医疗保障制度的完善已取得明显成效，并逐步建立起覆盖全民的基本医疗保障体系。尤其是新型农村合作医疗及城镇居民医疗保险的建立，使我国医疗保障的覆盖人口比例从 2003 年的 29.7% 增加到 2016 年的 96.5%，而且当前医疗保障制度的公平性和效率远超过之前的医疗保障制度，实现了历史性跨越。当前我国医疗保障进入"后全覆盖时期"和建设"质量医疗保险"的新阶段，但仍然存在诸多问题亟须重视并加以解决。

首先，保障水平低、群体间待遇差距过大。一方面，医疗保障虽实现了广覆盖，但保障水平仍较低，医疗保险陷入了保基本但并不保

---

① 苗相圃：《伦理学教程》，南京大学出版社 2005 年版，第 103 页。

大病的怪圈。为了保障基本医疗用药,合理控制药品费用,参照国外先进做法,我国也实施了基本医疗保险药品目录制度。基本医疗保险药品是指适应基本医疗卫生需求,剂型适宜、价格合理、能保障供应、公众可公平获得的药品。① 基本医疗保险药品目录作为医疗保险运行的关键支撑,在医疗保险运行中发挥着重要的作用,同时对医疗保险药品目录进行动态调整,形成一种调整机制,把更多安全可靠、疗效确切的药品及时遴选到目录内。但是,这种动态调整往往滞后,例如某些罕见病的患者,其医药费用在医疗保险基金中难以报销。因为这些患者所需服用的药品,不是常见药,很少在基本医疗保险药品目录之中。另外,群体间待遇差距过大。一般来说,城乡居民的基本生活成本虽然有差距,但到医院看病付医药费时他们并没有不同。多数疾病的一般性治疗费用在区域之间、城乡之间、人群之间差异并不大。虽然同样有政府提供的基本医疗保险,但实际待遇差距很大。撇开其他因素,单从筹资水平看,如果考虑机关事业单位职工所享有的公务员医疗补助,我国农民、城镇居民、企业职工、公务员各群体的基本医疗保险筹资额之比约为1:2:8:12。这种明显的不公平状况,虽然有其历史的原因,但如果长期得不到解决,将成为社会矛盾和危机的重要隐患之一。②

其次,目前的医疗保障体制在资金筹集、制度整合、保障水平、覆盖面、公平性、可持续发展等方面还存在诸多问题与难点,呈现出服务二元失衡和制度三维分立的状况,这使我国的"看病难、看病贵"问题没有从根本上得到解决。③ 基本医疗保险"系统老龄化"趋势扩大并加速发展。疾病谱的变化,使心脑血管疾病、恶性肿瘤、糖尿病等慢性疾病病人迅速增加,基本医疗保险基金的支付压力加大。

---

① 俞双燕等:《国家基本药物目录与基本医疗保险药品目录的比较》,《卫生经济研究》2016年第5期。

② 何文炯:《建设更加公平可持续的医疗保障制度》,《中国行政管理》2014年第7期。

③ 申曙光等:《我国社会医疗保险制度的碎片化与制度整合目标》,《广东社会科学》2012年第3期。

筹资机制缺陷，影响基金收入稳定与平衡发展。尽管多数省份已基本建立了省内异地就医结算平台，部分省份也实时开展了跨省医疗保险费用即时结算试点，但在实际执行过程中却出现较大偏差。但是，由于不同地区的保障水平、缴费机制存在差异，报销比例、医疗保险药品、服务设施等项目的待遇参差不齐，实现医疗保险全国联网显得遥不可及。另外，在经办管理方面，简单粗放的控制办法，单一滞后的管理手段，薄弱的监控技术已经难以跟上快速发展的全民医疗保险步伐。[①]

最后，医疗保险支付方式问题。目前，我国医疗保险没有覆盖全体民众，医疗保险机构普遍采用定期结算制方式实施按项目付费。即便政府对绝大多数医疗服务项目和药品实施严格的定价制度与集中招标制度，但是，这种行政化的价格管制不仅有损效率，也有悖公平，最终扭曲了中国的医疗服务业和药品产业。中国医改的根本之道在于放弃行政化的价格管制，改为大力推进医疗保险支付制度改革，在医疗保险机构和医疗机构之间建立公共契约模式，让以预付制为主的新市场机制在医疗资源的配置上发挥决定性作用。[②]

六　公立医院尾大不掉，市场化改革阻力重重

始于 2009 年的新医改，公立医院始终是绕不过的一个坎。与民营医院相比，无论是诊疗数量、住院数量，还是收入增长、增长速度等，公立医院仍占据绝对优势地位，但是，公立医院改革面临着种种问题。公立医院改革难有突破是医改迈入深水区的重要标志。医改中，公立医院面临几个"难点"。一是公立医院管理体制问题。这主要涉及政府内部各部门、各层级之间以及政府与公立医院之间的权责关系。传统体制的旧模式已被打破，遗留问题尚未得到解决，新治理模式又远未成型，管理体制与医院运作机制之间的矛盾日益凸显。公立医院的公有产权存在事实上的"所有者缺位"，政府内部组织多层

---

① 仇雨临等：《我国医疗保障的制度转型与发展路径研究》，《人口与经济》2014 年第 2 期。

② 顾昕：《从价格管制改革到支付制度改革——美国的经验及其对中国医改的启示》，《国家行政学院学报》2014 年第 4 期。

级管理使公立医院委托—代理链过长，进一步弱化产权约束，政府对公立医院所有权安排是"超弱"控制，扮演"消极拥有者"角色。[①]监督机制的缺位，使政府又强化对公立医院经营者的约束，表现为行政上的"超强"控制，出现了公立医院改革在去行政化与再行政化之间反复摇摆。[②] 二是公立医院"看病难、看病贵"的问题依然严峻。大城市、大医院人满为患，"三长一短"现象仍然十分突出，医患纠纷频繁发生、医疗暴力也时有发生。当前中国公众抱怨的"看病难、看病贵"问题、医务工作者对自身待遇和人身安全的不满等，就与公立医院社会责任缺失有关。在政府投入不足的前提条件下，公立医院高成本、低效益难以为继，就容易出现多检查项目、大处方、医药价格贵以及以药养医、药价虚高、回扣等现象，规模大、实力强的公立医院容易凭借其对优质医疗资源占据着绝对垄断的地位，实施规模扩张来缓解经济压力，其结果也容易导致"看病难、看病贵"问题出现。三是其他问题。如医疗质量、医疗安全、医疗服务问题；对包括医生在内的医务人员激励与约束的问题；医患关系处理不当问题等。这些问题的存在，既有体制原因，也有机制原因；既有内部原因，也有外部原因；既有原有的结构性矛盾，也有发展中出现的新问题，值得我们重视和关注。

七 医务人员激励不足，合法权益保障不力

2009 年《关于深化医药卫生体制改革的意见》不仅明确新一轮医改要"让医务人员受到鼓舞"，并且传递了调动医务人员积极性的信号。因此，深化医改，坚持让人民群众得实惠和调动医务人员积极性相结合。医疗卫生事业是公益性事业，具有社会性、群众性和普遍性，无论是深化改革，还是推动发展，都要始终坚持为人民健康服务的方向，切实维护人民群众的健康权益，不断提升全民健康水平。广大医务人员是医改的主力军，要切实保障好他们的合法权益，营造尊医重卫的良好氛围，充分调动他们的积极性、主动性和创造性，使其

---

① 陈祥槐：《公益导向的公立医院治理机制研究》，经济科学出版社 2013 年版。
② 顾昕：《摇摆于再行政化与去行政化间》，《中国医院院长》2012 年第 12 期。

主动参与改革、支持改革、拥护改革。①

　　首先，医生激励机制不到位。当前，我国医疗机构投资主体呈现出多元化的发展态势，对公立医院的垄断地位形成冲击和挑战。公立医院要在激烈的医疗市场竞争中获得生存与发展，必须建立和完善内部激励机制，调动医务人员的工作积极性，这是公立医院改革甚至整个医改能否成功的关键。但是，公立医院激励机制存在不少问题，值得我们深思：一是激励手段单一，强度不足，程度弱化，缺乏员工培训和职业生涯规划等问题。② 二是参与医院管理不足，个人价值未得到充分展现；团队协作精神淡漠，满意度较低。③ 三是医院普遍存在重物质、重奖励、重科研，忽视精神层面、约束机制；人才激励方式单一，缺乏人为因素的动态性变化研究。④ 四是医院存在岗位、业绩与薪酬不匹配，管理流于形式化等问题。⑤

　　其次，合法权益得不到维护。目前，尽管发达地区、大城市、大医院的医生收入较高，但医生的收入并不让他们感到满意，尤其是基层医生。从世界范围看，医生是一个高技术、高投入、高风险、高压力的职业，与之相对应的应该是高地位、高工资、高保障、高尊严，医务人员的收入理应在社会平均收入水平以上。但是，长期以来，我国的医疗服务价格严重背离成本，医务人员不能从其所提供的技术服务中获得比较高的收入，这种情况直接导致部分医生通过多种途径和手段为个人谋取不正当收入。⑥ 工作收入是影响工作满意度的重要因素，当医务人员认为不能体现自己的劳务价值和技术水平，由此会导致心理上的不平衡感，将极大地影响工作的积极性。这也是导致我国

　　① 李斌：《深化医药卫生体制改革》，《求是》2013 年第 23 期。
　　② 岳朝晖等：《我国公立医院医务人员激励机制》，《企业家天地》2013 年第 9 期。
　　③ 黎俊平：《基于员工心理预期的湘雅三医院激励机制优化研究》，硕士学位论文，中南大学，2008 年。
　　④ 石宏伟等：《基于 3C 理论的医生内在动力激励机制研究》，《重庆医学》2012 年第 30 期。
　　⑤ 罗司亮：《综合型医院医务人才激励机制的研究》，硕士学位论文，南昌大学，2009 年。
　　⑥ 徐玉梅等：《论调动基层医务人员职业积极性的关键点》，《卫生软科学》2012 年第 3 期。

基层医疗人才流失的原因。根据丁香园的调研和反馈，考虑到从医所需要付出的直接成本和间接成本，比如巨大的工作量和工作压力、为接受高等教育所付出的时间和精力，以及长期以来受"医闹"影响而需要承担的人身安全风险，大部分医生认为，收入与付出之间没有达到令人满意的平衡。[①]"利益是道德的基础"，离开利益空谈道德是行不通的。[②] 因此，如果不能调动中国数百万医生的积极性，医改将难以成功。

第四节　中国医生角色地位发展变迁

就社会角度而言，一定的历史时期存在相对共通的基本职业价值标准，并形成职业社会中特定的名次系列和职业声望尺度，因此，不同职业的从业者会形成不同的社会地位。由此，社会地位不仅体现了职业的等级层次，而且影响着人们对职业的选择和社会的职业流动。[③]本来，医患关系超越一般关系，但是，我国患者对医生的满意度在下降，医患关系的紧张状态也常常出现。在当前我国新医改进入深水区和攻坚阶段的关键时刻，从医生地位变迁入手探讨医生角色，或许能从一个全新的视角找寻到造成医患关系紧张、影响医改成效背后的深层次原因。

一　医生角色地位发展变迁的概念

角色是个体具备一定的社会地位（权利和义务的集合）在特定的社会环境中为达到某些社会期望而表现出来的社会行为模式，每种社会行为都是特定社会角色的体现。[④] 角色的行为认识受自身社会地位

---

① 丁香园在 2016 年 3—4 月开展了 2015 中国医务人员薪酬调查，超过 3 万名医生在线反馈了自己的薪酬情况，丁香园现依此分析和研究了中国医生的整体收入情况及其与性别、职称、科室、工作时间等因素之间的关系。

② 杜治政:《医学伦理学探新》，河南医科大学出版社 2000 年版，第 120 页。

③ 刘艾玉:《劳动社会学教程》，北京大学出版社 1999 年版。

④ 林崇德等:《心理学大词典》，上海教育出版社 2003 年版，第 656 页。

的影响，同时具有一定社会地位的人，他人的不同期望也对他的行为产生一定的作用。变迁是描述事物变化转移的意思。人力资源管理角色发展变迁反映人们对组织中履行人力资源管理职能的部门及人员的期望，是在角色分类的基础上对角色形成、转变和演化的相关形态、过程及路径等的细化。医生角色发展变迁这一概念是指医生角色发生变化的动态过程及其结果。也就是说，在整个医生角色发展的过程中，特别是环境要素发生变化而导致医生的社会地位、身份相一致的一整套权利、义务的规范与行为模式发生改变，包括角色认知、角色定位、角色身份、角色期待、角色行为、角色规范等角色形成、转变和演化的统称。这里所说的医生角色的社会地位受当时社会经济、政治、文化、思想等多方面的影响与制约，其中在很大程度上又取决于社会制度、社会主导思想（社会对健康和疾病的价值评价），尤其是统治者对医学、医业和医生的态度。随着时代变迁，有些因素发生翻天覆地的变化，并且导致医生的地位随之改变。

二　医生角色地位发展变化

（一）古代和近代医生角色地位

在远古社会，医疗人员占据着举足轻重和至关重要的地位。实际上，他们不仅仅是现代医生的祖先，而且是各类专业人员的祖先。他们集牧师、巫士、医生角色于一身，并且常常扮演部落首领、法官和吟游诗人的角色。在古希腊，希波克拉底式的医生是一位像鞋匠、铁匠，或像艺术家一样的手艺人，他们工作的目的就是赚钱，但是，整个社会对赚钱持有鄙夷的态度，所以，他们的社会地位并不高。在中世纪早期到19世纪，医生保持经济上的独立性，并将行医视为神圣使命或者一种慈善服务，受到尊重（16世纪）。随着经济秩序的改变，医生被纳入竞争性活动，医生逐渐演变成一种赚钱谋生的手段，此时医生专业包含正统的功利主义（19世纪）。人们意识到病患是威胁，中世纪古老的"社区应对其社区成员负责"的观点仍然适用于现代社会，国家有责任保护人民的健康，因为健康是人民最有价值的财产。在与疾病斗争的过程中，医生每天使用的都是自然科学的方法，但是，他们的目标却是社会性的。①

中国医生的职责在夏至西周时期是由巫医兼任的，在当时没有专职医生的条件下，巫医出现了。医，上古时期或本源于巫，有"古者巫彭初作医"之说，故"医"字，古作毉。巫医，即巫师和医师，古人多求助于鬼神以治病，故巫医往往并提。巫医是一个具有两重身份的人。既能交通鬼神，又兼及医药，是比一般巫师更专门于医药的人物。殷周时期的巫医治病，从殷墟甲骨文所见，在形式上看是用巫术，造成一种巫术气氛，对病人有安慰、精神支持的心理作用，真正治疗身体上的病，还是借用药物，或采取技术性治疗。② 巫医的双重性（对医药的应用与阻碍）决定了其对医药学发展的功过参半。巫医实质上是医生的早期形式，在整个社会的医疗活动中起着主导作用。春秋战国时期，由于生产力的提高，加上社会分工进一步扩大，各行各业日益趋向专业化，医学开始从巫术中分离出来，从此巫师不再承担治病救人的职责，只是问求鬼神，占卜吉凶。而大夫（医生）也不再求神问鬼，只负责救死扶伤，悬壶济世。社会上出现了一些行医济世的专职医生，医生的社会地位较巫医有所下降，但仍有相当的地

① ［美］亨利·E. 西格里斯：《医生在现代社会中的社会角色与社会地位》，徐明明译，刘继同校，《社会福利》（理论版）2015 年第 11 期。

② 巫术是一种流传数千百年的神秘文化体系，巫医是巫术在健康领域的运用。巫医是长期以来深受西方人类学者的关注和研究的一个非常重要的领域。19 世纪末，弗雷泽的《金枝》中述及巫术的效应：巫术是一种伪科学和没有成效的技艺。以莫斯、马林诺夫斯基等为代表的学者认为，巫术和巫术治疗有着其各种情感的根基和社会状态影响。巫医通过仪式、咒语的想象力和象征性的动作把病人内心的情感戏剧化地表达出来，以增强病人战胜疾病的信心，促成病人人格的整合。20 世纪 80 年代以来，很多人类学家发现采用与现有信仰系统（如巫术、巫医、宗教等）相容与合作的方式展开工作的重要性。在中国，巫医资料成为理解医学思想史及其观念的不可或缺的资源。很多学者认为，医源于巫或与巫有密切关系。但是，长期以来，我国主流社会对巫术治疗普遍地采取全盘否定的态度，认为巫与医是互相对立的，是科学与伪科学的斗争。近年来，已有学者对巫医治疗功效进行分析（营造心理影响的气氛），尤其是关注其治疗方式、治疗仪式内容及其实行状况、人们关于疾病的观念、巫医的病源解释、巫医的社会功能和文化传承等方面。参见罗宗志《百年来人类学巫医研究的综述与反思》，《百色学院学报》2007 年第 4 期。），另参见 Frazer, J. G.，*The Golden Bough*，London：Macmillan，1980，Third Edition，p. 53. 孟慧英《西方民俗学史》，中国社会科学出版社 2006 年版，第 213—214 页；［苏联］马林诺夫斯基《文化论》，费孝通译，华夏出版社 2002 年版，第 55—59 页。

位，并且活动相当自由。西汉中期以后至唐五代，随着儒家思想成为封建社会的正统思想，这一时期，医生地位明显下降，统治者歧视医学，甚至摧残医学，唐代统治者大多对医学不以为然，甚至蔑视，把医学归列为"方技"类，难入儒林，对医学的发展产生了消极的影响。值得一提的是，在唐代空前繁荣和开放的环境下，医生数量更合理，地位也有所提高；但是，医学领域的盛况相较于其他文化领域的空前盛况不可同日而语，值得深思。① 宋元统治者重视医学，医生社会地位大为提高，后世对医生"大夫""郎中"的称呼即起源于这一时期。现代医史学家谢观说："中国历代政府重视医学者，无过于宋。"明清由于封建专制统治空前加强并达到极端化。医生社会地位空前下降，是这一时期医学发展的一个消极因素。医生的社会地位随着时代的发展而变化，即使一个时期也有反复的情况。在医生社会地位较高的时期，也有医生地位得不到尊重，甚至受到摧残迫害的事件；在医生社会地位较低的时期，也有个别医生得到统治者器重并给予其显耀的地位。②

（二）现代医生角色地位

在人类历史上，疾病、医生和病人三者的关系一直处在不断地调整和变化之中，直到100多年前的临床医学，面对疾病，医生与病人处于近乎平等的弱势。到了20世纪初，医学得以扩张和发展，工具理性使用，并随着专业分工、职业化发展，在社会公众的期望中，医生所能完成的种种不可能似乎已经接近上帝，而医学界则陷入了前所未有的自信，一切疾病都将被征服，医生拥有至高无上的权威感。③但是，问题也随之出现了，一方面，医生大多关心诊疗"治病"，却"不治人"，这已经成为现代临床医学的常态。主要表现在医生以根除疾病而不是帮助病人为目的，他们常常忽略病人身心的苦痛和情感诉

① 樊艳芳：《唐代医生研究》，硕士学位论文，安徽大学，2012年。
② 刘理想：《我国古代医生社会地位变化及对医学发展的影响》，《中华医史杂志》2003年第2期。
③ 徐菁菁：《重新认识疾病、医疗与生死：医生的角色》，《三联生活周刊》2016年第13期。

求。另一方面，由于医患专业知识的不平等和信息不对称，医患平等难以持续，病人对治疗效果的预期往往高于医生，风险意识又远远低于医生，加上缺位和无效的沟通，使医患之间的信任弱化并导致矛盾和冲突。此时，人们发现，医生越来越难以信任。特别是到了 20 世纪六七十年代，一系列医学伦理事件的发生促进了病人权利的运动。医生家长式作风受到批判，以"共享决定权"为原则的新的医患关系产生，人们的视角又重新回到"以病人为中心模式"。在这种新的模式下，一些医生对现代临床医学的痼疾进行了反思，以重新理解治疗、重新定义医生的角色为出发点，努力将医学重新拉回关注人的轨道。[①]

在现代社会，医学已经发展成为高度科学化、高度技术化、高度专业化和高度有效性的科学，与此同时，医疗服务的生产成本大幅度增加，其增长速度明显高于人们购买力的增长速度。全科医师需要大量其他领域的专家和辅助人员，接受过化学训练的技术员，如生理学家、细菌学家、血液学家、物理治疗师和其他人员的帮助和建议。医生需要医疗中心、医院和实验室的全部资源。因此，现代技术亟须医疗工作者群体之间的合作。很多城市和大医院的医生靠专业知识和技术，以及更多来自自身以外的实验室、仪器、设备和团队等资源来维持自身和社会对他们职业角色的期望。那么，对于乡村医生，医生自己和社会又有怎样的期许？又怎么固守他们的价值和医道尊严？乡医懂医术，能看懂医书，是农民心中的知识分子；乡医能为百姓治病拿药，维护农民的生命健康。职业的特殊性使乡医在农村享有不同的声望与名誉，拥有更好的群众基础，人们因敬畏生命而敬畏乡医。正是因为这种特殊性的存在，帮助乡医在社会变迁中代代相传，重构其精英地位。[②] 医生应该在人们尚未生病之前就去关爱、看望他们，并为其就如何保持健康提供建议。但是，从医生自身的角色来看，他们也在呼吁社会的关爱，因为他们目前的角色地位颇为尴尬。有学者研究

---

① 徐菁菁：《重新认识疾病、医疗与生死：医生的角色》，《三联生活周刊》2016 年第 13 期。

② 孟祥敏：《乡村技术精英的地位重构：人情、身份、市场》，硕士学位论文，华东师范大学，2012 年，第 52 页。

发现，在当前中国社会，决定职业和个人声望地位的因素是教育、收入、权力、就业单位的性质以及是否从事受歧视职业，收入和教育是最主要的两个因素。① 德国社会学家马克斯·韦伯运用财富、声望和权力三个维度的社会分层理论，对医生角色地位危机进行剖析。一是经济标准：财富。我国医生对现行薪酬管理体制满意度并不高，这与美国、英国、日本、新加坡等国家医生的薪酬高、备受尊敬的职业形成巨大的反差。二是社会标准：声望。尽管目前社会对医生的职业声望评价总体较高，但是，医生的自我评价维度并不理想，这从大多数受访医生不希望自己的子女当医生得到了证明。三是政治标准：权力。随着医患模式的变化，传统的医生专家权威逐渐向双方平等与尊重转变，但是，医患双方面临不信任的困扰，医生角色地位陷入了尴尬境地。②

从社会角度看，越来越清晰的发展趋势是消除医生的经济束缚，消除医生不得不在公开市场上出售其服务的必要性。政府努力试图为医生创造这样的社会地位：医生的经济收入不再依赖人们的疾病状况，并且保障医生有权享有的生活水平。③

当我们审视现代社会赋予医生岗位的任务时，我们马上就会发现：医学的范围已经获得了极大的扩展。医学已经从两个个体之间的私人关系，迅速地转变为一种社会体系。医学通常被视为一门自然科学，实际上是一门社会科学，因为医学的目标是社会性的。④ 事实上，医生角色也是社会性的。医生的社会化是医生走向社会的起点，是医生和社会相互作用的过程，这个过程是一种双重的过程。一方面，社会化医生就是医生通过接受学校和社会等各种形式的教育方式与手段，使医生自然人向社会人转变。只有经过这样的社会化，医生才能

① 李春玲：《当代中国社会的声望分层——职业声望与社会经济地位指数测量》，《社会学研究》2005 年第 2 期。

② 刘瑞明等：《我国医生角色认同危机与出路》，《西安电子科技大学学报》（社会科学版）2017 年第 3 期。

③ ［美］亨利·E. 西格里斯：《医生在现代社会中的社会角色与社会地位》，徐明明译，刘继同校，《社会福利》（理论版）2015 年第 11 期。

④ 同上。

使外在于自己的知识、技能、社会行为规范、准则内化为自己的行为标准，这是医生社会交往的基础。另一方面，医生个体也有能动性、创造性，他们通过自己的角色扮演，积极作用于社会，创造出一种适应时代需要的产品（如医生提供高质量的诊疗服务、向社会推行健康宣教、输出文化产品等）。很显然，医生角色变化与所处的自然环境、社会环境，特别是当今的国内外形势密切相关。"社会化是一个双方面的过程，它一方面包括个体通过进入社会环境、社会体系，掌握社会经验；另一方面（在研究中对这一方面常常强调不够）包括个体的积极活动、积极介入社会环境，而对社会关系积极再现的过程。"①

三 我国医生角色发展变迁的动因

20 世纪 70 年代以来，人力资源管理角色研究获得了快速发展，它更关注人力资源管理职能为什么会向某些特定角色演进，推动角色转变的根本原因是什么等问题（Truss，2009）。依据角色理论，组织内任何职能角色的发展都是一种即时性过程，既受到之前确定角色时的角色期望的影响，也受到不断变化的组织需求、个人诉求以及组织在某些特定约束下与利益相关者间交换关系的影响（Miller，Joseph and Apker，2000）。② 李隽等认为，推动组织人力资源管理角色发展的动因构成一个复杂的系统，涉及宏观、中观和微观多个层面。依据动因的作用效果和过程机理的不同，现有研究大致可以归纳为被动接受、主动选择和共同演化三种视角。③ 我们拟从被动接受、主动选择和共同演化三种视角对医生个体角色发展变迁的动因进行剖析。

（一）被动接受视角下的医生角色发展变迁

很多专家和学者的研究发现，在人力资源管理角色的形成、选择

① ［苏联］安德列耶娃：《社会心理学》，上海译文出版社 1984 年版，第 311 页。

② Miller，K.，Joseph，L. and Apker，J.，"Strategic Ambiguity in the Role Development Process"，*Jorunal of Applied Communication Research*，Vol. 28，No. 3，2000，pp. 193 – 214.

③ 李隽等：《人力资源管理角色发展动因的多视角分析与研究展望》，《外国经济与管理》2014 年第 5 期。

与演变过程中，由于组织受到外部环境压力裹挟而导致组织仅仅对外部环境进行被动接受，其主动性很弱。就医生角色而言，在影响医生角色发展变迁的制度因素中，医疗卫生系统的直接主管部门——卫生行政部和其他密切关联的部门，如财政部、人力资源和社会保障部、发展和改革委员会、国家食品药品监督管理总局、组织部、民政部等部门，以及病人等利益相关者的多样性，医药卫生管理体制与机制、法律、规范等对医生角色发展的影响甚大。加上医院组织内环境也有许多因素能引起组织压力，医院可能会将这种压力转移并渗透到包括医生在内的医务人员，主要表现为医院的组织结构、组织变革、组织生命周期、工作环境、文化整合、沟通障碍、领导风格、工作过载或不足、角色要求、任务要求等会给医生带来压力。"然而，上述因素对企业人力资源管理角色发展的作用有限，基本上只是催生了服从类角色，对战略性角色的作用并不明显。"[1] 具体而言，技术特征、产业关系体系和劳动力市场结构则被认为是引起企业人力资源管理角色发展的主要环境因素（Barnett et al.，1996）。以技术为例，现代医学是科学与技术的统一体，是医学发展的一个新阶段。特别是随着信息技术和生物学等自然科学的发展，医学技术发生了巨大变化，为人类治疗疾病和维护健康发挥了巨大的积极作用。20 世纪以来，医疗技术取得了惊人的成就，包括试管婴儿、器官移植、基因治疗、脑死亡、安乐死等在内的一系列的技术革命。[2] 从供方角度看，医生面临两个悖论难题：一方面医学认识疾病的能力增强，医生的技术能力提高，医生的自主性却减少了；技术发展同时带来医学异化现象，如医源性疾病与污染、医疗辐射暴露、过度医疗、医患关系变异、医疗环境恶化、医学边界模糊、人文关怀缺位及医学主体变更等，对人类自身、

---

[1] 所谓服从类角色，是指为了遵循国家政策、法律和法规等方面的硬性要求，由企业人力资源管理部门及人员承担的一些基本角色。例如20 世纪60 年代左右，美国政府出台了公平雇用方面的法案，要求企业对员工就业权利进行保护。因此，规避员工管理中的歧视行为成为大多数美国企业人力资源管理部门的一项基础工作。

[2] 郭建：《现代医学技术的异化及其哲学反思》，博士学位论文，中国科学技术大学，2017 年，第 1 页。

社会和环境等各方面造成伤害或破坏；病人对医生的信任也降低了，医学职业的声望日渐衰退。另一方面，人们既对科学医学高度信任，又对可获得的医疗现状表现出强烈的不满。① 又比如当前在医疗领域推进的移动互联网服务，有利于医药资源的合理配置，病人也有了多元化的需求满足。但是，"互联网＋"将使医疗服务的收益向明星医生群体倾斜，并可能导致医生群体内部角色的重新分工。②

（二）主动选择视角下的医生角色发展变迁

主动选择视角下，人力资源管理角色发展的动因主要体现在组织战略和组织权力两大方面。组织战略选择直接影响人力资源管理角色发展的方向。Farndale（2010）以跨国公司为对象，对母公司三种战略类型与子公司人力资源管理角色之间关系进行研究，研究表明，独立型战略、依赖型战略和相互依赖型战略分别与有效的政策影响者、流程拥护者、公司控制的非正式机制、文化守卫者、知识管理拥护者等角色相关（见图 2-2）。③ 就医院发展战略而言，随着我国医疗环境的变化，医疗行业的竞争日益加剧。即使是公立医院，也面临着如何生存与发展的问题。医院的发展战略是在发展目标的指引下，结合对医院外部环境（机遇与风险）和医院内部情况（优势和劣势）的全面分析，所得出如何实现医院目标的策略和方法。医院战略是一个系统，包括基本战略、市场战略、差异化战略、文化战略、人力资源战略、组织战略、营销战略、资本战略和品牌战略等。对于医生而言，与人力资源管理部门角色一样，医生也能根据医院战略进行主动选择，以充分发挥主观能动性。这里所谓的主观能动性也称"自觉能动性"，它是指医生的主观意识和实践活动对于客观世界的反作用或能动作用。医生主观能动性有两方面的含义：一是医生们能动地认识

① ［美］Charles Rosenberg：《当代医学的困境》，张大庆等译，北京大学医学出版社 2016 年版。

② 朱博文、罗教讲：《互联网使用会影响公众对医生的信任吗？——基于数据 CSS2013 的实证分析》，《江苏社会科学》2017 年第 3 期。

③ Farndale, E. et al., "Context - bound Configurations of Corporate HR Functions in Multi-national Corporations", *Human Resource Management*, Vol. 49, No. 1, 2010, pp. 45 - 66.

客观世界，即对医院发展战略进行识别和认知，了解该战略是在怎样
的环境下制定出来的；二是在认识的指导下能动地改造客观世界，比
如医生可以成为传统医学文化和医业精神的守卫者和传播者、医学知
识及医学技术的使用者和创新者、和谐医患关系的沟通者和构建者、
医院制度及管理的遵守者和拥护者。医生在实践的基础上使两者统一
起来，即表现出人区别于物的主观能动性。

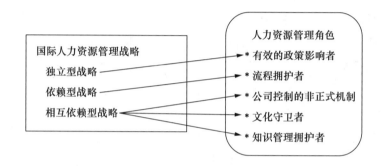

图 2 – 2　跨国公司人力资源管理战略及其角色关系

资料来源：Farndale, E. et al., "Context – bound Configurations of Corporate HR Functions in Multinational Corporations", *Human Resource Management*, Vol. 49, No. 1, 2010, pp. 45 – 66。

对于组织权力所构成的影响来说，主要体现为医生的心理及行为
方面。在医院组织政策和信息传递的影响下，医生会对利益相关者的
价值做出判断，并依靠一定的评价准则进行，从而获取角色的价值感
知。L. Van Dyne 等指出，医疗服务专业人员更需要组织公民行为，
因为他们认同本组织目标并通过从事医疗活动来达成组织目标，他们
拥有经验、裁量权和自主权。[1] 所谓的组织公民行为，是指有益于组
织，但在组织正式的薪酬体系中尚未得到明确或直接确认的行为。组
织公民行为包括助人行为、组织忠诚、组织遵从、个人首创性、公民
道德、自我发展等维度。医生组织公民行为是一种员工自觉从事的行

---

[1] Van Dyne, L., Graham, J. W. and Dienesch, R. M., "Organizational Citizenship Behavior: Construct Redefinition, Measurement, and Validation", *Academy of Management Journal*, Vol. 37, No. 4, 1994, pp. 765 – 802.

为，无疑会促进医院组织的有效运行。另外，医院领导如果能倾听医生的心声，并给予他们支持，关心医生的职业成长并尊重其专业能力，医生就会产生主人翁责任感，自觉调整自己的行为，有利于形成群体的规范，增强团队的凝聚力。这是主动展现出更高的承诺（感情、认同和卷入），医生就愿意为医院的发展做出贡献和牺牲。相反，限制行为、疏远行为会严重影响医生的工作满意度和组织归属感。[①]

概言之，基于主动视角下的医院组织战略和组织权力，要想其对医生角色产生的影响是积极的，就需要认识到组织战略和组织权力在选择方面是否正确，只有选择正确的战略，发挥合理的权力，才能够使医生角色更具发展前景。

（三）共同演化视角下的医生角色发展变迁

被动接受视角与主动选择视角都只是从局部去解释推动人力资源管理角色发展的动因，共同演化作为一个整体性分析框架，更关注系统的变化过程，即系统是如何与其情景相互作用并演化发展的。[②]

1. 医院环境的影响

医院环境是指所有潜在影响医院运行和绩效的因素或力量。我们可以把医院环境分为内部环境和外部环境。医院内部环境是指管理的具体工作环境。影响医院管理活动的内部环境包括物理环境、组织战略、人力资源职能配置方式、组织技术环境、心理环境、医院文化环境等。医院外部环境是指医院所处的社会环境，包括自然和社会文化环境、政治制度、管理体制、社会经济和技术的发展水平、社会制度、人口等，都为人力资源管理政策与实践的发展和演化营造了动态情景。环境的不确定性是影响医院组织结构安排的关键变量，当外部环境相对稳定时，机械式组织，又称为官僚行政组织，具有明显优势

---

① 杨漫欣等：《医院组织气氛对医生组织承诺的影响》，《中国医院管理》2011 年第 2 期。

② 李隽等：《人力资源管理角色发展动因的多视角分析与研究展望》，《外国经济与管理》2014 年第 5 期。

（此时的组织结构较为稳定、僵硬、刚性），比如计划经济时代的医生，基本稳定，按部就班地工作，少有机会参与战略制定等关键性任务，也不用过多考虑角色建设和发展。有机式组织，也称为弹性组织、适应性组织，其将更能适应环境变化，比如市场化时期，人力资源管理的职能构型由集权向分权、由一体化向业务外包和组织间合作等模式转变，此时，某些医生的职业化、多点执业的建立与发展，有一定的机会参与战略制定等关键性任务。

2. 医院文化

我国卫生事业是具有一定福利性质的公益事业，医院作为医疗卫生服务的主要载体，其性质理应包括公益性、福利性和经营性。这种特殊性质决定了医院文化有别于一般的组织文化。医院文化主要包括以下五个方面的含义：一是权利文化。医院文化首先应体现为权利文化，即保证每一个公民就医的权利，应以病人为中心，尊重病人。二是道德文化。道德文化是指医院员工的个人品质以及他们在医疗实践中所应遵守的道德规范，主要体现在医生的职业道德和医院的医德医风上。三是科技文化。科技文化是医学技术观念、医学技术手段、医学技术方法的总和。[1] 具体是指医务人员精湛的医疗技术和医院的诊疗设备。四是管理文化。管理文化是指有关部门医院管理的理念、制度、模式、手段等的总和，在保证其履行社会责任的前提下，向管理要效益与效率。五是形象文化。形象文化是指医院展示给外部公众的可以看见的表象和可以观察到的行为等，是医院文化的外在表现形式。[2] 加强医院精神文明建设是构建和谐医患关系的根本，加强医院物质文化建设是构建和谐医患关系的保障，加强医院管理文化建设是构建和谐医患关系的关键。如果没有形成良好的医院文化，可能导致医院人力资源管理角色发展受到很大程度上的阻碍。当前我国很多医院文化建设的讨论和研究显然是建立在"文化既有"的基础上，从而忽略了"文化"最基本的内涵。"文化"应当首先作为一个"动词"，

① 曹建文：《现代医院管理》，复旦大学出版社 2003 年版，第 35 页。
② 陆建明、康小明：《医院文化的内涵与建设》，《医院管理论坛》2006 年第 7 期。

从识"文"到教"化"，进而形成"文化现象"，这是一个动态的认知和实践的过程。① 因此，要想医生人力资源管理角色发展更加有前景，就需要在医院发展过程中构建良好的医院文化氛围。

---

① 刘芳：《基于医生职业道德建设的医院文化建设新思维和路径探析》，《现代医院》2016 年第 9 期。

第三章　医生角色概述

第一节　医生角色的内涵

一　角色的含义

角色（role），也叫"脚色"，最初是由拉丁语 rotula 派生出来的。本源于戏剧舞台的专门术语，是指演员扮演的剧中人物，后来引申到泛指生活中某种类型的人物。在古希腊和古罗马时期，戏剧剧本被写在羊皮纸上，演员必须阅读这些编剧和导演安排好的 role 才能扮演好角色。此时的角色有两个层面的意思：一是演员要依照剧本规范要求担当某个特定角色，包括角色的心理和言行举止，从而转化为一种客观化的社会行为规范；二是即使扮演某个特定角色的演员消失或不扮演，该角色也会由他人扮演、保留并传承下去。事实上，社会大舞台与戏剧小舞台有着某种内在的联系，即台上演出的戏剧大多是人类社会工作或生活的缩影。后来，人们把角色的概念推广应用到社会领域。也就是说，在社会这个大舞台上，我们每个人所扮演的角色虽然不一样，但绝对不是一成不变的。我国四大古典名著之一的《红楼梦》第一回中的《好了歌》对这一现象刻画得入木三分："因嫌纱帽小，致使锁枷扛；昨怜破袄寒，今嫌紫蟒长；乱哄哄你方唱罢我登场，反认他乡是故乡；甚荒唐，到头来都是为他人作嫁衣裳。"[①] 英国文艺复兴时期伟大的剧作家、诗人，欧洲文艺复兴时期人文主义文学

---

① 曹雪芹：《红楼梦》，中华书局2005年版，第7页。

的集大成者威廉·莎士比亚很早就察觉到社会和人的关系就像舞台和角色的关系。社会学家常常引用他在《皆大欢喜》(《人间喜剧》)中的一段台词来描述角色情景。① 这种舞台场景,倒也印证了人们常说的一些话:人生如戏,戏如人生;舞台小天地,天地大舞台。戏剧是生活的镜子,是浓缩的人生。

> 全世界是一个舞台,
> 所有的男男女女不过是一些演员;
> 他们都有上场的时候,
> 也都有下场的时候,
> 一个人一生中扮演着好多角色。

角色概念最初在学术著作中出现是在 20 世纪 20 年代。社会学家格奥尔·齐美尔(G. Simmel)的《论表演哲学》提出了角色扮演问题。② 20 世纪 30 年代,“角色”被专门用来探讨角色问题和进行角色研究。尤其是在进入社会学和心理学研究范畴后,角色开始成为重要概念,其内涵变得更加生动和丰富,获得了很大发展。美国社会心理学家米德将角色概念引入社会心理学研究,后被广泛运用。20 世纪 50 年代,发展出了角色期望、角色行为、角色互动、角色结构、角色扮演、角色冲突、角色规范等一系列概念和一整套理论。这些概念和理论成为角色理论、互动论、认知社会学、行动理论等思想学派的概念基础。③

角色源于人们在社会关系和发展中的认识。社会是由形形色色、各种具体的个体组成的。每个个体都有自身的认知和目的、价值和判断、标准和行动,由于个体之间、个体与群体之间、群体之间的互动而共同组成社会体系。因此,对个体的认知不能只停留在感官印象

---

① [英]威廉·莎士比亚:《皆大欢喜》,朱生豪译,云南出版集团公司、云南人民出版社 2009 年版。
② 乐国安:《社会心理学》,中国人民大学出版社 2009 年版。
③ 丁水木:《运用角色理论分析社会主义社会生活》,《探索与争鸣》1992 年第 2 期。

上，而必须考虑自然和社会规定性的总和。这个规定性的总和就是角色。换句话说，角色是由个体与社会结合而产生的比个体更抽象的概念。个体是以角色的名义与他人发生关系的。①

专家学者对于角色的定义多种多样。作为美国文化人格学派的主要代表、人类学家拉尔夫·林顿（Ralph Linton）最先明确使用"角色"这一概念，认为："人的地位是人的权利和义务的一种集合，角色则是地位的动态体现，即角色是围绕地位而产生的权利义务和行为规范、行为模式，是人们对处在一定地位上的人的行为期待。"②
G. H. 米德在阐明观点时并没有给出角色明确的定义，"他把它当作无定形的和很不确切的概念来使用"。③ 甚至有人建议在社会学理论中放弃这一概念。乔纳森·H. 特纳认为，这一结论过于极端，必须要弄清楚角色的定义。④ 利维（M. J. Levy）将角色等同为社会地位，他在《社会结构》一书中将角色定义为"由特定社会结构来分化的社会地位"。西奥多·米德·纽科姆（Theodore Mead Newcomb）在其《社会心理学》中将角色解释为行为本身，他认为，"角色是个人作为一定地位占有者所做的行为"。社会学家帕森斯（Twoulscott Parsons）认为，角色是非人格化的社会职位，并首次提出了"病人角色"这个概念，意指从医生角度来说，病人是去掉个性的非人格化的社会角色。默顿（Robert Merton）提出了"角色集"和"角色冲突"两个概念，而且他对角色的解释又明显不同于帕森斯的观点，尽管两人都接受了人类学家林顿的角色理论。⑤

苏联学者安德烈耶娃（Galina M. Andueeva）认为："社会角色相当于社会职能，是在特定社会中形成的一定类型活动和相应行为方式

---

① 秦启文、周永康：《角色学导论》，中国社会科学出版社 2011 年版，第 33 页。

② Linton, R., *The Study of Man*, New York：Appleton－Century, 1936, pp. 581－582.

③ ［苏联］安德烈耶娃：《西方现代社会心理学》，李翼鹏译，人民教育出版社 1987 年版，第 167 页。

④ ［美］乔纳森·H. 特纳：《社会学理论的结构》，浙江人民出版社 1987 年版，第 428 页。

⑤ Merton, Robert K., *Sociological Ambivalence and Other Essays*, New York：The Free Press, 1976.

不可分割的统一体，个体在社会关系系统中所处的地位决定了他的社会角色。"她认为，社会角色有三个方面的要素："角色是指社会对个体行为的期待系统，个体通过与其他个体的相互作用中获取一定的地位；角色是个体对自身的特殊期待系统；角色是占有一定地位的个体的外显行为，也就是说，角色对社会和自己的期待要通过行为来显现。"① 戈夫曼指出，角色是在他人面前实施的可以看见的一组行为，是与他人的行为的串联组合。② 邓肯·米切尔的社会角色定义为："与社会职位、身份相连的被期望的行为。"③ 他也强调了行为和期望。角色理论研究者比德尔（B. J. Biddle）将角色视为行为或行为的特点，他在《角色理论：期望、同一性和行为》中强调，角色是一定背景中一个或多个人的行为特点。

日本著名的家庭社会学家森冈清美把角色分为群体性角色与关系性角色两种。以家庭为例，所谓群体性角色，是观察家庭内的各个位置与家庭群体的整体关系时的概念，如户主、主妇、户成员的区别；所谓关系性角色，是从家庭关系角色来观察各个位置时的概念，如妻子对于丈夫、儿子对于母亲那样。因此，如果家庭成员数为 n 的话，一个位置就会有（n-1）个有关的角色。④ 我国台湾社会心理学家李长贵把社会角色定义为："个人行动的规范、自我意识、认知世界、责任和义务等的社会行为。"郑杭生认为："社会角色是指与人们的某种社会地位、身份相一致的一整套权利、义务的规范和行为模式，它是人们对具有特定身份的行为期望，它构成社会群体或组织的基础"。奚从清认为，角色是指个人在社会关系中处于特定的社会地位，并符合社会期待的一套行为模式。⑤ 比如医院里的医生和病人、组织中的

---

① ［苏联］安德烈耶娃：《西方现代社会心理学》，李翼鹏译，人民教育出版社1987年版。

② Goffman, *Interaction Ritual: Essays on Face - to - Face Behavior*, Garden City, NY: Anchor, 1967, p. 33.

③ ［英］G. 邓肯·米切尔主编：《新社会学词典》，蔡振扬、谈谷铮、雪原译，上海译文出版社1987年版，第265页。

④ ［日］青井和夫：《社会学原理》，刘振英译，华夏出版社2002年版。

⑤ 奚从清：《角色论——个人与社会的互动》，浙江大学出版社2010年版，第6页。

领导者和被领导者、家庭的父母和子女等，种种不同的角色，表明了他们在不同的社会关系中所处的社会地位，反映了社会、组织、他人对个体的期望，而个体采取符合他们角色地位、符合社会期望与要求的角色行为。

还有观点认为，角色是指与人的社会地位、身份相一致的一整套权利、义务和行为模式。概言之，角色主要有三个方面的含义：①社会角色指的是一套社会行为模式；②社会角色不是自己定的，而是由人的身份和社会地位所决定的；③社会角色必须与特定的社会期望（社会规范、责任、义务等）相一致。林秉贤认为，角色是与一定社会位置相联系的行为模式，是占有某一社会位置的人应有的行为表现。① 还有学者认为，某一角色，即是与某一特殊位置有关联的行为模式。② 有学者认为，社会角色是指与人的社会地位、身份相一致的一整套权利、义务和行为模式。③ 有的人认为，社会学家用角色这个术语来表示身份的动态性质。角色是对在一个群体内和社会中具有特定身份的人所期待的行为。④ 从上述众多专家和学者对于角色的定义阐述得知，关于角色的定义有着多种理解和定义，说明专家和学者对角色的理解并未达成一致。

因此，角色是对社会存在、社会关系、社会规范、社会地位、社会身份以及社会心理的某种反映，是个体与组织、群体、社会相互作用的反映，它与个人的社会地位、社会身份等密切关联，是一种为社会所期待的行为模式。无论是在社会学领域，还是在社会心理学领域，人们都认可角色概念中有这样两个内在假设：一个是在一定的社会内部，对于处在一定社会地位的人应该怎样行事，存在着相当程度的一致看法；另一个是社会中的大多数人愿意模仿这种一致性。无论人们将社会角色归结为一种行为或是一种关系，这种行为都离不开社

---

① 费穗宇：《社会心理学辞典》，河北人民出版社1988年版，第147页。
② 林秉贤：《社会心理学》，群众出版社1985年版，第246页。
③ 《中国大百科全书》（社会学卷），中国大百科全书出版社1991年版，第311页。
④ 博普诺：《社会学》（上），辽宁人民出版社1987年版，第153页。

会的客观期望和个体的主观表演，也离不开社会结构和个体心理。①
"而这正是建立和形成统一的社会角色理论的基石，也是角色概念的
本质所在。因此，如果要从根本上了解角色概念的内涵，就必须从角
色的客观和主观统一性上去把握。"②

二 医生角色的含义

医生角色是与病人角色相对的一组概念。英文中，"医生"（doc-
tor）来源于词根 dek，意思是适当的、可被接受的和有用的事物，派
生词 decorum（体面、正派、得体）、decency（体面，合乎礼仪）蕴
含着对医生内在素质的要求。在我国，"医生"的称呼由来已久，最
早是对学习医学的人的称呼。《唐六典·太医署》载："医生四十人，
典学二人。"当时设置学校令人习医，凡是学医的人都被称为医生。
《现代汉语大辞典》将医生定义为受过中等以上医学教育或具有同等
能力、经国家卫生部门审查合格、具有职业资格、负医疗责任的医务
工作者。目前，我们将掌握医药卫生知识、从事疾病预防和治疗的专
业人员统称为医生。医生的诊断、开药、体检和治疗，决定着他人
（病人）的康复，同时也使生病出现规律化和惯例化的趋势。③ 医生
角色就是处于特定的医患关系中，是社会和职业规范中具有一定医学
知识和医疗技能，以对病人进行检查、诊断、治疗工作为己任的从事
医生职业活动的医务工作者。事实上，医生角色是与医生的特殊社会
地位、身份相一致的一整套权利、义务的规范和行为模式。帕森斯是
最早从社会学理论对医患关系及医生角色进行研究的学者，建立了病
人角色及医患关系模型，其理论认为，疾病并不是病人的错误，病人
有义务治愈疾病，应竭力寻求医生并与之合作恢复健康。而医生则是
唯一可以宣布某个个体成为"病人"的角色，同时，也应利用自己的
医学专业知识和能力努力使患者重获健康，收获幸福。

---

① 奚从清：《角色论——个人与社会的互动》，浙江大学出版社 2010 年版，第 6 页。
② 周晓虹：《现代西方社会心理学流派》，南京大学出版社 1990 年版，第 222 页。
③ ［英］菲力普·亚当等：《疾病与医学社会学》，王吉会译，天津人民出版社 2005
年版，第 14—28 页。

医生角色的产生和发展大致可以分为三个阶段。①

第一阶段：医生角色的萌芽阶段。这一个阶段是指古代的以宗教和神灵为中心的医学阶段，虽然有少数从事医疗工作的人，但这些人大都有社会其他职业的兼职，故没有明确的医生角色。医学最早起源是从巫医开始，古代由于科学技术不发达，观念落后，大多数病情都依靠迷信手段。这个阶段，医学与巫术有着不可分割的关系，巫师也同时担负着医生的职责，医术也被赋予了神话色彩。由于技术落后，医术有很大的局限，所以，巫医的医术存在很大的侥幸，能治疗并且成功的很少。

第二阶段：医生角色的形成阶段。从奴隶社会开始，由于社会生产力的发展，社会分工越来越细，人们开始以理性的眼光看待医疗这一手段，这时专门为人诊治疾病的社会工种从其他社会生活中分化出来，那些掌握讳莫高深的医学知识和专门技术的人扮演着专家角色，普通人无法了解这些知识，因而不能对医生提出质疑。这个阶段的医生角色是做出客观的专家决策，并使病人遵从这些决策。

第三阶段：医生角色的成熟阶段。随着科学技术的发展，医学技术有了很大的进步，社会分工的进一步专业化，使有关医疗的组织、制度发展起来，治疗手段上有了很大的突破，对病人的身心有了更大的关爱，医生的社会地位也得以巩固。医学逐渐职业化，进入这个行业的壁垒也越来越高，医生的角色也逐渐地凸显出来。

医生职业角色及其特点。职业是随着社会分工而出现，并随着社会不断变迁而发生变化的。《现代汉语词典》将职业定义为：个人在社会中所从事的作为主要生活来源的工作。《中华人民共和国职业分类大典》定义职业是：为了获得生活来源所从事的工作类别，职业的属性是目的性、社会性、群体性、规范性和稳定性。2015 年版的《中华人民共和国职业分类大典》中，职业分类结构包括 8 个大类、75 个中类、434 个小类和 1481 个职业。医生属于第二大类专业技术

---

① 郭永松：《保健社会学：健康价值与社会文化》，吉林科学技术出版社 1999 年版，第 230 页。

人员。所谓的医生职业角色，是指医生在一定的工作单位和工作活动中所扮演的角色，是社会和职业规范对从事相应职业活动的人所形成的一种期望行为模式。由于社会分工的不同而确立的医生职业，引领实现医生的职业社会化。最后，把医生个体的人生发展目标融入社会发展的轨道上来。同时，医生个体通过扮演职业角色来获取社会资源，最大限度地发展自己。这样，医生通过扮演职业角色不仅获得物质利益，而且要借此获得心理和精神上的满足，实现自身的价值。

我们要注意医生职业角色、医生角色的区别。第一，医生职业角色由医生的职业地位所决定，是医生社会地位的外在表现形式；第二，医生职业角色是医生权利、义务的规范和行为模式的总体规范和要求；第三，医生职业角色是人民群众对医生职业行为的期待。医生角色是只有处于治疗过程中对病人承担着特定的诊疗责任时，才可以充当的角色。一个以从事医疗卫生工作为主要职业的人无论何时何地都是一位医生，但他未必时时处处都扮演医生角色。因此，离开了一定的社会条件或背景，包括医生角色在内的所有角色都是不可理解的。

总之，医生和医生角色不是同一概念，与其他角色相比较，医生职业角色具有明显的特点。

（一）角色行为关乎生命健康

医生角色所掌握并运用的科学技术手段关系到人的生命安危，其行为关乎人的生命。宋代医学家林逋在《省心录·论医》中提出了"无恒德者，不可以作医，人命生死之所系"，即表明医生角色作用的特殊。尤其是现代社会，人们对健康保健的需求从广度和深度上都大幅度提高，使医生职业受到更多的关注。

（二）角色技术专业性

医生职业的特殊性要求医生必须医术精湛、医德高尚，集医术和医德于一身。但医学技术的知识体系相当复杂，医生不仅需要掌握生物科学知识，而且需要掌握众多的医学的分科知识，这需要有相当长时间的技术训练和足够多的实习机会。因此，角色扮演准备周期较长。医学教育的时间比普通高等其他专业教育的时间要长，即使在学制较短的中国，医学院校的学制也要达到5—6年，甚至7—8年。技术上的专门性大大提高了医生的技术威信和地位，并确立了医生在医疗过程中的主导地位。这种医生角色的技术专业性是医生获得社会认可和病人信任的基础。

（三）角色情感理智公正

医患关系中的主体都是人，人与人之间都会产生一定的情感，医患角色之间的情感是不对称的，这种不对称性是由医生情感的理智性决定的。在治疗过程中，无论病人在地位、种族、婚姻、职业等方面不同，医生都应该一视同仁；无论病人对医生是好的或坏的情感，医生都要有同情心。同时应注意情感上保持中立，与病人保持心理上的距离，避免诊疗中的主观行为。不然会影响治疗效果，影响正常的医患关系。

（四）角色规范明确严格

由于医生职业的特殊，自古以来，医生角色的规范和行为模式都非常严格、全面、具体。无论是西方的《希波克拉底誓言》还是我国的《论大医精诚》《医家十要五戒》等，都详细规定了医生角色的行为规范。医生的行为规范在现代社会更是越来越多地上升到法律层面，如我国《刑法》中便增加了"医疗责任事故罪""非法移植人体器官罪""非法开展人类辅助生殖技术"等，这些变化无疑使医生的角色规范更严格、明确。另外，医生的专业技术和权利仅适用于医疗工作，不包括社会、心理和宗教等方面。如果医生没有这种坚持，病人就有可能会被医生利用，或者病人会得到（可能会得到）非医疗照顾。

医生的社会作用就是为病人治病，解除病人的痛苦，使他们恢复健康，同时进行预防工作，保护社会人群的健康。病人对社会来说，不同于正常的健康人。一个人在患病期间，没有能力承担他对社会和集体的义务。医生的作用，就在于解除病人的疾病和痛苦，使他们恢复正常活动。由此可见，医生的作用是从保健方面减少社会的失调，对社会进行健康教育，增强角色认同。劳动者也是生产力，是进行经济建设、科学研究、创造社会物质文明和精神文明的有生力量。医生为病人的健康服务，使他们从体质条件上能够为社会做出贡献，也就起到了保护生产力的作用。医生和其他各类医务人员的存在，使病人在精神上有了依托，就医有门。因此，医生是社会正常秩序的稳定因素之一，对社会具有重要作用。[①]

医生是一个重要的社会角色，那么如何使医生在职业生活中适应医生角色，生活得更好，让所有的人都满意呢？这是一个十分困难的适应过程。作为社会角色的医生，在心理上也有相当的压力。[②] 一是医生的角色期望与社会要求和病人要求之间的矛盾。一个好的医生的性格特征要求医生有自制力、自我克制，能自我控制，要注意细节，讲诚信、有良知，关心爱护别人。特别是能够做到一切为了病人，然后才是自我满足等。这些心理素质、道德品质是一个高尚医生的行为体现，这些品质对从事医疗职业的医生来说是十分重要的。二是医生受到社会的普遍重视，同时也容易利用其职业影响，在病人面前变成一个权威者。他指导病人要爱护自己，听从医疗，使病人依赖自己。伴随疾病的康复，医生自己也会更进一步增加其自信心。医生要重视被赞扬时，不要失去对病人和对病情的观察，要正确运用临床思维判断，尽心尽力为病人服务。

第二节　医生角色的要素

角色可以看作由一系列要素组成的系统结构。这些结构要素相互联系、相互影响，共同作用于人们的角色活动。这些结构要素主要包括权利与义务、责任与权力、经济地位、阶层等级、价值取向、思维方式、能力（智力技能和肢体技能）、知识、意识形态、行为规范及方式（见图3-1）。[③]

---

① 陶乃煌：《医学社会学概论——第九讲医生角色》，《医院管理》1984年第3期。
② 马文元：《社区医学心理学》，人民军医出版社2009年版，第20—22页。
③ 杨开城：《浅论课程开发理论中的角色分析和知识组件》，《教育理论与实践》2004年第9期，第48页。另参见秦启文、周永康《角色学导论》，中国社会科学出版社2011年版，第38页。

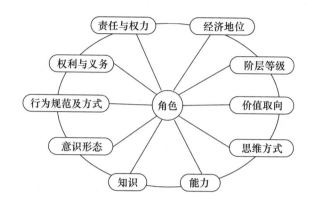

图 3－1　角色的结构

同样，从医生角色的含义和构成的角度讲，医生角色也是一个由多种要素组成的结构体系，主要包括医生角色身份、医生角色地位、医生角色权利与义务、医生角色价值观、医生角色行为模式、医生角色期望等在内的要素，这些要素是相互联系、相互影响、相互促进的；它们有共时性和共在性，在时间和空间上是共同存在和共同发展的；它们共同作用于角色心理和角色行为，是有机的统一体。①

一　医生角色身份

身份是建构主义理论的核心概念之一。身份是指社会行为主体的自我同一性和个性，是一个社会行为主体区别于其他社会行为主体的规定性。角色身份是"行为主体在社会分工体系和关系结构中所扮演的角色"。② 角色身份概念的提出，最著名的是源于美国微观社会学或符号互动为基础的身份理论，以及由欧洲社会心理学倡导的社会身份理论。角色身份是在与他人互动过程中形成的对自我的定义，所以角色身份具有主体间性，即行为主体是通过他者对自我的观念和与他者的比较来认识自己的。角色身份本质上是一种角色认知，它包括角色和身份两个部分。角色是外部环境赋予个体的，而身份是个体对外部

---

① 奚从清：《角色论——个人与社会的互动》，浙江大学出版社 2010 年版，第 9 页。

② Alexander Wendt, *Social Theory of International Politics*, Cambridge University Press, 1999，pp. 45－64.

赋予自己角色的认知，由个体对自身角色的意义和期望进行加工之后而形成。① "角色身份不是基于内在属性，因此，只能存在于和他者的关系之中……且以符合行为规范的方式与具有反向身份的人互动，才能具有这种身份（角色身份）。"② 角色身份决定了行为主体之间的互动方式和关系模式，"角色身份决定了你如何被对待，对你有什么期待，你对自己有什么期待，你能得到什么工作，你是被看成敌人还是朋友"。③ 所以，角色身份是行为主体建构相互之间关系的前提。角色身份是行为主体通过互动而形成的共有知识或期望。角色身份可以分为积极性的角色身份和消极性的角色身份。前者使行为主体之间视为伙伴或朋友，后者使行为主体之间视为对手或敌人。无论哪一种角色身份的再造要求都需要行为主体之间的互动进行支撑。因此，从根本上讲，角色身份具有保守性质，它趋于在行为主体的互动中自我再造。

在我国古代以儒家学说为主导思想的传统社会，由于医学可以济苍生、救黎民，"医乃仁术"成为传统医学的基本命题。儒家推崇的重义轻利的观念，强调古代医家以医济世而非以医谋利，不可生营利之心，而且还应对穷困病人尽力帮扶。因此，"悬壶济世""救死扶伤"成为民众对医生角色与医生职业责任的认同与期盼，"不计报酬""一心赴救"也成为医生自觉的道德诉求和角色定位。④⑤ 不过，在西方医学理念的推动下，中国医界开始寻求新的独立的社会身份与社会地位。但是，医学专业的核心价值与人们的健康密切相关，其专业职责是要承担保护公众健康的责任，医生职业被赋予更高的道德要

① Stryker, S. and Burke, P. J., "The Past, Present, and Future of an Identity Theory", *Social Psychology Quarterly*, Vol. 63, No. 4, 2000, pp. 284-297.
② ［美］亚历山大·温特：《国际政治的社会理论》，秦亚青译，上海人民出版社2000年版，第285页。
③ Marysia Zalewski, Cynthia Enloe, "Questions about Identity in International Relations" in Ken Booth and Steve Smith eds., *International Relations Today*, 2000, pp. 282-283.
④ 张云飞等：《从传统医德到现代医学职业精神——中国传统医德的现代转化》，《医学与哲学》（人文社会医学版）2011年第6期。
⑤ 潘新丽：《中国传统医患伦理解析》，《合肥工业大学学报》（社会科学版）2010年第4期。

求。因此，妥善处理职业利益与专业职责之间的关系，就成为医生寻求身份定位过程中必须解决的问题。不过，医界在努力将维护职业利益制度化的同时，却无法为专业职责的实现提供制度化的支持。他们不断强调"医业"不同于一般营业的"专业性"，却无法在事实上区分医疗行为与商业行为，在不断强化医界职业利益的同时，对如何维护病患利益却提不出有效的解决方案，希望仅依靠医生个人自发地"贫病不计"来回应民众与政府对其的角色期待，显然，无法赢得社会公众的理解和尊重。① 同时，尽管医生角色要研究医生和病人以及其他人群的相互关系，但是，如何处理好医患关系，在很大程度上直接影响医生角色身份和角色发展。当前由于医患模式发生改变，医生与患者的关系，由过去医生的家长式权威模式——患者被动模式，向现代互动模式——双方平等模式转变，双方角色身份的变化，决定了医患行为体之间的互动方式和关系模式。问题是：新医改中医生、患者的角色扮演和角色行为如何进行，医生、患者以及社会如何期待，很多人在思考，但始终没有搞清楚。

二 医生角色地位

角色地位是指人们在社会关系体系中所处的位置。其地位的高低取决于人们的社会劳动以及对社会的贡献。角色的社会地位通常决定了角色的身份，通常以财富、声望、受教育程度或者权力的高低和大小等形式表现出来。角色的社会地位表明人们支配社会资源的能力，是其完成角色义务、实现角色功能的客观基础。

人的社会关系是多方面的，在社会学中，这种关系分为血缘关系、地缘关系和业缘关系三种。血缘关系是人类社会最早形成的一种社会关系；地缘关系是血缘与姻缘意识于人和物的泛化；业缘关系是以曾经存在或正存在的职业、事业等原因产生的特殊亲近关系，如医患关系、同事关系、买卖关系等。在原始社会，血缘关系是社会的基本关系，是社会组织的基础，对社会生产及人们的生活起着决定性作

---

① 尹倩：《身份寻求与角色冲突：近代医生诊金问题探析》，《华中师范大学学报》（人文社会科学版）2012 年第 1 期。

用。近现代以来，随着社会生产的发展，血缘关系的地位和作用有下降趋势，不断让位于地缘关系和业缘关系。血缘是身份社会的基础，地缘是契约社会的基础，从血缘结合到地缘结合再到业缘结合是社会变化发展的结果。

根据不同的标准，可以将角色的社会地位划分为不同的等级序列。从角色的社会地位内容分，有经济地位、阶级地位、政治地位、荣誉地位等。从角色的社会地位获取的途径分，有先赋地位和自致地位。先赋地位是基于出身的地位，是人生下来就决定的地位，如家庭关系、家庭财产、性别等决定的地位；自致地位是基于业绩的地位，即通过个人的选择、努力和能力而获取的地位，如由教育、财富、职业等所决定的社会地位。因此，有什么样的地位，就获得相应的角色身份。

角色的社会地位的表现形式也是多样的。既有在成文的制度条文中规范明确或是附以宣誓形式表现，又有社会价值观念的宣扬，还有角色互动方式以及角色行为方式的体现。一般来说，角色的社会地位一旦得到了社会的认可和接受，往往会转变为人们自觉遵循的价值观念。

医学教育属于精英教育，要想成为一名医生，除接受正规的医学教育外，毕业后还需进行住院医师规范化培训。医生由于其个体人力资本投入相对于一般工作来说要多，接受教育和培训的时间长，花费多，投入的精力和情感也超过社会平均水平，加上医生职业关乎人们的健康和生命，即对社会的贡献也大，因此，按照常理，医生应该在社会中获得比较高的地位。2002—2014 年，中国医师协会共进行了 5次医师执业状况调研，但是结果不容乐观，主要表现在几个方面：[①]一是执业环境问题。我国医师的执业成本高、风险高、工作强度大有目共睹，但医疗纠纷、工作量大以及病人的高期望值成为医师工作压力的主要来源（三项共占 70.67%）。医师对执业环境不满意进而影响到职业成就感的评价。二是收入问题。提高医师合法收入，是医师长期关注的话题。2009 年 3 月 17 日，《中共中央国务院关于深化医药

① 中国医师协会：《中国医师执业状况白皮书》，2015 年，第 24 页。

卫生体制改革的意见》提出，建立中国特色医药卫生体制，逐步实现人人享有基本医疗卫生服务的目标，提高全民健康水平。医师群体感受到了卫生改革的变化以及带来的好处，但仍有半数以上的被调查医师对自己的收入不满意。我国医师的收入可能在社会整体收入中排在中上水平。如果医生专业技术和能力水平与经济收入不匹配，没有社会身份和地位的优越感，生计变成了一种操劳与纷扰，势必会影响到医生的形象、地位甚至发展。[①] 这一话题之所以长期受到关注，是因为提高医师合法收入的问题一直没有得到解决，且很多医师认为提高医师合法收入对治理红包、回扣，缓解医患关系紧张都能起到积极作用。三是声望问题。医生的职业声望包括社会评价和自我评价两个维度。社会评价方面，医生的职业声望（高知识、高技术、高教育）总体较高，各阶层的看法具有很强的一致性。[②] 但是，我国医生职业声望的自我评价却并不乐观。北京大学医学部纪委调研组联合有关部门提交了一份有关医务人员工作满意度的调研报告，结果显示，74.29%的医务人员认为没有得到病人和社会应有的尊重和信任，83.88%的医务人员认为付出和回报不成比例，56.96%的医务人员认为现有分配制度既不能体现公平也不具备激励作用。[③] 很多医生受访表示，如果不改善医生的社会地位和经济地位，中国的医改将不会成功。

三　医生角色权利与义务

（一）医生角色权利的内涵

角色权利是角色扮演者所享有的权力和利益。角色权利是指角色扮演者履行角色义务时所具有的支配他人或使用所需的物质条件的权利。[④] 医生角色权利是指医生角色扮演者所享有的权力和利益。包括运用一定物质手段的权利和同交往对象（病人）进行交往的权利。医

---

① 周宪：《当前的文化困境与艺术家的角色认同危机》，《文艺理论研究》1994 年第 12 期。

② 李强：《转型时期冲突性的职业声望评价》，《中国社会科学》2000 年第 4 期。

③ 刘权莹：《8 成以上医务人员认为付出和回报不成比例》，《中国社区医师》（医学专业）2012 年第 9 期。

④ 丁水木、张绪山：《社会角色论》，上海社会科学院出版社 1992 年版，第 48 页。

生角色在履行义务时，必须有使用一定的工具、设备、原材料等物质手段的权利。此外，医生角色需有同其他社会角色进行交往与合作的权利。医生角色权益是指在履行角色义务后应当得到的物质和精神报酬。如工资、福利、奖金、实物、股票等物质奖励，鼓励、表扬、荣誉、称号、尊重等精神报酬。

根据《中华人民共和国执业医师法》第二十一条规定，医师有以下法律权利：在注册的执业范围内，进行医学诊查、疾病调查、医学处置、出具相应的医学证明文件，选择合理的医疗、预防、保健方案；按照国务院卫生行政部门规定的标准，获得与本人执业活动相当的医疗设备的基本条件；从事医学研究、学术交流，参加专业学术团体；参加专业培训，接受继续医学教育；在执业活动中，人格尊严、人身安全不受侵犯；获得工资报酬和津贴，享受国家规定的福利待遇；对所在机构的医疗、预防、保健工作和卫生行政部门的工作提出意见和建议，依法参与所在机构的民主管理。[①]

（二）医生角色的义务

角色义务是角色扮演者应尽的社会责任。角色义务包括角色"必须做什么"和"不能做什么"两个方面，它通常与组织任务和目标的实现紧密相连。医师的角色义务就是为患者治病，减轻病人痛苦，维护病人身心健康。医生的一切活动行为，都要有利于病人利益，不能找各种借口或理由，推脱为病人诊断、治疗的责任。医师的责任就是利用自己所掌握的医学科学技术知识，为病人解除疾苦，维护病人的身心健康。根据《中华人民共和国执业医师法》第二十二条规定，医师有以下义务：遵守法律、法规，遵守技术操作规范；树立敬业精神，遵守职业道德，履行医师职责，尽职尽责为病人服务；关心、爱护、尊重患者，保护患者的隐私；努力钻研业务，更新知识，提高专业技术水平；宣传卫生保健知识，对患者进行健康教育。同时，在《中华人民共和国执业医师法》第二十四条、第二十六条至第二十九

---

① 马文元：《医生角色权利与义务》，载《社区医学心理学》，人民军医出版社 2009 年版。

条中还规定了医师不得拒绝急救处置；对患者交代病情时注意避免对病人产生不利后果；不得利用职务之便获取不当利益；遇有灾情、疫情等威胁人民生命健康的紧急情况时，应服从卫生行政部门的调遣和及时向有关部门上报。还有如实向病人说明病情；为某些病人保密；医生要钻研医术等。医务人员的义务是多方面的，在病人面前可以说是全方位的。如有向病人如实告知病情，解答医疗咨询和告知医疗风险等义务。同时也要注意采取保护性医疗措施，以维护病人的医疗利益。

（三）医生角色的权利和义务的关系

医生角色的社会地位是权利与义务的统一体。一般来说，医生角色权利、义务和规范是一体的、一致的。医生角色规范是指角色在享受权利和履行义务过程中必须遵循的行为规范。从范围来看，角色规范可以分为一般规范形式和特殊规范形式；从具体要求来看，可以分为正向规范（角色可以做、应当做和需要做的行为规范）和反向规范（角色不能做、不应当做的各项行为规定）；从表现形式来看，可以分为成文规范（法律、法规、制度、纪律等）和不成文规范（风俗习惯等）。总之，医生角色权利和医生角色义务的关系是辩证统一的，是不可分割的。两者既矛盾对立，又相互依存、相互贯通，而且在一定条件下可以相互转化。

四　医生角色价值观

价值观是基于人的一定的思维感官之上而做出的认知、理解、判断或抉择，也就是人认定事物、辨别是非的一种思维或取向，从而体现出人、事、物一定的价值或作用。价值观是个人用来评价事物、行为以及进行目标选择的准则，支配着人们的态度、行为、信念等，是驱动个人行为的内动力，决定着人们在角色扮演中的方向及角色行为的方式。不同的角色有着各自特定的价值观要求。价值观具有相对稳定、持久性、历史性、选择性和主观性的特点。价值观对动机有导向的作用，同时反映人们的认知和需求状况。对于价值观较著名的研究包括奥尔波特等的价值观研究、莫里斯的生活方式问卷、罗基奇的价值调查表等。

医生角色的价值观是在医生角色工作和生活中用以指导和支配他们信念、态度、行为的标准和准则，是决定医生角色扮演者行为的重要主观因素。价值观是基于医生角色行为的准则，通过医生具体的角色行为表现出来，影响并制约着角色活动。历史证明：一个人要是为了应当怎样，而忘记了实际怎样，那么他不但无法生存，而且会自取灭亡。① 医生角色的价值观取向与角色发展又何尝不是如此！从某种意义上说，医生角色是社会规范医生行为的一种手段，而角色规范就是通过不同价值观的要求而输入的。医生角色正是通过这种规范和预测功能来实现与病人、社会等的交流与互动。

医生角色价值观也有自身的特点。一是主观性。医生会根据自己内心的尺度进行衡量和评价。这种价值观是后天形成的，学校、家庭、社会等群体对医生角色价值观念的形成起着关键作用。二是相对稳定性和持久性。在特定的时间、地点和环境条件下，医生角色价值观呈现出相对稳定性和持久性的特点。比如，"悬壶济世、治病救人""大医精诚、止于至善"等一直是医生角色所遵循的价值观。三是历史性与选择性。在不同时代、不同社会生活环境中形成的价值观是不同的。价值观人皆有之，一个人的价值观受家庭、学校和社会等环境的影响。不同历史时期，人们有不同的价值观，即使同一时期，面对同一事物，人们也往往具有不同的价值观。医生角色价值观也一样。

五 医生角色行为模式

行为模式，也叫行为规范，是指导、制约人们行为的理论抽象、基本框架或标准。不同的角色有着不同的社会地位，承担着不同的社会期待，履行着不同的社会权利与责任，践行着不同的价值理念，最终体现为不同的行为模式。角色行为模式是其社会地位、价值理念、个人素质在社会交往中的体现。

行为模式包括以下内容：一是授权性法律规范（鼓励性规范、容许性规范）；二是命令性法律规范（"令行"法律设定了积极的、行

---

① ［意大利］尼可罗·马基雅维利：《君主论》，陕西人民出版社 2001 年版，第 4—5 页。

为的义务）；三是禁止性法律规范（"禁止"法律设定了消极的、不行为的义务）。狭义上说，任何国家、社会都有一整套符合自身的行为规范，明确要求其成员共同遵循。但不是所有的行为模式都有明确的规定，即广义上说的有一些不成文的规则，如风俗习惯、道德观念等，它们内存于人们的脑海中，体现在人们的行为实践中。角色行为模式的作用不仅为角色扮演者规定了一定的行为准则，而且在社会机制的运转中形成了社会心理方面的准则：一是激励力量，勉励人们信守角色规范，例如，社会赞许、人际关系的亲热、承认个性的某些要求、扩大个人意见在群体舆论中的分量等；二是制止力量，制止那些违背角色规范的行为，如加以社会谴责、人际关系方面的冷淡等。①

角色扮演者只有遵从一定的行为模式，人们凭借角色预测他人行为的目的才能实现，社会通过角色实现社会主体互动和稳定交往的目的才能实现。行为模式是角色的结果和外显因素，是角色期待、角色规范的外在表现，是角色的最显著特征。例如，医生要救死扶伤，法官要裁判公正，警察要保护社会治安，律师要维护当事人权益，教师要为人师表等。人们通过角色行为模式来评判个人行为的适当与否，也通过一个人的行为模式来推断一个人的角色。可以说，行为模式是角色的外部特征。角色行为模式虽不排除具有一定的主观性，但更多的是具有客观性。角色行为模式由角色的社会地位、素质能力、价值观念决定，从理论上说，与角色扮演者个人的兴趣、爱好、个性并无直接的应然关系。

医生角色的行为规范，是指医生在长期医疗和社会实践中形成的各种社会关系和行为的反映及概括，是医生遵循的行为准则，也是评价医生行为的标准。医生角色行为规范的核心要点包括五个方面：一是要强化角色意识。医生不仅要"仁术"，而且医术要高，即具有渊博的医学知识、高超的医疗技术；更要有"仁心"，医德要高，一颗献身于崇高的医疗卫生事业，有救死扶伤、为人民健康服务的心，为患者解除病痛，把维护生命、增进健康作为自己的职责和义务。二是

---

① 秦启文、周永康：《角色学导论》，中国社会科学出版社 2011 年版，第 43—44 页。

增进角色学习。随着医学、医业的迅速发展，新领域、新理论、新方法、新技术以及新思想持续涌现，亟须医生努力上进、勤奋好学，力求精益求精，更好地为人类身心健康保驾护航。三是认清角色责任。文明行医、恪守医德既是医生应有的伦理修养，也是和谐医患关系的前提。特别是在当前病人维权意识和能力不断强化的背景下，医生应该逐渐改变传统的诊疗模式，主动与病人以及病人家属沟通。医生应做到尊重病人人格，对所有病人一视同仁。关心体贴病人，慎言守密。四是约束角色行为。医生必须做到依法行医，严格遵守国家和地方的医疗卫生法律法规和技术操作规定，确保诊疗的安全性和规范性。要精于医、明于德，清正廉洁，不以工作之便、职务之便谋取任何不正当利益。五是完善角色形象。要懂得在同道间的相处之道，有大局意识、担当意识；借鉴学习一下周恩来总理和邓颖超提倡的"九互歌"，把医院当成一个大家庭，力求做到互敬、互爱、互信、互勉、互助、互让、互谅、互慰、互帮；团结协作，共谋发展。

六　医生角色期望

角色期望是20世纪50年代开始研究的角色理论中的重要范畴。角色期望是个人或社会对处于相应社会地位的个体的认知、态度、行为和情感的复杂综合体。在整个社会系统中，它是由每个具有一定社会地位的人所拥有的权利、义务和责任所规定的。一个人的角色行为是否符合其所处的地位和所具有的身份，在很大程度上看他是否遵从了角色期望。

社会对不同的角色期望有一定的差异性。社会对每一种角色都有一定的期望，但是，对有些角色有明确的期望，对有些角色的期望比较模糊。《中国百科大辞典》将角色期望定义为：社会或个人对某种角色应表现出那些特定行为的期望，包括一系列具体的行为要求。[1]中国台湾学者张春兴论及角色期望时认为，个人进入某一社会团体后，其他成员会根据社会普遍的规范来期望他扮演相对应的角色，这

---

[1] 《中国百科大辞典》，华夏出版社1990年版，第110页。

样的一种心理倾向就被称为角色期待。①

　　帕森斯在《社会行动论》中指出，任何社会都存在一整套的角色期望，它规定了社会中每个成员彼此期待着要充当的社会角色。章志光认为，每个人在整个社会系统中都处于某一特定的地位，周围的人对他的行为予以合乎其身份的期望，即角色期望是社会其他成员对于处于社会群体中某一个体应该表现出的特定行为的一种期望；个体的态度或者行为如果偏离了角色期望就会引起周围人的反对。②

　　随着社会发展、科技进步以及医学模式的转变，医生角色的内涵也得到了丰富和发展，尤其是新医改的推进和深化，对医生角色形象、角色素质等都有更高的要求。医生是整个社会体系中神圣而特殊的角色群体。医生角色主要是指医生在处于诊疗过程当中能够明确自身的角色地位和角色责任，拥有医生的权利和义务，遵从相关的法律、法规和制度规定，领悟自我和社会对医生职业的期望和要求，承担消除病人疾病和苦痛、对病人健康和生命肩负崇高使命感、主流价值观的角色。因此，医生角色既有社会对个体提出的"应然"的社会期待，也包含医生对自身"实然"的角色期待。这种期待主要体现在以下五个方面：一是医学专家。医生在与病人互动的过程中，主要以医学专家角色出现。包括医生有着专业教育、专业资格，有着丰富的临床诊疗经验，为病人诊疗疾病、祛除苦痛。二是代理人和经纪人。由于医患角色的不对称性，医患之间是委托—代理关系，医生是患者的代理人。医生会做出与患者预期相一致的决定，此时医生充当代理人角色；但在实际情景中，医生又是国家、医院的职业工作者，很大程度上在"编制"范围内行使岗位职责和权利，其利益方向可能是双向的。一旦产生任何冲突，医生可能由完美代理人角色即关注患者，面向国家、医院，甚至向自身利益偏好转移，扮演经济人角色。三是合作伙伴和推销员。从医生与医药公司双方关系的正面、积极意义角度来看，即从双方在推动医学发展、为患者谋福祉的角度来看，医生

---

　　① 张春兴：《现代心理学》，上海人民出版社 1994 年版，第 162 页。
　　② 章志光：《社会心理学》，人民教育出版社 1996 年版，第 65—66 页。

扮演着医药公司的合作伙伴的角色。但是，如果医生与医药公司双方仅为谋求自身利益而进行合作，做出有损患者福祉的事情，医生则扮演着医药公司推销员的角色。四是医学知识和健康教育传播者。医生作为医学知识和技术的权威持有人，其成长和培训需要经过漫长、几近苛刻的过程，因而医生也是最重要的医学知识传承者。医生在诊疗患者过程中，告诉患者疾病防治和康复等事项，医生是患者获取疾病预防和治疗信息的主要来源，医生扮演一个健康教育工作者的角色。五是朋友和领导者。医生也是朋友和领导者，他应为健康促进、预防疾病而不遗余力。一旦预防性努力失败，医生的社会角色就会变成治疗师——社会医生就应该保护人们，并且引导人们向着一种更加健康和更加快乐的生活前行。① 其实，医生还同时扮演各种不同的角色，国家、社会、医院、患者等不同对象对于医生既有相同，也有不同的角色期待。总之，除了给予患者疾病和痛苦方面的诊治，医生更要关心患者的心理和精神，给予足够的尊重和理解。医学应是充满人文精神的领域，要将"大医精诚"贯穿医学服务实践的始终，让医学事业有生命的温度。

七　医生角色伦理

（一）角色伦理的内涵

角色伦理，从伦理学视角出发，利用角色定位、角色期待、角色行为规范、角色权利义务等角色理论，对角色实践进行伦理考量，将角色扮演过程中应具备的道德品质、道德能力、道德责任等外在伦理要求，通过角色主体的自主性和能动性内化为自身优秀品质，更好地指导角色伦理行为实践。

有些学者认为，伦理和道德是有区别的。他们认为，"伦理"似乎比较适合于个人的品格，而"道德"则似乎指向人与人之间的关系。但也有学者认为，"道德"是描述行为选择的对错，而"伦理"较为复杂，有时候指的就是"道德"，有时候它不只涉及行为的对错

---

① ［美］亨利·E. 西格里斯：《医生在现代社会中的社会角色与社会地位》，徐明明译，刘继同校，《社会福利》（理论版）2015 年第 11 期。

这个面向，而且提供生活所有面向的指引，也就是说，"伦理"包含"道德"，其范围比道德广泛；有时候它的意思就是"道德"的理论研究。①

"现代角色伦理倡导的是打破熟人社会差序格局的'法律秩序'与'伦理秩序'，建立协调发展的现代社会秩序。"② 每一种角色都有其明确的伦理定位和道德行为规范，彰显出角色特性和道德应当。比如子女应当赡养父母，医生应当救死扶伤，公职人员应当为民服务等，都显示出角色本身的伦理道德要求。由此可见，社会角色既然反映社会关系与伦理关系，其中也必然蕴含着一定的道德规范之应当。③

角色伦理有两个特征。首先，规范性。角色伦理是从伦理学的视域探究个体处于某一社会地位承担和践行相应角色所内含的一种整体的伦理精神，是善与恶的本质精神，对于主体的角色行为和伦理道德规范有监督管理的作用。其次，角色伦理可以成为最高的道德要求，其核心是角色本分和角色责任。"角色伦理是道德自觉和道德应当，引导角色主体认识到自己担当的社会角色和相应的伦理责任与道德义务。"④

（二）医生角色伦理的内涵和原则

所谓医生角色伦理是对医生角色进行伦理研究，就是在医生角色的扮演过程中，分析医生对角色内涵的领悟和角色认知能力的考察，对角色行为完成程度等角色伦理和道德实践的总和。

医生角色伦理的基本原则包括以下两个方面。

1. 角色认同原则

弗洛伊德最早提出了认同理论，认同大致可分为自我认同和社会认同两类。医生的角色认同过程取决于医生自身和社会对其所扮演角色的认可，把个人主体性格结构和社会结构连接在一起，使医生通过

---

① 林火旺：《伦理学入门》，上海古籍出版社 2005 年版，第 10—11 页。
② 田秀云：《角色伦理的理论维度和实践基础》，《道德与文明》2012 年第 4 期。
③ 王阳：《医生角色伦理的三维度分析》，硕士学位论文，大连医科大学，2015 年。
④ 田秀云：《儒家名分论中的合理内涵与现代角色伦理建设》，《道德与文明》2007 年第 6 期。

角色认同，明确自己的社会条件与其所承担角色的角色期待、角色规范等是一致的。通过主体的自觉性，将外在的角色规定内化为自身角色行为的指导，使行为具有伦理道德性，是医生角色能够成功扮演的关键。

2. 角色权利与义务统一原则

黑格尔认为，"一个人负有多少义务，就享有多少权利；他享有多少权利，也就负有多少义务"。这就表明了权利与义务的对应关系。① 医生所扮演的特定角色就已经决定了其权利义务的行为规范性。医生要以所承担的角色伦理为依据，在享有医生权利时，慎重对待自己的言论和行为的社会效果，尊重和承认病人权益，同时认真履行对国家、社会以及他人的义务，树立正确的权利义务观。

第三节　医生角色的基本属性

医生角色所掌握并运用的专业知识、技术手段和诊疗行为关乎人的健康和生命安危。宋代医学家林逋在《省心录·论医》中提出了"无恒德者，不可以作医，人命生死之所系"的观点，表明了医生角色的特殊价值。目前，人们对健康保健的需求从广度和深度来看远胜从前，医生职业和医生角色备受关注。医生角色在基本属性上呈现出多元的色彩，兼具客观性与主观性、单一性与多重性、结构性与职能性、扮演性与规范性、固定性与发展性等性质。

一　医生角色具有客观性与主观性

（一）客观性

角色的客观性包括三层含义：一是角色的产生和存在是客观的。任何一种社会角色的产生和存在，都是一种社会文化历史积淀的结果，是社会生产和生活需要发展的结果。人们既不能主观随意地制造

---

① ［德］黑格尔：《法哲学原理》，范扬、张启泰译，商务印书馆 2010 年版，第 73页。

本来就不存在的某种角色，也不能主观随意地抹杀本来就客观存在的某种角色。① 在古代，人们认为，得病是由于恶魔和神等的诅咒，所以医生职业在世界各地同宗教有很大的关系。在西方的"医"是象征希腊神话里的 Asklepios（Asklepios 手拿拐杖的形象是 WHO——世界卫生组织标志）。人的生老病死都是自然现象，不以人的意志为转移。但是，在远古社会，病人被认为是与自然力量和社会力量不和谐的个体。疾病通常被视为一种社会惩罚，病人是邪恶力量无辜的替罪羊。直至现代社会，尽管医生角色经历了不断反复，医生角色身份和地位不断发展，但是，医生救死扶伤、为病患提供服务还是占有重要的地位，这也是历史和社会文化发展的产物。二是角色的本质及其在社会活动过程中的地位、作用是客观的。每个角色的存在都有其特定的权利义务，只有认真对待、了解自己所扮演的角色，才能很好地承担某个角色。医生具有独立的、自主的权利等一般权利，这是由医生职业的严肃性和医术的科学性决定的。在诊治过程中，采用什么治疗方法、用什么药物、需做什么检查、是否手术等都属于医生权利范围内的事，只能由医生自主决定。医生的这种权利不受外界干扰。同时医生也要履行义务。医师的职业义务就是为病人治病，减轻病人痛苦，维护病人身心健康。医生的一切活动行为，都要有利于病人利益，不能找各种借口或理由，推脱为病人诊断、治疗的责任。三是角色扮演的舞台是客观的。每个角色都处在特定的系统或场域中，社会是一个大舞台，家庭是一个小舞台，我们每个人都在大小舞台上扮演一个、两个甚至多个角色，这个舞台不被角色扮演者自己的意愿和意志所左右，它要求角色扮演者要适时调整自己的思想、观点和行为。如美国社会心理学家西奥多·纽科姆所言："社会中的某种规定角色类似于一种语言，个人不能自我发明、自我担当，就像我们无法实现随意创造一种新语言而加以普遍使用。"医生角色扮演离不开环境。这里所说的环境包括自然环境、社会环境和心理环境。在不同的环境中，医生扮演不同的角色，承担不同的职责和功能，体现自身的价值和作

---

① 奚从清：《角色论——个人与社会的互动》，浙江大学出版社 2010 年版，第 11 页。

用；即使是在同一环境中，比如社会环境，医生也可能主动和被动地要求扮演不同的角色，承担不同的职责和功能，以实现角色的价值。换句话说，医生角色扮演并不是一成不变的，随着环境的变化，医生角色也要随之改变，其角色思想、观点和行为要相应地进行调整。

（二）主观性

角色的主观性，指的是角色与其场景的互动性，即人们在角色的扮演中不是完全被动的，也并非完全受制于舞台和规范，在这一过程中，扮演者也可以发挥某种创造力，赋予角色新的表现力，从而影响到周边的环境与舞台，通过这种互动，主动地改善情景，从而对社会结构产生影响。就医生角色而言，要确保医生角色情感理智公正。医患关系中的主体都是人，人与人之间都会产生一定的情感，医患角色之间的情感是不对称的，这种不对称性是由医生情感的理智性决定的：不论病人对医生是何种情感（好的、坏的或中性的），都不能影响医生对病人的一视同仁和同情关怀。医生角色情感的理智性还表现在医生对特殊病人的超乎寻常的感情和不正常的表现应理智对待，否则就会影响治疗，影响正常的医患关系。如对女性病人和精神病病人，医生不能滥用感情，应时刻注意将自己的情感控制在医德情感的范围之中。

医生角色的客观性与主观性，要求我们在认识、扮演、研究医生角色时，既要从角色的心理环境、社会环境、社会地位、社会期待等客观因素入手，准确认识并尊重其客观性；又要在医生角色的扮演、扮演者选择、角色规范的制定等方面，充分发挥主观能动性，尽可能做到主客观相统一，主客观相协调，共同促进医生角色扮演的成功和角色功能的实现。

二 医生角色具有单一性与多重性

（一）单一性

单一性是指在现实的社会生活中，不存在角色权利、角色义务和角色规范完全相同的两种角色。同样，在一个社会中，也不可能存在对同一社会角色会有不同的社会期望和行为规范。有些社会角色，由于文化习惯不同，会有不同的语言表达方式，但不同的语言表达所指的是同一个社会角色。人吃五谷杂粮，难免会生病，医生的重要性就体现出来了。也就是说，医生职业是为了人类的存在而存在，为了人类的健康发展和进步而存在。我国著名医学家、现代外科之父裘法祖院士说过，"德不近佛者不可以为医，才不近仙者不可以为医"。就医生而言，不管是在北京协和医院、武汉同济医院、长沙湘雅医院，还是中山大学附属医院，或者是在某所名不见经传的医院；不管是内科的医生，还是外科或者儿科的医生，不管是中医医生还是西医医生，他们都有一个相同的目的，即治病救人、健康传播与健康教育。其目的都是如何使人懂得养生、预防疾病（治未病）、不生病、少生病或不生大病。正如《黄帝内经》一书中《素问·四气调神大论》云："是故圣人不治已病治未病，不治已乱治未乱，此之谓也。夫病已成而后药之，乱已成而后治之，譬犹渴而穿井，斗而铸锥，不亦晚乎。"①

（二）多重性

一个人在社会关系网络体系中个体扮演的角色绝不止一种，而是多重角色的统一体，即社会学所称的复式角色。例如，医生有可能担当多种角色。就病人维度而言，医生充当的角色主要有医学专家、社会工作者和经济人。就医院维度而言，医生主要充当着职业经理人、品牌代表和风险管理者的角色。就社会维度而言，医生主要扮演着医疗保险费用管理者、主要责任人和普通劳动者的角色。就医药公司而言，医生主要扮演着合作伙伴、药械销售员和失语者的角色。总之，医生在医院工作是专家角色，在课堂授课是教师角色，在公共汽车上是乘客角色，在子女面前是父母角色，在同事面前是合作者角色。医务工作者可能是医疗卫生服务的提供者、医改的参与者、健康的倡导者和传播者、医疗卫生领域的管理者、卫生行政政策的执行者等。总之，社会赋予医生的多重角色，在其身上得到了完整的统一。

---

① 佚名：《黄帝内经素问》，人民卫生出版社 1956 年版。

三 医生角色具有结构性与职能性

(一) 结构性

角色是社会系统的一个结构，但角色本身也是一个系统，有其自身的内在结构，由许多要素构成，这就是角色的结构（结构性）。角色结构就是决定角色特征的规定性，角色结构的不同形成了不同的角色。比如医生角色结构与法官、教师和运动员等的角色结构就不一样，决定了不同角色之间的社会地位、主体要求、权利义务、社会期待以及行为模式的不同。上述要素不是简单相加，而是它们相互联系、相互作用而呈现出来的一种整体形象。因此，"角色结构作为角色的一种内在规定性，反映了角色中各个要素间的相互联系、相互制约，正是这种相互联系、相互制约，使得角色具有了整体性"。

医生角色结构是指医生的社会地位、主体要求、权利义务、社会期待以及行为模式的规定性。由于医生职业的特殊性，古往今来，医生角色的规范和行为模式都很严格、全面、具体。角色功能（功能性）是指角色与其外部各个系统、各个要素相互作用、相互联系所表现出来的能力、性质和功效。对于社会角色，它是根据一些规范来加以定义的；反过来，这些规范又必须根据功能观念才能得以正确理解。角色的功能只有放在更大的系统中才能体现出来，否则就无法体现系统的功能。比如医生只有在给病人诊疗的过程中或者在给社会公众进行健康科普、健康教育时，才体现出其医疗专家、健康普及者角色的功能；在与病人发生医疗纠纷或矛盾，或与当事人角色发生联系时，其角色才有某一方面的功能可言。角色功能依赖于角色结构，角色结构是角色功能的基础。因此，角色功能的发挥离不开合理的角色结构，角色结构的优化与角色功能的优化紧密联系。

(二) 职能性

角色乃是社会对个人职能的划分，它指出个人在社会活动中的地位，在社会关系中的位置，在人际交往中的身份。所有的角色都不是自己主观认定的，而是社会客观赋予的。不同的角色有不同的职能性。比如医生，应该具有医生的职业道德规范要求、热情、有爱心、责任心、耐心，掌握一定的专业知识和操作技能。由于医生职业的特殊性，它有别于保险推销员、商场经理、业务员等角色，这是由各方的不同职能决定的。由于医药卫生是一个特殊行业，活动的对象主要是关于人们的健康和生命，它与保险推销员、商场经理、业务员等角色也有相同之处：关注服务态度和服务质量、讲究沟通技巧与方法；但它又有着与保险推销员、商场经理、业务员等角色不同的地方，即不能按照市场经济属性来从事职业工作，不能完全经济化、追求经济利益，而是注重公益性、注重社会性，这是其工作的重要前提。由于角色具有职能性，它体现了角色在一定社会关系中的存在，体现了角色的活动范畴和活动内容。因此，角色职能性是确定个人存在的重要标志。

医生角色的结构性和职能性，要求我们在医生角色认识上，首先，要准确把握医生角色职能，围绕医生角色职能的事项优化角色结构；其次，要学会从结构的角度认识和把握医生角色，只有准确认识了医生角色结构，才能更好地认识好、扮演好、调整好相应的角色；最后，在解决医生角色冲突、角色失调、角色偏常或角色固着与角色转换时，要处理好角色结构和角色职能的协调关系，不能在现有角色结构不变的情况下要求其实现现行结构无法完成的作用。

四　医生角色具有扮演性与规范性

（一）扮演性

所谓角色扮演也叫扮装游戏，实质上是扮演别人的角色，即人们按照其特定的地位和所处的情景而表现出来的行为。它是一种人与人之间的社交活动，可以通过游戏娱乐、表演、实景练习、心理引导、自我思考等方式进行，通过角色扮演，可以获得快乐、体验以及宝贵的经历。有学者认为，角色扮演分为两种：一种是我们实际上采取他人角色观点的角色扮演；另一种是我们不采取他人角色观点的角色扮演。[1] 从这个意义上说，角色扮演的成功与否，主要依赖于对他人角色的理解和对自我角色的理解两个方面。每个个体都必须在社会活动

---

[1]　[英] G. 邓肯·米切尔主编：《新社会学词典》，蔡振扬、谈谷铮、雪原译，上海译文出版社1987年版，第269页。

中扮演一系列角色，但这并不意味着人们故意在那里装腔作势，也不是说人们必然要产生某种行为。在很大程度上说，人们的行为只能由其所处的背景和地位来决定，这就是社会标准。角色的扮演性包括以下三个方面的内容。

1. 角色扮演认知

角色扮演认知是指个人要明确学习扮演与其地位有关的角色的意义、效能、情景、清晰度等。由于医生与患者、社会公众各方的专业知识背景不同以及各自权益的差异，往往存在因角色认知差异带来的冲突。特别是在医患关系中，由于专业背景的不对称，医生处于权威优势地位，戴维·迈尔斯认为，通常处于较高地位的人控制着双方亲密关系的发展。① 根据角色理论，医生所扮演的角色应该符合社会对医生角色期望的一系列行为，医患双方对医生角色期望越一致，角色冲突就越小；反之，角色冲突就越大。因此，减少医患间对医生角色扮演认知的偏差，对缓和医患冲突具有重要的现实意义。

2. 角色扮演方式

如前所述，角色扮演可以通过游戏娱乐、表演、实景练习、心理引导、自我思考等方式进行。比如，有的医生在给病人诊疗时表现出和蔼亲切的态度、善解人意的沟通方式、令人慰藉的优质服务和良好的诊疗效果。事实上，某些大型医院，由于病人众多，有些医生忙得无法让病人感受到关心、爱心和耐心，印象深刻的却是"三长一短"（挂号时间长、候诊或检查时间长、交钱或取药时间长、看病时间短）的尴尬和麻烦。

3. 角色扮演技巧

角色扮演技巧是指个人有能力观察不同类型的角色期望，并根据自己的能力强弱，选择角色扮演的技巧，以实现角色期望。医生职业的特殊性要求医生必须医术精湛、医德高尚，集医术和医德于一身，因此，医生角色扮演准备周期较长。除需要掌握相当复杂的医学知识体系外，还需要有相当长时间的技术训练和足够多的实习机会，并强

① ［美］戴维·迈尔斯：《社会心理学》，人民邮电出版社 2006 年版，第 129 页。

化沟通技巧与提升角色扮演能力，努力争取让个体的自我期待和国家、医院、社会以及病人各方对医生角色期待保持一致。

（二）规范性

在日常生活中，每个人都在自觉或不自觉地遵守各种规范和要求，使自己的行为符合自己所承担角色的预期，符合社会的客观标准。角色规范是群体中每一角色都必须遵守的行为准则。它是在长期的社会生活中形成并在个体的实践活动中表现出来，角色规范与个体在一定社会体系中所处的位置紧密相关，并成为调节行为的重要控制器。虽然角色的形式是潜在的，但是，它的作用却是外显的，只要个体生活在现实社会中，就永远不能摆脱角色规范的约束和调节。医生角色规范明确严格。由于医生职业的特殊性，自古以来，医生角色的规范和行为模式都很严格、全面、具体，无论是西方的《希波克拉底誓言》还是我国的《论大医精诚》《医家十要五戒》等，都详细规定了医生角色的行为规范。进入现代社会以来，医生的行为规范更是越来越多地上升到法律层面，如我国《刑法》中便增加了"医疗责任事故罪"，这些变化无疑使医生的角色规范更严格、明确。

角色规范有两种表现形式。一种是以书面形式或用法律条文规定下来的成文的行为准则，这种行为准则具有强制的约束力，是角色规范的高级形式。另一种是不成文的、约定俗成的行为准则。它往往以社会公德的形式出现，是角色规范的低级形式。大多数角色规范是人所没有意识到的，只是由于从小就受到规范的强化而形成了一种自动化、熟练化的行为习惯，深入到人们的生活中。总之，角色规范具有不同形式、不同层次，因此，它对人的心理与行为举止具有重要的调节作用，人们正是根据角色规范来评价他人、选择行为方式的。从本质上说，一个人接受角色规范的过程，就是实现个体社会化的过程。

角色规范是社会规范的中介。角色规范是社会影响个人的中介环节，是社会规范的具体表现形式。社会对个人施加的影响往往通过角色规范来实现。任何人都不可能离群索居，只要在现实社会中生活，就总要在社会的某一群体中占有一定的位置。社会位置有两种获得方式：一种是自然性位置，另一种是获得性位置。年龄、性别、外貌是不可改变的，是一种自然性位置；而职业的位置、职称的位置、职员的位置则是获得性位置。每个人都可以经过努力获得自己理想的位置。当个人进入某一社会位置后，就必须接受社会规范的约束，"在其位，谋其政"，具体表现为按照角色规范的标准要求为人处世。人们评价某个人的社会位置，也往往是以其所在位置角色规范的标准来衡量的。角色群体的领袖，按照某一角色规范对其行为实施奖励或惩罚；角色伴侣也按照角色规范对其寄予期望，并逐步纳入角色规范的行为模式。

角色规范的意义。赋予个人行为以意义，保证社会规范的个人意义，决定个人行为稳定性、连续性的因素，正是角色规范。因此，从某种意义上说，角色规范比社会规范更具体，离人们的现实生活更近，对人们生活的影响也更大。当然，人们对此应当持辩证的态度，既不要夸大角色规范的作用，也不能忽视角色规范的价值，应该把角色规范置于社会规范的约束之下，用社会规范来评价角色规范，把角色规范视为社会规范实施过程中的一个环节或一个方面，而角色规范也仅仅是社会影响个人态度和行为的中介因素之一。

五 医生角色具有固定性与发展性

（一）固定性

社会位置是指在群体结构或社会关系中的某个地位。每个角色都不是孤立存在的，每一角色都有其对应的角色位置，对号入座。当个人进入某一位置后，其行为举止就要受到社会、团体对此角色预先安排的规矩、准绳所制约。因此，角色位置就呈现出相对固定性。比如医生，自从医学生身份转变为职业医生，在某工作场所从事医疗卫生工作后，他的言行举止就要受到社会、病人对医生角色期待的影响，他的工作行为规范就要受到国家和地方的法律法规、工作场所的规章制度以及各种社会关系的影响，从而呈现出相对稳定的角色特点。

（二）发展性

依据角色理论，组织内任何职能角色的发展都是一种即时性过程，既受到之前确定角色时的角色期望的影响，也受到不断变化的组织需求、个人诉求以及组织在某些特定约束下与利益相关者间关系的影响。角色发展的本质在于揭示人力资源管理职能在组织关系中的地位及其变动问题。而地位不仅涉及角色在组织结构中占据的某个位置和组织授予一定职位的某种头衔，还包括角色主体在社会关系网络中获得的与职位相关的权利、声望和口碑。① 因此，我们可以将医生角色发展归结为工作、家庭和个人因素或内外因素结合作用的结果。

当前我国的医生群体，他们既要和普通职业人群一样承担家庭责任，又要肩负医生职业特有的职责。工作超时、加班、作息不规律是医生的工作常态，高风险、服务对象期望高等为其他职业少有，这样一个群体更容易面临时间和精力资源的不足，应该引起工作和家庭研究者的重视。

医生工作具有高风险、高负荷、高压力的特点，医生要胜任工作，不得不投入更多的时间和精力，只好"舍小家顾大家"，家庭常被置于工作的对立面。市场经济条件下，医院要生存和发展，承载着巨大的发展压力，对医生的工作时间、工作强度提出了更多的要求。由于医业、医院工作的特殊性，医生被赋予更高的道德要求，当医生的个人家庭与工作出现冲突时，应该优先服从工作安排。另外，如果医生所在行业的改革和环境变化、组织声誉的涨跌、部门或科室的重组或变更、管理者的调整、工作内容在不同角色之间重新分配等，都不同程度地影响医生角色发展。如果医生在工作中耗尽了体力和精力，承受着巨大的精神压力，那么家庭生活的缺憾、家庭成员的抱怨和不能承担家庭责任的愧疚感将进一步加重这种精神压力。一味地强调工作责任而忽视医生的个人家庭需要，是对医生敬业精神的过度开采，极易导致工作倦怠。② 医生对所获得制度支持评价较低，显示在缓解工作家庭角色冲突方面，医院提供的正式支持较少，也会给医生角色发展带来负面作用。

---

① 李隽等：《人力资源管理角色发展动因的多视角分析与研究展望》，《外国经济与管理》2014 年第 5 期。

② 黄冬梅等：《医生工作家庭冲突与社会支持、制度支持的关系》，《中国心理卫生杂志》2009 年第 1 期。

第四节 医生角色的类型

人既是个体的人，也是社会的人。这是人不能脱离社会而孤立生存的典型属性。人的社会性就是人的社会属性中符合人类整体运行发展要求的基本特性。人的社会性主要包括利他性、服从性、依赖性以及更加高级的自觉性等特征。由于人与人之间的相互影响、相互作用，人的社会关系、社会位置、社会地位而变得丰富多彩，以致人的社会角色也呈现出多元化的特征，使处于同一社会地位上的个体要同时扮演不同的角色。医生角色也是如此。

一 理想角色、领悟角色和实践角色

根据医生角色存在形态的不同，可把角色分为理想角色、领悟角色和实践角色。

（一）理想角色

所谓理想角色，也叫期望角色，是指社会或团体对医生角色规定的理想的规范和公认的行为模式。不同的社会对某一角色都有一套理想的规范和行为模式。理想角色总是尽善尽美的，它是一种"应该如何"的观点。例如，在传统以"病"人为中心的模式中，医院和医生服务的对象是"疾病"而不是"人"，医生处于医患关系的中心，以专家或家长式的权威自居，拥有绝对的垄断地位和话语权。理想的医生角色，就是悬壶济世、救死扶伤的白衣天使形象，就是一位以天下百姓健康为己任的大公无私的榜样。在现代以病"人"为中心的模式中，强调以"病人为中心"，甚至更多的时候更注重"人性"服务，医患关系的内涵变得更加生动、丰富和多元化，实现向以病"人"为中心的模式的转变。很显然，该模式下病人的话语权和选择权加强了。实际上，一个理想的医生角色，在市场经济条件下，在保障自身切身合法权益的时候，应该注重救死扶伤，发扬革命的人道主义精神，更应该遵从双方平等、互信尊重，共同构建和谐的医患关系。理想角色让医生明确自己岗位的权利和义务，以及所应采取的行

为模式。因此，与医药卫生系统有关的法规条文、医院内部许多规章制度都体现了对医生理想角色的本质及其要求。而对于医生理想角色也有大量不成文的规定，表现在社会公德、社会习俗和社会传统等对医生的各种要求和期望中。

（二）领悟角色

领悟角色是指人们对期望角色理解后所形成的观念中的角色模式，并依据这一模式对期望角色的个体思想水平、思维方式等主体能动性加以影响。理解角色是领悟角色的基础，但是，由于个体所处的环境不同、认识水平不同、价值观念不同、思想方法不同等因素，不同的人对同一个角色的规范、行为模式的理解是不完全相同的。就医生角色而言，有的人认为，医生是权威、是专家，病人就应该一切听从和遵从专家的命令和医嘱。有的认为，医生和病人是亲人、朋友，能成为亲人、朋友，重要的要讲究真诚、合作与参与，有共同的或者相近的思想和需求。医生和病人之间共同的需求就是相互合作，战胜疾病。疾病是他们共同的敌人。治愈疾病、心灵得到安慰就是病人所需，而救死扶伤、创造自身价值也是医生所需。这种关系在就医过程中体现，不以任何人的意志为转移。也有人认为，医患关系首先是基本的人与人之间的关系，即人与人之间应该是一种平等的关系。无论病人得什么样的疾病，无论医生接待什么样的病人，都是人与人之间的交流，是服务和被服务的关系，它要求人和人之间平等。总之，同一社会地位的人对自己扮演某一角色的规范和行为模式领悟及理解的不同，就可能导致不同的行为和结果。

（三）实践角色

实践角色是指个体在执行规范过程中所表现出来的实际的行为模式。领悟角色是实践角色的前提和基础。总体来看，社会都很欣赏和追求医生理想角色。但是，由于受到自身条件与周围环境的限制和影响，所以，医生的行为往往与医生理想角色的行为有一定的差距，有时甚至可能出现相反的情形。这样，我们就不难理解美国特鲁多医生墓碑上刻着他一辈子行医生涯简洁而富有哲理的名言：有时是治愈；常常是帮助；总是去安慰。特鲁多医生的墓志铭道出了医学的本质：

医学不是简单的科学，而是人学；医学的最大价值不是治愈疾病，而是安慰和帮助病人；医学不是技术的产物，而是情感的产物；行医不是一种交易，而是一种使命。再从字面上理解，"去治愈"需要丰富的科学知识和实践积累。"治愈"是有时的，而不是全部；事实上，医学并不能治愈一切疾病，也不能治愈每一个病人。而病人也不要对医学产生不切实际的幻想，过于迷信医学。给病人提供帮助，是医学的任务，是医生的职责所在，其社会意义远超"治愈"本身。技术之外，医生服务应该要有"温度"。因为除医生价值取向和职业规范、职业操守的遵循上的"善"和专业知识、专业技术和专业水准上的"真"之外，还需要耐心、爱心和责任心等关爱上的"美"。从古至今，一切医学技术都是对身处困境的人的帮助。医学的作用只是帮助而已，不必渲染夸大其"神奇"的作用。通过医学的帮助，人们才能够找回健康、保持健康和传承健康。安慰，是一种人性的传递，是在平等基础上的情感表达。安慰也是医学的一种责任，它饱含着深深的情感，绝不能敷衍了事。因此，医生角色在服务中要懂得如何安慰病人，坚持经常安慰病人，这是最大的人性关怀。

二 先赋角色和自致角色

根据角色获得方式的不同，即角色获得是否经过个人的主观努力，可以把角色划分为先赋角色和自致角色。

(一) 先赋角色

先赋角色也称为归属角色，是指无须经过个人努力而与生俱有的，或者在成长过程中自然获得的角色。这包括两种情况：一种是自然性的先赋角色，是指建立在血缘、遗传、生理等自然因素基础上的角色。一个人出生之后，就无法改变自己的生身父母、性别和民族，无法改变自己的出生时间和出生地，甚至患有先天性疾病，也是很难改变的，他自然被赋予了家庭出身、性别、籍贯、"先天残疾"等角色。当他成为青年人之后，无法再变成儿童，青年人这个角色自然加在身上。另一种是制度性的先赋角色，主要是指在奴隶社会、封建社会里，由社会制度因素所确定的社会角色，如阶级角色和职业角色。当时，较少社会流动，皇族的子孙世袭王位，贵族的子孙生下来就是贵族，工匠的子孙还是工匠，农奴的子孙只能是农奴，与生俱有，无法改变。工业化进程推动了社会流动的加速，人们的职业角色、阶级角色不再是先赋的了，而主要靠后天的努力去获得。

（二）自致角色

自致角色也叫自获角色或成就角色，是指主要通过个人的活动与努力而获得的社会角色。自致角色的取得是个人活动的结果。比如医生，从小学生到中学生、大学生，甚至研究生，从获得毕业（学位）证书、执业医师资格或者执业助理医师资格等各种证书和培训，成长为住院医师、主治医师、副主任医师、主任医师，都是个人努力学习、积极工作，付出心血和汗水的结果。另外，在一些大学附属医院或教学医院里，还有一个职称序列即助教、讲师、副教授和教授。可以说，医生是一个向上流动、充满挑战，从而获得各种自致角色的过程。医生的自致角色获得虽然主要取决于个人的努力，但必要的社会环境和社会条件也是不容忽视的重要外在因素。

再比如，经验性的知识和技术通过家传这种有效的方式来传承，是中国古代社会的一大特色。但这只是相对来说占绝对优势，因为名医的儿子不一定会成为名医，名医的父亲很可能只是平庸之辈，这需要看个人的资质和后天的努力程度。唐代医生许胤宗有一段论述："医者，意也，在人思虑。又脉候幽微，苦其难别，意之所解，口莫能宣。且古之名手，唯是别脉，脉既精别，然后识病……吾思久矣，故不能著述耳。"此段话主要记载了许胤宗不著述的缘由，但也可分析得出：许胤宗认为，医术是个人资质和意会的结合，尤其把脉，这是经验不能够说明白的，必须亲力亲为，通过学习和实践，自己总结和揣摩，日积月累，才能形成自己治病的方式方法。[1]

三　规定性角色和开放性角色

这是从社会角色规范化的程度上所做的区分，一般分为规定性角色和开放性角色。

---

① 樊艳芳：《唐代医生研究》，硕士学位论文，安徽大学，2012 年。

（一）规定性角色

规定性角色，也称为正式角色，是指角色扮演者的行为、行为规范和标准有比较严格及明确的规定的角色。《中华人民共和国执业医师法》、各级卫生行政部门以及医疗卫生机构等对医师在正式场合下的责任、权利、义务、言行举止、职业操守、伦理道德以及办事程序都有明确的规定，应该做什么和不应该做什么都必须按照规定办。在当今社会，基于网络和信息的医疗机构对医生角色规范要求更加明确清晰，对某些重要岗位如生殖医学中心（Reproductive Medicine Center，RMC）、重症加强护理病房（Intensive Care Unit，ICU）、手术室等医生角色要求更加具体、严格和规范。

（二）开放性角色

开放性角色，也称为非正式角色，是指个人可以根据对自己地位和社会期望的理解，自由地履行角色行为。它并没有明确而具体地规定其角色承担者的权利和义务，也没有规定应该做什么和不能做什么。就医生而言，他们可以根据自己对角色的理解和社会对角色的期望而具体地扮演该角色。现实中很多医护人员之间已经超越了医患关系，更像是朋友、亲人一样。如果医患关系异化为"消费关系"，医生是销售员，病人是"消费者"，像这种把看病当成商业交易行为，就是对生命的亵渎，也是对医生职业角色的侮辱。

四　功利性角色和表现性角色

根据角色的行为动机、效果以及所得报酬方式，可以把社会角色划分为功利性角色和表现性角色。

（一）功利性角色

功利性角色是指那些以计算成本、讲究报酬、注重实际效益为目标的社会角色，这种角色行为的价值就在于获得实际利益。在现代社会中，商人、企业家、经理人、经纪人等从事各种生产经营性活动的人，在高度专业化的社会生产体系中工作的产业工人，这些管理型、经营型和生产型的直接目标就是追求经济效益的最大化，扮演功利性角色。但是，医生工作并不是以获得经济利益为活动追求的，医生的职业角色并不属于功利性角色。

（二）表现性角色

表现性角色是指那些不以获得经济上的效益或报酬为目的，或虽有报酬，但不以获得报酬为出发点，而是以表现社会制度与秩序、社会行为规范、某种价值观念、思想信仰或道德情操为目的的社会角色。

表现性角色在一个社会中所起的主要作用是表现社会公平、社会正义。在正常情况下，这些角色的行为维护着社会的道德，实现着社会的稳定。表现性角色的承担者往往对自己的事业抱有理想，怀有浓厚的兴趣、爱好，有强烈的自我实现的愿望。他们之所以履行角色的要求，主要是出于一种责任感、义务感，而不是主要着眼于报酬。

社会某些角色身份要求个人有相当强烈的社会责任感、义务感而不能只着眼于功利性报酬，个体所承担的社会角色规范性要求越高，角色的表现性越明显。个体的表现性角色更能反映出个体的社会性和自我实现性。比如医生、教师、警察、法官等角色都是表现性角色，有各自的角色义务和责任，并以角色本身的特点为行为标准，不能以追求外部经济利益为出发点。医生角色就是表现性的，医生要有自己的职业荣誉感和使命感，除正常工作外，还通过参加巡回医疗、义诊、城市卫生支援农村工程、志愿者服务等多种形式，满足人民不断提高的医疗保健需求，满足社区和个人的需要。就医生而言，要正确认识医药行业应该属于特殊服务或商品，贯彻人道主义的救死扶伤的宗旨。救死扶伤是医院和医生的天职，无论出于什么缘由，都不能将病人抛弃不管。医生工作的好坏很难用金钱来衡量，而往往依靠医生本身对医药卫生事业的热爱和个人的职业道德自律。如果医生工作仅仅是为了经济利益，那么医生只要简单地把工作完成即可，然而，在实践中这种仅仅应付差事的医生是极少的，大部分的医生都是"悬壶济世、救死扶伤"，医生在工作中追求的是自我实现的满足而不仅仅是功利性目标，我们并不否认表现性角色的扮演者获得个人正当的收入利益，医生也需要获得工资报酬，这并不影响他作为表现性角色的身份。因此，在《希波克拉底誓言》中，"不能利用职业做缺德事往往是最难遵守的一条规则。因为从业者大多数希望收益最大化，尽可能地让自己以往的投入包括精力、财力变现。小到医生拿'红包'，大到官员出卖所控制的下级职位，莫不如是。尤其在评价体系本身不公正的环境下，个体寻求变现的欲望必然超越职业道德的约束"。[①]

近年来，《医疗卫生服务体系规划纲要（2015—2020 年）》《健康中国 2030 规划纲要》《"十三五"深化医药卫生体制改革规划》等先后发布，其核心思想都紧密围绕"谋改革、保健康、促和谐"，特别强调要调动医务人员的积极性、主动性和创造性，发挥医务人员改革主力军作用。因此，在"全面深化医改的紧迫性"和"医务人员作为新医改主体角色的重要性"的现实背景下，我们提倡医生组织公民行为，即有益于组织，但在组织正式的奖惩体系之外，医生自觉从事的超越工作任务和职责的行为（如助人行为、运动家精神、组织忠诚、组织遵从、自我发展等）无疑具有重要的意义。毕竟以前在计划经济下倡导的那些工作中的道德美德：雷锋精神、主人翁责任感、模范带头人与奉献精神等社会主义价值观，在市场经济的强烈冲击下和新的环境下需要重新审视。当前，我国医疗卫生事业改革与发展进入深水区，由于医生的组织公民行为对医院等组织绩效的优劣有着关键性的影响，因此，如何将西方的组织公民行为理论引入到医院组织，如何让医院组织积极营造有利于促进医生组织公民行为的支持性工作环境，让他们主动自愿、创造性地多做一些超越职责范围，对组织有益的好事，已经成为当前医院管理者亟须思考的问题。

五　支配角色和受支配角色

支配角色和受支配角色是德国社会学家达伦多夫（R. Dahrendorf）关于冲突理论中的两种基本概念。他认为，只要人们聚在一起，组成一个群体或社会，并在其中发生互动，则必然有一部分人拥有支配权利，另一部分人被支配。具有支配他人权利的就是支配角色，而受他人支配的即受支配角色。达伦多夫认为，在现实社会中，支配角色和受支配角色这两种角色具有下列特征：一是在每一个受权力关系支配

---

① ［古希腊］希波克拉底：《希波克拉底誓言》，世界图书出版公司北京分公司 2004 年版，第 2—6 页。

的群体内，作为支配角色的人和作为受支配角色的人必将形成针锋相对的非正式阵营。一般来说，作为支配角色的人总是极力维持现状以维护其既得的权利，而作为受支配角色的人必将设法改善受人约束和限制的现状以获得自己的权利。二是这两种角色必然要建立符合自己利益的群体，各有自己的方针、计划和目标。总之，这两种角色始终处于动态变化的关系之中。

关于支配角色和受支配角色问题，我们可以从医药卫生资源的实际支配者这个角度来思考。之所以说医生是医药卫生资源的实际支配者，主要是从医患双方的视角来考察的。相对于患者而言，医生拥有资源意味着在医患关系中拥有相当大的优势地位和话语权，无疑处于支配地位。

在支配医药卫生资源的诊疗过程中，医生角色的工作对象患者却难以对医生工作的优劣加以警示约束。从这个角度来说，医生的工作特点也决定了医生实际上是医药卫生资源的实际支配者。众所周知，医疗卫生资源对社会成员都有重要的意义。因为一个人没有健康和生命，就意味着什么都没有。健康的身体在很大程度上影响一个人的生活、工作和社会交往，影响一个人的心态和行为。没有哪一个社会成员不渴望拥有强健的体魄、好的生命质量和幸福指数，而医生的治未病、养生健体、救死扶伤就是确保社会成员获取生活和工作质量最重要的保障。从这个角度来说，每一个社会成员都渴望分享更多的医药卫生资源，无形之中更强化了医生医药卫生资源实际支配者角色。

随着经济、社会、文化和科技的不断发展，我国医改进入深水区，医患关系的传统模式随之发生改变。医患关系主要有主动—被动模式、指导—合作模式和共同参与模式三种模式。三种医患关系模式中，尤以1956年萨斯（Szass）、荷伦德（Hollender）在《内科学成就》一文中首次提出的萨斯—荷伦德模式（主动—被动型模式）较为典型。该模式中的医患关系的角色地位与支配角色和受支配角色有某种程度上的异曲同工之妙。该模式也称为支配—服从模式，其特点是医患双方不是双向互动作用，而是医生对患者单向发生作用。在医疗过程中，医生完全处于主动或支配角色，患者完全是被动的或受支配角色。现代医学正处在一个由生物医学模式向生物—心理—社会医学模式转变的时期，患者维权意识的觉醒，其维权的手段和方法也日益丰富和多元，以赢得平等和尊重。由于这种转变，医患关系也逐步从传统的医方主导、患者盲从模式向医患平等、相互尊重的新型模式转变，即新医患关系模型就由受生物医学模式影响下的主动—被动模式，发展为指导—合作模式到共同参与模式转变。

第四章　医生角色冲突

第一节　医生角色冲突概述

"悬壶济世""救死扶伤""白衣天使"是多年来社会公众对医生角色的认同与期盼，也是医生一直秉承的职业道德诉求与角色定位。伴随着全球化、信息化、市场化的发展和医改，卫生部门、社会保障部门、药监部门、财政部门、发展和改革部门、组织、人事部门对医疗卫生机构的人、财、物、编制等都有很大的话语权和影响力，也对医生角色产生很大影响。医生与上述机构以及患者、社会等不同利益主体的互动中表现出了不同的角色内容，医生成为不同利益方角色期望的最终践行集合体，从而产生了角色期盼与角色要求不一致的角色冲突。

对医生角色冲突的研究，要有充实的理论基础。医生角色冲突是由医生、角色和冲突三个基本概念构成的集合体，有其特定的内涵与外延。

一　角色冲突的含义

角色冲突是指一定地位的个体与不相符合的角色期望产生冲突的情景，也就是个体不能执行角色提出的要求就会引起冲突的情景。[①]换句话说，角色冲突是指角色扮演者在角色扮演过程中出现的心理、

---

① ［苏联］安德烈耶娃：《西方现代社会心理学》，李翼鹏译，人民教育出版社1987年版。

行为的不适应、不协调状态。帕森斯认为，角色冲突是指角色践行者面对两组彼此冲突的合理期待时，因无法同时实现，所造成顾此失彼的一种现象。① 琼斯认为，角色冲突是指当个体同一时间接收到不同的角色要求时就会引发角色冲突。②

早期的研究往往着重研究别人所具有的期待中的实际存在的差距，而近期的研究更多的是研究那些被人认为是他人的各种期待之间的冲突。一些研究认为，角色冲突是一种常见的经验，是一种无法规避的压力。角色冲突仅被认为是使社会体系出现问题的几种结构条件之一，其他还包括角色两重性、角色非一体化、角色间断性以及角色负载过重。同时，由于缺乏技术或者因为在期待和他的个人性格之间存在不一致，所以，一个人在表演角色时可能会有困难，因为每一个这样的条件都可能对个人产生角色压力。③ 齐伯（Sieber）认为，人们有时候宁愿扮演多重角色，尽管这样几乎总是让他们感受到角色冲突和压力。

总之，个体在整个社会体系中都拥有一定的地位或者身份，而个体的某种地位包含着一系列关联性的角色的总和（角色丛）。实践中，个体的社会活动错综复杂，有的多个角色先后活动，有的多个角色同时活动，有的多个角色交互活动，从而导致个体在角色扮演活动中表现出心理、行为的不适应、不协调状态，即产生角色冲突现象。

二 医生角色冲突

医生角色是社会对现实情景中从事医生职业的人所期待的行为模式，也是医生这一职业所要求的行为规范的总和。加拿大皇家内科及外科医生学会曾发起过一个"医生新千年能力项目"，是定义医生能力的完美例子，被多个国家应用。该项目定义的 7 种医生角色包括医疗专家、合作者、管理者、健康倡导者、学者、专业人才。综合其他

① Talcott Parsons, *The Social System*, New York: Free Press, 1951, p. 280.

② Jones, M. L., "Role Conflict: Cause of Burnout or Energizer?" *Social Work*, Vol. 38, No. 2, 1993, pp. 136 – 141.

③ ［美］比德尔：《角色理论的主要概念和研究》，曾霖生译，姜文彬校，《国外社会科学文摘》1988 年第 11 期。

专家和学者的研究，医生角色还包括沟通者、经济人、医疗保险费用管理者和家人（家庭成员）等多重角色（见图4-1）。有人认为，医生在患者、医院、医药公司及社会4个主要利益主体的互动维度上具备14种角色，是一个复杂的角色丛：在患者维度或在与患者互动过程中，医生扮演的角色有医疗专家、健康倡导者、社会工作者及经济人；在医院维度或在与医院互动过程中，医生扮演的角色有经理人、沟通者及品牌代表；在医药公司维度或在与医药公司互动过程中，医生扮演的角色有合作伙伴、销售员及失语者；在社会维度或与社会互动过程中，医生扮演的角色有医学知识传承者、医疗保险费用管理者、普通劳动者及"替罪羊"。[1] 也有人认为，医生是科学家、教育家和社会工作者、朋友、领导者、治疗师。[2]

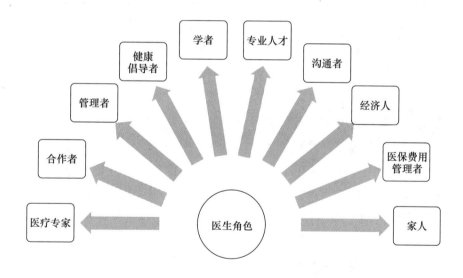

图4-1 医生角色分布

---

① 张文娇：《从医生的角色冲突看中国"看病贵"问题》，硕士学位论文，北京工业大学，2013年。

② ［美］亨利·E. 西格里斯：《医生在现代社会中的社会角色与社会地位》，徐明明译，刘继同校，《社会福利》（理论版）2015年第11期，第5页。

任何一个人都不可能仅仅承担一种社会角色，而是承担着多种社会角色，他所承担的多种角色又总是与更多的社会角色相联系的。同样，医生所扮演的角色是与其他角色联系在一起所形成的相互依存、相互补充的角色集。该角色集中与之发生互动的角色伙伴对他都有一定的角色期望。当这些期望彼此出现矛盾或个体对过多的角色期望难以应付时，就必然会造成不同角色的冲突。

根据上述理解，本书把医生角色冲突定义为：医生因为不能同时满足两种以上的角色期望、履行不同的角色行为而出现的矛盾和冲突，亦即医生的应然角色与实然角色的不一致而导致的矛盾和冲突现象。

当前，医学模式表现为在整体医学模式基础上的消费者权利保护主义医学模式，患者向"消费者"的地位转化，医生角色则转变为服务者。但患者并不是与医生发生角色互动的唯一利益主体，医生处于患者、医院、政府、社会、医药供应商等诸多利益主体交织而成的关系网络中。这种市场主体的多元性和关系网络的复杂性决定了医生具有多重角色，且多个不一致主体的利益诉求汇集到医生身上就直接表现为医生的角色冲突，我们也可以通过医生角色冲突模型图更进一步认清医生角色的多样性和复杂性（见图4-2）。①②

在日常工作中，医生不仅要处理好与其他角色扮演者的关系，还要协调好自身的多重角色。而由于改革中各方利益的不断碰撞，使扮演医生角色的个体不可避免地感到矛盾、冲突和紧张，甚至无所适从，于是产生了角色冲突。

三　医生角色冲突的研究概述

（一）国外研究概述

在西方，医生角色经历了职业化过程，但医生的职业化权利受

---

① 杨同卫：《论医疗制度变革时期的医生角色冲突》，《中国医学理论学》2006年第6期。

② 张文娇：《从医生的角色冲突看中国"看病贵"问题》，硕士学位论文，北京工业大学，2013年。

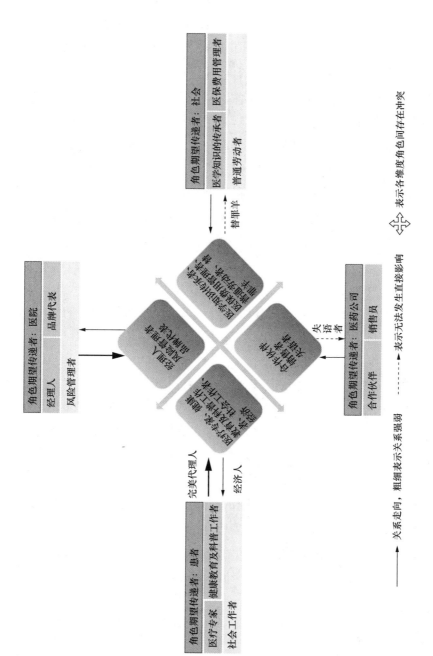

图 4-2 医生角色冲突模型

到政府、卫生保健组织、患者等群体的施压和监控。西方社会学家把医生当成职业的原型，以此来分析职业化及现代社会的变更过程，医学社会学也逐渐从职业社会学中分化出来，成为社会学的分支之一。

笔者于 2018 年 3 月初通过查询 PUBMED（MEDLINE 数据库），有 1000 余条结果，近十年的研究也有 300 多条，说明医生角色冲突受到了一定程度的关注。经过整理，发现国外对医生角色冲突集中在工作家庭冲突、心理健康与职业倦怠、角色职业道德、角色利益关系、角色谈判与角色沟通、角色内在冲突、角色认知、角色权利（权力）等，本书选取四个重要的内容进行介绍说明。

（1）工作家庭冲突。A. G. Uzoigwe（2016）通过对职业女性的调查发现，医学、工程和信息技术工作的妇女工作—家庭角色冲突的水平没有显著差异，而工作时间、家庭责任、工作需求和工作角色超载与工作—家庭角色冲突显著相关，并导致她们职业健康的恶化。同时，建议雇主应制定灵活的工作时间表，在工作场所制定友善的家庭政策，以促进妇女获得健康的工作和生活平衡。[①] 其中，工作时间长而影响工作和家庭冲突的观点与帕尔（S. Pal，2012）、亚当（S. Adám，2009）的结论有着较强的一致性。

（2）心理健康与职业倦怠。Z. Györffy 等（2016）基于 2003 年和 2013 年女医生两次全国性的调查，并与其他专业的对照组的数据进行比较。结果发现，与其他职业人群相比，女医生在 2003 年和 2013 年的抑郁症、自杀意念和睡眠障碍方面的心理健康指标较差，而在专业阶层中，变化似乎较少。工作负荷的增加对睡眠障碍和倦怠的个人成就感有显著影响。[②] O. Tayfur 等（2013）认为，没有得到足够的管理支持或病人赏识的医生往往会感到情绪衰竭；工作量和工作家庭冲突增加了医生的疲劳。减少医院工作量和社会问题的建议是减少疲劳。

---

① Uzoigwe, A. G., Low, W. Y. and Noor, S. N., "Predictors of Work – Family Role Conflict and Its Impact on Professional Women in Medicine, Engineering, and Information Technology in Nigeria", *Asia Pac J Public Health*, Vol. 28, No. 7, Oct. 2016, pp. 629 –637.

② Györffy, Z., Dweik, D. and Girasek, E., "Workload, Mental Health and Burnout Indicators Among Female Physicians", *Humman Resource Health*, No. 4, 2016, pp. 14 –12.

情绪耗竭被认为是工作倦怠的核心维度，表现为生产力下降和工作不满意。研究认为，缺乏互惠、缺乏管理支持、高工作量和工作家庭冲突影响会导致医生的情绪衰竭，产生职业倦怠。① J. Med Ethics（2010）、T. Tunc 等（2009）也对医生的职业倦怠提出了理性思考。

（3）角色职业道德。R. D. Strous（2013）认为，尽管文明进步，世界各地仍有许多冲突。医生在处理冲突或影响这一过程中起着至关重要的作用。但随之而来的是重大的责任和许多相关的道德困境，出现了忽视基本的医疗伦理原则的现象，在组织层面上应予以劝阻。冲突期间的创伤及其影响应得到解决，医生的责任心和道德承诺是首要的、必需的。② 另外，由于临床研究掌握在医生的手中，他们在推出新的医疗产品方面起着独特和核心的作用，这里涉及许多伦理问题。但是，医生可能有偏见的权利取向会使病人处于危险之中，需要强有力的政策来指导医生行为：加强职业道德规范，通过建立规则（法律）禁止不道德行为；选择学术态度端正的医务人员；制定收支规则。③

（4）角色利益关系。S. Saito（2014）的定性研究表明，医生与医药代表互动，取决于风险和好处的相对权重，也受各种经验和环境的影响。早期他们与医药代表的互动是被动的，因为医生没有明确意识到这种互动的意义；当他们在事业上取得进展时，就开始思考如何与医药代表互动，这种态度随着时间而改变。影响态度改变的因素包括工作环境（当地法规和职位）、角色模式、病人和公众的看法、获取信息技巧和循证医学，以及专业学习的观念和利益冲突的概念。④ 事

① Tayfur, O. and Arslan, M., "The Role of Lack of Reciprocity, Supervisory Support, Workload and Work – family Conflict on Exhaustion: Evidence from Physicians", *Psychological Health Med*, Vol. 18, No. 5, 2013, pp. 564 – 575.

② Strous, R. D., "Ethical Considerations during Times of Conflict: Challenges and Pitfalls for the Psychiatris", *Isr J Psychiatry Relat Sci*, Vol. 50, No. 2, 2013, pp. 122 – 129.

③ Sahm, S., "Of Mugs, Meals and More: The Intricate Relations between Physicians and the Medical Industry", *Med Health Care Philos*, Vol. 16, No. 2, 2013, pp. 265 – 273.

④ Saito, S., Mukohara, K. and Miyata, Y., "Chronological Changes in Japanese Physicians' Attitude and Behavior Concerning Relationships with Pharmaceutical Representatives: A Qualitative Study", *PLoS One*, Vol. 9, No. 9, Sep. 2014, p. e 106586.

实上，医生跟很多组织、部门和人员打交道，他们每天都参与沟通、谈判。涉及的对象包括病人、支持人员、护士、其他医生、管理人员、律师和第三方。医生沟通和谈判应该要注意一些基本原理（冲突还是机会）、谈判模式（适应、躲避、合作、竞争、妥协）和运用一些实用工具。[①]

虽然我国的国家体制、工作环境和人际关系与国外有所不同，但是，不能否认国外医生特别是欧美等发达国家的医生仍然存在着角色冲突，而且其医生角色冲突的激烈程度似乎并不比中国低，直观地体现在心理健康和职业倦怠上。不过，在西方学者的研究成果中，关于医生角色冲突的理论系统化的研究还不多见。客观地说，西方学者的研究明显早于我国，其研究成果对我国开展相关研究提供了借鉴和启示。

（二）国内研究概述

虽然我国角色冲突的研究出现稍晚，但也有不少成果，且涉及多个领域。2018年1月通过知网进行了文献查阅。以题名为"医生"并含"角色"的文献有141条结果；以题名为"角色冲突"的文献有794条结果；以题名为"医患关系"的文献有6797条结果；以题名为"职业道德"的文献有22187条结果；以题名为"职业伦理"的有670条结果。其中，以题名为"角色冲突"的期刊有606条、博硕士论文有112条，并含"医生"的期刊有6条、博硕士论文只有2条；以题名为"医疗纠纷"并含"医生"的文献有66条、博硕士论文只有2条；以题名为"医患纠纷"并含"医生"的文献有28条、博硕士论文只有1条。这些研究为本书的顺利完成提供了翔实的资料。总结知网和其他相关网站的文献，角色冲突主要有以下三个方面的研究内容：一是按照性别标准分类，如职业女性、知识女性、已婚女性、城市女性等角色冲突；二是按照职业分类，如社会工作者、村官、法官、公务员、教师、大学辅导员等角色冲突；三是按照学科领

---

① Hill, M. J. and Decherney, A. H., "Negotiation for Physicians", *Seminars in Reproductive Medicine*, Vol. 31, No. 3, May 2013, pp. 215 – 218.

域分类，在医药卫生科技领域，主要是医务人员和护士角色冲突研究，其中，护士包括 ICU 护士、护士长，角色冲突为绝大多数，医生角色冲突的文献甚为寥寥。具体来说，20 世纪 80 年代，角色冲突理论已经开始应用到医药卫生领域，最早是在护理专业的论文中以名词解释的形式出现；20 世纪 90 年代开始，出现在医生角色以及医患冲突的研究中。

目前，关于医生角色冲突的研究大致可以从以下三个方面进行考察：

（1）研究对象。医生所属医院性质的多样性：公立医院（李茂花，2012）、民营医院（田丽佳，2013）、军队医院（翟伟，2012）；医生所属医院规模的多样性：三甲医院（季韶荣，2016）、县级医院（张英男，2011）、社区医院（常小艳，2016）；医生所属医院地域的多样性：香港地区（劳子僖，2003）、上海地区（田丽佳，2013）、其他地区（黄冬梅，2009）；医生所属医院类别及科室的多样性：精神科（王惠，2009）、外科（王茜，2015）、住院部（张文瑄，2016）等。

（2）研究方法。研究者大多采用以下几种研究方法或者一种为主、其他方法为辅的组合方式。第一，文献研究法，在文献分析的基础上结合不同对象的实际情况做理论层面上的论述，缺乏实证性研究；第二，文献研究法 + 问卷调查法，在文献研究的基础上，采用问卷调查，具有理论性又不乏实证性；第三，文献研究法 + 问卷调查法 + 访谈法。多数研究者都是同时运用三种方法进行研究的。其中，在对角色冲突影响因素的分析上，有以下几种具体的分析思路：第一，仅从现实中分析归纳得出；第二，在角色冲突模式的基础上，通过访谈发现角色冲突成因；第三，在角色冲突模式上，编制调查问卷对角色冲突成因进行实证分析。[①]

（3）研究内容。制度变革时期的医生面临角色冲突，这种冲突源

---

① 张艳莉、李向花：《关于角色冲突的研究概述》，《黑龙江史志》2009 年第 2 期。

于患者、医院、政府和医药供应商对医生角色的期待。① 当前的医患
关系紧张，某些地方医患关系恶化，沟通意识不足、沟通机制不全、
沟通技巧不够，也可能是导致医生角色冲突的主要原因。② 有的学者
还对医生角色冲突情况进行测量，并根据医生的角色冲突情况构建角
色分布及角色冲突模型。③④

　　一般来说，角色冲突具有正面、负面两方面的影响。有效的组织
要加强积极的人际互动，从而协调角色冲突，疏导不满，减轻压力，
营造良好的组织环境，塑造组织文化，降低内耗，提高组织绩效。总
体而言，国内外对角色冲突侧重于它所带来的消极影响的研究比较
多。学者根据相关角色冲突理论，通过回顾国内外相关文献，并结合
现实进行研究。很多人认为，医生职业倦怠发生的频率明显高于其他
职业，这主要是我国现阶段医生的职业倦怠与工作负荷、工作—家庭
冲突、医疗政策、法制层面存在缺憾、经济和心理回报不够、价值观
冲突、缺乏控制、角色冲突等有关；它容易造成精神紧张和焦虑，易
引发家庭成员之间的矛盾。⑤ 它给医生身心健康带来极大的危害。从
制度、组织、社会、家庭等各个层面深入研究我国医生角色冲突，有
助于化解职业压力和工作倦怠。⑥ 有人认为，伦理问题、职业道德建
设问题也影响医生角色冲突，并分析与医生角色的身份地位相契合的
应然之责、伦理期待和伦理行为规范以及角色伦理建设等问题。⑦ 另
外，医生角色压力（角色冲突、角色模糊、角色负荷）与职业成长存

---

① 杨同卫：《论医疗制度变革时期的医生角色冲突》，《中国医学伦理学》2006 年第 6
期。
② 姜瑾：《医患晤谈中角色的冲突与和谐》，《医学与哲学》1998 年第 3 期。
③ 李茂花：《公立医院医生角色冲突情况及管理——以北京市大兴区人民医院为例》，
《中国美容医学》2012 年第 18 期。
④ 张文娇：《从医生的角色冲突看中国"看病贵"问题》，硕士学位论文，北京工业
大学，2013 年。
⑤ 黄冬梅等：《医生工作家庭冲突与社会支持、制度支持的关系》，《中国心理卫生杂
志》2009 年第 1 期。
⑥ 同上。
⑦ 王阳：《医生角色伦理的三维度分析》，硕士学位论文，大连医科大学，2015 年。

在负相关关系。① 工作要求、工作资源对医生工作投入产生影响。②

　　如何化解角色冲突呢？主要包括医生个体的自我角色调适和客体的调适两个方面。一是医生要在强化角色意识中增强责任自觉。由于医生本身角色的复杂性，以及在医疗服务过程中的专业性和优势地位，使之既是角色冲突调适的主体又是角色冲突调适的对象。从医生角色职业行为的基本价值选择出发进行调适、解决医生角色冲突是基本出发点。二是医院要为医生角色扮演营造和谐的环境。医院要为员工营造和谐、有序的工作条件、工作秩序和人文环境。三是社会要为协调医生多重角色创造有利条件。国家制度方面，从根本上调适角色冲突，减轻医生角色的压力。在舆论、道德伦理层面，正确引导大众对医生的角色有正确的认识，减少对医生角色的误解。③

　　国内对于医生角色冲突研究的特点。一是有着西学东渐的烙印。众所周知，无论是角色理论还是冲突理论，这些社会学、心理学和社会心理学理论大多源于西方，西方学者也早于我们开展研究和运用，他们的智慧、思想和理论对我们具有重要的指导意义。二是有着中国特色。我们很多学者在自觉地学习、了解和掌握角色理论，他们和实践应用者一道，结合中国的情境开展调查研究，在借鉴学习国外经验的基础上，结合角色实践领域出现的新变化、新情况，进行了历史与逻辑相统一、理论与实践相统一的探索，创造性地开发中国特色的角色理论体系。毕竟角色理论不是单一的而是开放的、动态发展的。他们的理论研究和实践探索为后续研究提供了理论基础。三是缺陷和不足。总体来说，缺乏政治高度，理论深度不足，实践厚度欠缺。

　　第一，政治高度不够。党的十八大以来，特别是党的十九大以来，提出实施健康中国，建立符合医药卫生行业特点的人事薪酬制

---

① 季韶荣等：《医生角色压力与职业成长的关系研究——以兰州市三甲医院医生为例》，《医学与哲学（A）》2016 年第 10 期。

② 常小艳：《工作要求、工作资源对社区全科医生工作投入影响的实证研究》，硕士学位论文，北京中医药大学，2016 年。

③ 张淼：《医生角色冲突的现状及其伦理调适》，硕士学位论文，大连医科大学，2017 年。

度，到 2020 年基本建立现代医院管理制度。因此，如何准确把握实施健康中国战略的核心要义和基本思路，如何重视医生角色这一医改主体建设显得重要而紧迫。从目前研究人员的规模和成果来看，显然是不够的。

第二，理论深度不足。角色理论是系统理论，不仅包括角色理论的观点、范式；还包括角色理论的重要范畴，如角色关系、社会互动和角色扮演；还涵盖了角色观念、角色期望、角色规范、角色行为、角色冲突、角色测评和角色建设与发展等多元知识结构。很显然，截至目前，我们很多研究，仅仅是理论层面，还没有形成系统化、中国化的角色理论体系。

第三，实践厚度欠缺。在医生角色冲突研究上，从借助某些理论详细地叙述了医生角色冲突，或者没有结合实际，或者仅是结合某一地区、某一医院、某一方面的调查研究，缺少了现实性，造成了一定程度上的不足。另外，目前学者运用心理学、社会学、组织行为学、人力资源管理、医院管理学和伦理学等综合的、新兴的、交叉的学科和知识进行应用研究的也不多，一定程度上影响了研究的成效。

四 医生角色冲突的理论基础

角色冲突一直是社会学、心理学等学科研究的问题，已经形成了一整套完整的理论体系。研究医生角色冲突无疑需要以这些理论为基础，才能开展深入的研究。

（一）社会冲突理论

当代的社会冲突理论大致分为两大派别：一是以美国刘易斯·科瑟和兰德尔·柯林斯（Lewis Coser and Randall Collins）为代表的"功能冲突论"，是从结构功能派别分化出的。它侧重于本身具有维持社会稳定、优化社会协调性以及强化社会整合功能，认为冲突是推动社会历史前进的重要因素，为解决未来所发生的社会问题，必须提前设立社会安全机制。这是最早的社会冲突理论。二是以德国社会学家拉尔夫·G. 达伦多夫为代表的"辩证冲突论"，这一理论是从社会权威和权力分配的角度来研究社会冲突的。他认为，社会冲突无时无刻不存在于我们的生活，它既是矛盾的根源也是生产力，冲突会促使社会结构的重组，这必然会形成新的冲突，又因为社会的组成是统治与被统治，所以权威与权力是导致社会变迁的必然因素。

冲突的定义，按照美国社会学家科瑟的解释，冲突是价值观、信仰以及对于稀缺的地位、权力和资源的分配上的争斗。冲突的产生主要由于劳动者所付出的劳动与收入不成正比，劳动者对收入的不满足，但是，只要不直接涉及基本价值观，那么，它的性质就不是破坏性的，而只会对社会有好处。这里，科瑟强调的是冲突的正面功能，他提出了冲突的五项正功能：一是冲突对社会与群体具有内部整合功能；二是冲突对社会与群体具有稳定功能；三是冲突对新社会与群体的形成具有促进功能；四是冲突对新规范和制度的建立具有激发功能；五是冲突是一个社会中重要的平衡机制。

（二）符号互动论

符号互动论是一种侧重于从心理学角度研究社会的理论流派，又称为象征互动论。该理论认为，社会是由互动着的个人构成的，对于诸种社会现象的解释只能从这种互动中寻找。符号互动论作为一种关注个体行为的社会学理论产生于 20 世纪 30 年代。它强调人类主体性的理论前提、关注个体间互动行为的经验研究取向。美国社会学家米德被认为是符号互动论的开创者，除米德之外，托马斯（W. l. Thomas）、库利（C. H. Cooley）等也对符号互动论做出了重要贡献。后来，布鲁默（H. G. Blumer）和库恩（M. Kuhn）等发展了米德的符号互动论思想，并形成了以布鲁默为首的芝加哥学派和以库恩为首的衣阿华学派，他们在研究方法等问题上形成了不同的看法。

符号互动论反对实证主义社会学轻视行动者主观能动性的社会结构决定论，提出行动者的认识、行动和互动构成社会的理论命题。其思想奠基人米德试图探索个体思想和行动之间的关系，发展用社会行动解释个体意识的社会心理学。米德吸收了实用主义哲学关于真理的经验关联性和行为主义心理学客观的意识研究方法，提出根据个体的行动特别是能被他人观察到的行动来研究个体经验的广义的行为主义方法，并将理解个体的行为与经验置于整体的社会背景之中，发展出社会行为主义方法。米德之后，布鲁默系统地提出了以符号互动为基础的微观社会学理论，其核心仍然是意义、自我等情景知识与社会组织的关系问题。库恩又提出了"镜中我"理论，进一步发展了符号互动理论。

（三）其他理论

本书的角色理论部分已经介绍社会角色理论和社会变迁理论，这里不再赘述。由于中国国情复杂，人口基数庞大，在这种情况下，实行转型更是难上加难。医改涉及每一个公民的切身利益，医务人员尤其是医生肩负着重要神圣的使命。本书将借鉴这两种较为成熟的理论来解释这一时期的医生角色冲突，为更加宏观地分析这一问题奠定理论基础。

第二节　医生角色冲突的形式

一　角色内冲突

角色内冲突是指某一角色同时拥有太多的角色期望，以致内心感到左右为难、无所适从的冲突情景。它往往是由于人们对同一角色的期望与要求不一致所产生的角色冲突形式。角色内冲突可分为同一群体的不同期望所造成的角色冲突与来自不同群体的不同期望所造成的角色冲突。

角色内冲突表现为以下两个方面。

第一，不同群体对同一角色抱有相互矛盾的角色期望，使其角色行为出现矛盾，导致冲突。例如，有些患者希望医生能够改进他们的服务态度、优化服务流程、提升医疗技术，以提高服务质量，同时又期望医生能够减少检查费用或者减少一些收费以解决"看病难、看病贵"的问题。这种对于同一个角色相互矛盾的期望，难免造成角色当事人紧张不安、焦虑心慌，以致陷入进退维谷的境地，导致角色内冲突。作为医生最主要的角色冲突，这种冲突的主体对象是患者。面对患者时的角色也不是单一的。当角色不再单一时，就容易发生角色冲突。这时的医生主要扮演着沟通者和医疗专家的角色。医生普遍认为医学专家这个角色是首位，加上他们的时间与精力有限，所以有时会疏忽沟通者这个角色，因而不能很好地在患者面前进行角色扮演。这时医生需要有意识地调整自己的心态，对沟通者这个角色也充分重视起来，将患者的情绪管控和心理健康也作为诊疗过程的一项目标，不仅治疗患者的病情，也将他们的心态调整好。[①]

第二，角色行为主体对规定的角色行为有着不一样的理解，甚至抱有相反的看法，但是必须履行，促使角色内部发生剧烈的冲突。比如，公立医院院长角色身份困惑：院长究竟是"官员"身份还是"医生"角色？在当前我国卫生行政管理体制下，公立医院内部组织层级与政府行政部门大体上是一致的。三级甲等医院的院长的行政级别为正处级，而且很多公立医院院长都是由政府任命。这种行政管理体制容易造成医院院长对自我角色身份的困惑。他们大都由专业技术岗位转向行政岗位，他们在担任院长的同时，也要申报课题、发表文章、指导学生、评聘职称。医院的管理工作消耗了他们大量的时间和精力，学术科研让他们应接不暇、首尾不顾。特别是他们在行政工作和学术科研工作遭遇困境时，常常会陷入角色困境：我究竟是谁？我是"官员"还是"医生"？这种无所适从的角色困境，产生了角色冲突。

二　角色间冲突

角色间冲突是指发生在两个或两个以上的角色扮演者之间的冲突。它常常是由于角色期望的不同、角色领悟的差别以及按不同的角色规范行事等原因引起的。例如，医院的院长与党委书记之间、医生与患者之间；家庭的丈夫与妻子之间、父母与子女之间；等等。如果关系处理不当，非常容易产生激烈的角色间冲突。

角色间冲突有两种表现形式：一种是一个角色丛中的几个角色如果同时对其提出履行角色行为的要求，就会发生角色间冲突。另一种是个体同时扮演两个或者两个以上的社会角色，不同的角色对他提出

---

① 张森：《医生角色冲突的现状及其伦理调适》，硕士学位论文，大连医科大学，2017 年，第 30—31 页。

不同的期望和要求，他感到无法同时满足各方面的期望和要求而产生的多重角色冲突。一般而言，医生不同角色义务的履行无法同时进行，不能满足不同利益主体的角色期望，或其所扮演的不同角色之间的角色期望存在矛盾，就会陷入角色与角色间的冲突中。比如，在与患者角色互动的过程中，医生扮演的医疗专家和健康传播者角色与患者经济人和医院经理人角色相冲突。因为前面的医学专业技术角色、健康传播者角色都体现医生利益取向与患者利益的一致性，但是，后面医生经纪人角色却要求其在维护患者利益的时候，还要兼顾医院经理人角色和自身利益，但这样很可能导致医生多重角色冲突。

（1）医疗专家角色：医生根据患者的疾病情况，以专业知识和技能展开救治，其结果遵循医学或疾病本身。医生需要解决病人的疾病问题，包括诊断、治疗和康复；通过实验的方式开发新药、新疗法、进行新研究、推动诊疗技术和知识不断发展。

（2）健康传播者角色：医生将医学研究成果转化为大众的健康知识，并通过态度和行为的改变，以降低疾病的患病率和死亡率、有效提高一个社区或国家生活质量和健康水准为目的的行为。如开展包括以艾滋病预防为龙头的疾病预防，也包括药物滥用预防、医患关系研究、计划生育、癌症的早期发现、戒烟等内容的宣传教育等活动。

（3）患者经济人角色：医生要了解自己可以支配的资源（药物、检查），可以支配各种资源的权限（国家社保政策、医院规定等）；不仅要了解患者的病情，还要了解患者的经济状况，以此来为患者匹配治疗方案；为患者协调医院内相关科室的诊疗支持，如遇疑难、特殊病例，还得利用业余时间搜索、阅读文献，增加自己的知识储备，以解决患者的特殊困难。

（4）医院经理人角色：医生作为医院经理人角色表现为医生是医院方面的品牌代表角色，在于为医院创造经济收益；同时作为风险管理者的责任在于将自己对患者的处置限定于政策规制范围内，不以疾病本身为唯一考量因素。①

三　角色外冲突

角色外冲突是指一个人发生角色转换时，过去担任过的角色与正在面临的角色会发生矛盾和冲突，这种冲突就是角色外冲突（有的学者称为新旧角色冲突）。② 比如有的医院实施现代医院管理模式，医院院长开始试行院长职业化，院长专职于医院的行政管理事务，而不再像过去那样"双肩挑"（既担任院级领导，又不耽误具体的技术业务）。但是，由于从事具体的技术业务工作几十年，虽然身在管理岗位，但对以前的技术业务角色余情未了、耿耿于怀，一时间还不是很能适应当前的新角色，于是新旧角色之间产生了冲突。

四　角色与人格的冲突

当人格需要不能与角色要求相协调而无法实践角色时，人格特征便成了角色冲突来源。人格，也称为个性，是一种具有自我意识和自我控制能力，具有感觉、情感、意志等机能的主体，它作为一种内因决定着个体的社会适应以及身心的健康发展。人格特征是人类心理行为的基础，是一个人比较稳定的、经常影响人的行为并使他和别人有所区分的心理特征的总和，决定着一个人适应环境的独特的行为方式，是一个人在全部生活经历中逐渐形成稳定的心理特征。医生作为一个特殊的社会群体，其人格特征有许多异于一般人群的独特之处。在16种人格因子中，有11种与一般人群不同，形成独特的人格模式，具体表现为"七高四低"。七高是指高乐群性、高聪慧性、高稳定性、高敢为性、高世故性、高忧郁性和高自律性；四低是指低持强性、低有恒性、低怀疑性和低试验性。因此，加强医生的心理素质教育、职业品德教育、实行人岗匹配，创造有利于医生良好人格特征形成的人文环境；同时，强化对不良人格特征医生的行为调控，多途径

---

① 张文娇：《从医生的角色冲突看中国"看病贵"问题》，硕士学位论文，北京工业大学，2013年。

② 时蓉华：《社会心理学》，上海人民出版社1986年版，第161页。

培养塑造医生良好的人格特征，以减少医生角色冲突的发生。[①]

总之，角色冲突的强度，一般取决于社会期望的性质和个体的角色扮演能力的高低。[②] 角色伙伴对个体的各种期望之间的差别越大，角色伙伴对个体的期望越严格、清晰，角色冲突也可能越严重。角色扮演能力越强，产生角色冲突的可能性越小。"当在情景中扮演的角色与自我概念相悖时，这些角色就会被淡化处理，角色扮演也会显得投入不足。"[③] 也就是说，行动者趋于减轻由于角色矛盾、角色冲突和角色不适而引起的角色紧张，并提高对角色恰当的满足感。

第三节　医生角色属性的类型

一　道德人

从角色属性来看，医生角色可以分为道德人、经济人、社会人、公共人、自我实现人等多种角色。

（一）道德人的含义及理论来源

道德人假设认为，人们在追求物质需要的同时，能够承担对组织的道德义务和责任，并且能够以道德自律的方式进行自我治理。道德人的概念是经济学家亚当·斯密在《道德情操论》中基于人本性中利他行为的分析而提出的一种假设。书中阐述了人性不同于经济人的三个方面：同情心、正义感和行为的利他主义倾向。这些是人的道德性的体现。斯密的这种伦理思想后来被发展成道德人理论。

（二）医生道德人的特征

1. 全人类性

医生的道德人属性是其根本属性，医生有其独特的职业特性，其

---

① 徐茂云：《医生人格特征与医疗纠纷的相关性研究》，硕士学位论文，第二军医大学，2007年。

② 任初明：《我国大学院长的角色冲突研究》，博士学位论文，华中科技大学，2009年。

③ 同上。

行为价值取向、工作态度与社会公众的健康和生命安全紧密相关。救死扶伤、治病救人是医生的神圣职责，是为人类的健康服务的。因此，医生职业道德具有全人类性。这是医生职业道德的最基本特征，是人道主义的重要体现。

2. 严肃性

医生对病人的诊断及药品的质量都关系着人们的健康。因此，医生对病人做诊断、开药方，发放、出售药品都必须认真、严肃；否则，将造成难以弥补的后果。

3. 平等性

医生职业道德要求从业者对患者一律平等、一视同仁，无论患者职务高低、何种身份都必须平等对待。平等性是医生职业道德的显著特点。

（三）医生道德人的内容

由于医生职业肩负着维护人类健康与生命安危的使命，医生是具有特定伦理规范的道德人角色。有学者认为，医生的职业精神是医生在行医活动中"医学科学精神和医学人文精神的统一"。医学人文精神是医生"向善、求美、利他以及关注服务对象情感体验的精神"。[①]自古以来，医生的行为模式和行为规范都十分严格、具体、全面，这在《希波克拉底誓言》《论大医精诚》《医家十要五戒》等中都有明确的体现。党的十八大报告指出，全面提高公民道德素质，推进公民道德建设工程。党的十九大报告指出，要提高人民思想觉悟、道德水准，深入实施公民道德建设工程，推进社会公德、职业道德、家庭美德、个人品德建设，激励人民向上向善，强化社会责任意识、规则意识和奉献意识。这既是对医生角色的社会期待，也反映了医生对自身的角色期待。

《美国医学会医德守则》《中华医学会医师条诫》《医学伦理学纲要》等，都强调医师有责任维护医学职业的尊严，医师应该拥有比其他职业更加高尚的品格。这也是医师行业组织对本团体成员的伦理要

---

① 李本富：《试论医生的职业精神》，《中国医学伦理学》2006 年第 6 期。

求和基本的职业要求。这些伦理要求，既是医生应当遵循的行为准则，也是评价医生行为的基本标准。《医务人员医德规范及实施办法》（1988年版）对我国医生职业道德进行了规范。总体而言，医生道德人的内容有：救死扶伤、治病救人是医务工作者的神圣职责，是为人类的健康服务。因此，医务行业职业道德具有全人类性，这是医务行业职业道德的最基本特征，是人道主义的重要体现。在当前条件下，我国医生对传统医德既有继承又有发展。它的宗旨是全心全意为人民服务，救死扶伤。如文明行医，关心病人的疾苦，维护人民的生命和健康；热爱本职工作，认真钻研医术，精益求精；平等待人，服务细致等。虽然在法律规定下医生与患者相对独立和平等，但事实上在医疗活动中，医生处于主导地位。所以，医生应以德为纲，做道德人的典范，遵纪守法，廉洁行医。

（四）医生道德人面临的挑战

在当前我国社会转型、医学科技飞速发展的大背景下，医生角色面临的道德冲突主要体现在以下三个方面：一是应该如何深刻理解现代医学的人文理念与基本准则，如何认真践行对病人的尊重和关怀，以人为本，提供人性化服务？二是应该如何切实解决某些"两难"问题，如医学技术与医生道德、道义论与功利论、实事求是与"善意的谎言"、在应用高技术过程中关心、尊重病人等。三是应该如何进行全方位的医德修养，以高尚的医德、高超的医术，集医学道德理论素质、情感素质与智慧素质于一身，主动赢得病人的信任。正由于医生角色随时都面临着诸如上述多种道德上的可能性，所以，人们都应具备相应的角色道德。角色道德是调整角色之间以及角色内部的利益关系的行为规范的总和，它是社会对一定的社会角色应该做什么和不应该做什么的道德规定，体现了社会对该角色的道德期望，是角色文化因素的核心内容，是角色行为的内在价值导向。①

---

① 张淼：《医生角色冲突的现状及其伦理调适》，硕士学位论文，大连医科大学，2017年，第26页。

二　经济人

（一）经济人的含义及理论来源

经济人又称为理性经济人、实利人或唯利人。该理论最早由英国经济学家亚当·斯密提出。他认为，人的行为动机根源于经济诱因，人都要争取最大的经济利益，工作就是为了取得经济报酬。经济人的自利性行为根据其导致结果的差异，可分为既利己又利他、利己无关他、利己而害他三种基本类型。为此，需要用金钱与权力、组织机构的操纵和控制，使员工服从并为此效力。这种假设起源于享乐主义，再经过 19 世纪合理主义的影响而形成，这是美国管理学者沙因（H. Schein）在《组织心理学》一书中提到的。美国管理学家麦格雷戈（D. M. McGregor）在《企业的人性面》一书中提出了两种对立的管理理论：X 理论和 Y 理论。其中，X 理论就对经济人假设的概括。

（二）医生经济人的表现

由于医疗服务市场上固有的医患双方信息不对称问题和医患双方的委托—代理关系，医疗服务中医生诱导需求的可操作性较强。再者，我国公立医院目前多采取科室二级成本核算方法，将科室的经营状况与医生个人收入相关联，这使医生诱导需求现象更加普遍。主要表现为过度医疗。在医疗检查方面，倾向于使用费用昂贵的高精尖技术，做过多的检查；在治疗方面，偏好使用高档药品和材料，倾向于开大处方或者对患者进行高频率的无效治疗。[①] 此外，有些医生收取回扣、红包等不当利益的行为已经是众所周知的秘密。

从以上分析可知，经济人视角下我国公立医疗机构及个人的医疗逐利行为多是在制度缺陷下医方利用信息与技术垄断优势牟利的利己害他的自利性行为。虽然在一定程度上弥补了政府投入的不足，保障了公立医院的生存和发展，增加了医生的经济收入，但对医患关系和谐带来了消极影响。一方面，直接增加了患者的经济负担，对患方的生理和心理造成危害，严重损害患者利益；另一方面，原本应该相互

---

① 李大壮等：《经济人视角下医疗逐利行为及其制约机制》，《医学与哲学（A）》2015 年第 2 期。

信任、共同对抗疾病的医患关系被异化为简单的服务与商品交换关系：患者因为支付高额费用容易对医疗结果产生比较高的期望，但问题是，有些疾病在当前的医疗条件和技术水平下是难以实现的，这样容易导致患者缺乏对医生应有的尊重与感激之情；医方注重经济收益，却忽视了医疗服务的社会公益性和患者的心理需求，降低了对身为医生的名誉、身份和地位的重视程度。医患关系的异化，使医患双方的信任降到低点、双方的利益分歧严重加剧，同时也加深了医患矛盾，是造成当今医患纠纷剧增的重要原因。

（三）医生经济人角色的多元化视角

辩证地看待医生经济人角色。由于综合因素的影响，我国医生的成本投入与正当收入之间存在巨大反差，他们的专业技术和劳务服务价值不能很好地体现，无法获得合理回报，所以，有通过医疗逐利行为平衡收入落差的强烈动机。医生希望获得理想的报酬、匹配的身份地位、足够的权利等。即使是公立非营利性医院也不应完全否定其自利性目标，获取合法的、正当的权益。卫生经济学家保罗·H.费尔德斯坦指出：医生诱导需求的程度取决于医生想要达到的目标收入，而医生的目标收入由当地其他医生及专业人员的收入情况决定。[①]

医生道德人与经济人角色具有冲突性和统一性。道德人与经济人是医生的两种基本的内在角色属性。医生作为社会行为主体既是舍己为人、追求患者利益最大化的道德人，又是追求自身经济利益最大化的经济人。两者对立统一于医生这一职业之中，赋予其特殊的角色定位。医生自身在道德人与经济人两角色之间存在定位冲突。现行医疗卫生体制注重优绩优酬，医生奖金收入与科室业绩挂钩。对医生而言，为了提高生活水平，必然会因重视追求经济利益而忽视其自身医德培养，使道德人与经济人角色统一难以实现。医德的基本原则是医学领域中调整医务人员与病人之间、医务人员之间、医务人员与集体、社会之间的关系所应遵循的根本准则。医生道德人与经济人双重角色属性可在制度规范与医生个人自律的基础上达到统一。医生作为

---

① 陈晓阳等：《关于过度医疗的经济学分析与伦理》，《医学与哲学》2003 年第 9 期。

社会中具有道德人与经济人双重属性的结合体，既有理性自利的一面，也有利他的高尚品质。医生与市场中单纯追求经济利益的经济人角色不同，长期的医德教育与合理的财政补贴可在满足医生经济需求的同时规制医生行为，使其达到两种角色的平衡统一，更好地服务于患者。①

三 社会人

（一）社会人的含义及理论来源

社会人与自然人和经济人相对应，在社会学中，是指具有自然和社会双重属性的完整意义上的人。人际关系学家埃尔顿·梅奥根据霍桑实验的结果于 1933 年在《工业文明的人类问题》一书中提出了社会人的概念。梅奥说："人是独特的社会动物，只有把自己完全投入到集体之中才能实现彻底的自由。"通过社会化，使自然人在适应社会环境、参与社会生活、学习社会规范、履行社会角色的过程中，逐渐认识自我，并获得社会的认可，取得社会成员的资格。社会人假定是通过人性特征来进行的，反映了人在感情方面的特点和需求。因而作为管理者，不仅仅要用规章制度来管理，适当的时候，还要实施人性化管理，使组织更加具有活力。所谓医生社会人身份，是指在医疗制度变革时期，医生处于患者、医院、政府以及医药供应商等诸多市场主体交织而成的关系网络之中，这种市场主体的多元性和关系网络的复杂性决定了医生具有社会化的多重角色身份。② 例如，随着社会关系的复杂化和医学重要性的提高，患者对医生的角色期待相应发生了变化。希望医生在诊疗过程中能够听到他们的声音并做出理性选择，此时的医生不仅是仁慈的利他主义者，同时还应尊重患者的知情同意权，主动帮助和鼓励患者参与医疗过程。医院的管理者不仅注重医院的社会效益，也注重医院的经济收益。所以，他们对医生的期待是创造社会价值，同时也创造更多的经济收益。至于医药供应商、医

---

① 胡梦珠、沈春明：《刍议医生"道德人"与"经济人"的角色平衡》，《医学与哲学（A）》2016 年第 2 期。

② 杨同卫等：《论医疗制度变革时期的医生角色冲突》，《中国医学伦理学》2006 年第 6 期。

药代表等则非常期待医生成为他们的伙伴和合作者，推销他们的产品，收获更多的利润。

（二）社会人视角下的医患关系

基于社会人假设的理解与尊重缺失是医患关系紧张的重要原因。在现代社会，社会人假设强调人们之间的相互理解、支持和尊重，主张建立和谐的人际关系，社会人假设应该成为指导医患行为的价值理念。在医疗卫生领域，医患双方都是社会人，拥有理解与被理解、尊重与被尊重的权利。但是，在社会追逐经济利益的大背景下，由于政府对医院的财政投入和补贴不足，医院运营管理凸显经济利益导向，对医生的考核很多以量化的经济指标作为依据，加上工具理性的运用，导致医患之间沟通减少、信任缺失。医患关系在某种程度上物化，医患双方很难得到彼此的理解、支持和尊重，就导致出现医疗矛盾、医患纠纷，甚至发生医疗暴力。

（三）医生社会人视角下的医患关系

1. 加强立法，提供保障

新医改方案指出，完善卫生法律法规。加快推进基本医疗卫生立法，明确政府、社会和居民在促进健康方面的权利和义务，保障人人享有基本医疗卫生服务。通过立法保护医生法律地位，为医生职业营造一个安全而又保障的环境，同时约束各级政府和部门、医药企业以及患者的行为，对各方的权利和义务、利益的分配、矛盾的处理等进行明确的规定。

2. 强调人文关怀，加强人文教育

从管理者角度看，依据社会人假设，可以采取下述措施：一是在医生完成工作任务的同时，管理者更应该关心医生，满足医生的情感归属、实现其社会人的需要。二是管理者执行管理职能外，还应该关注医生之间的关系，培养和形成医生的归属感和整体感。三是提出"参与管理"的新型管理方式，即让医生不同程度地参加医院的管理决策。

从医生角度看，医生与社会和患者等都要建立相互尊重、相互理解的和谐关系。尤其是医患关系，要求医务人员不能把患者当作

"病"人，而应将其视为具有心理需要、有尊严的病"人"来对待，给予必要的人文关怀，用心与患者沟通交流，营造和谐的医患关系。

3. 多点执业是趋势和方向

医师多点执业是指符合条件的执业医师经卫生行政部门注册后，受聘在两个以上医疗机构执业的行为。多点执业有利于稳步推动医务人员的合理流动，促进不同医疗机构之间人才的纵向和横向交流。广东省卫计委巡视员廖新波曾经在《中国医药报》上推出一篇文章：打通医生成为社会人的十个关节，其中的一些观点值得我们思考。主要内容包括：

①让医生成为社会人，改变医生"单位人"的身份，实施全社会招聘。

②支付制度走向国际化。

③通过支付改革，让医生的医疗行为与医院的创收行为脱钩，与药品、卫生材料和检查检验没有经济联系，完全按照医生的资质与所获得的准入来决定，不受医院的级别和基本药物制度的限制。推行第三方检查检验。

④限制800张床以上的大型医院的门诊，实行对医生的"松绑"，医生才会下基层。

⑤医院与医生实行契约化管理，实行以全职为主、兼职为辅的管理模式。

⑥人事、职称制度改革须同步，医生可以有研究型和临床型的。

⑦建立有效的监督制度，实施多元监管体系，信息网络是有力的工具，医疗保险部门、卫生行政部门、监察和纪检部门是监督的主体。

⑧建立院长职业化管理体系。

⑨建立守门人制度。

⑩适度放宽基层医院的技术准入。

四 公共人

（一）公共人的概念

西方国家有关公共的概念，主要运用在公共政策、政府管理、服务的行政机关及其工作人员都称为公共人。对人性的预判是公共领域相关研究的逻辑起点和基础问题。从传统的公共行政理论到公共选择学派的新公共管理理论，都是伴随着对公共领域人性预设的探讨而逐步发展起来的。[①] 公共人是指道德价值取向是以公共利益为归依的公共组织以及身处其中的个人，他们管理社会公共事务，提供公共产品和公共服务，是在既定条件约束下理性的、利他的、公共利益最大化的追求者，包括政府与绝大部分医疗卫生机构在内的公共组织。因此，我们也可以将从事卫生事业管理、卫生服务的医疗卫生人员统称为公共人。很显然，这一概念包括医生。在市场经济中，我们对医生的经济人逐利特征都拥有很多相同的认知，因为医生在各种场合都表现出经济人的特点。但同时医生具有同情本性即公共人（同情他人，即感同身受地想象和体验他人所处的幸福或不幸的状态）的一面。正是以同情为纽带，使每个人能够像对待"我的自利"一样地承认与对待他人的自利，由此形成了人类的道德情操，形成了社会的道德秩序。正是人的公共人特性通过人的行为而赋予社会以整体性。[②]

（二）医生公共人角色的价值

我国传统的医德思想注重医德和医术的统一，强调主体的道德修养，重视人际关系和谐，体现一定公共人人性预设中利他、公益的品质。比如《孟子·梁惠王上》称："无伤也，是乃仁术也。"历代医家皆以"医乃仁术"为行医宗旨、为医德的基本原则。唐代名医孙思邈强调医生必须"先发大慈恻隐之心，誓愿普救含灵之苦"。比如，重义轻利的道德观。传说三国时期江西名医董奉隐居，以每年所收之杏，资助求医的穷人的"杏林春暖"的佳话。明代医生潘文元医术高明，行医施药从不计报酬。他死后，当地百姓万人空巷，为他送葬。比如，忠于医业的献身精神。宋代范仲淹有"不为良相，愿为良医"之说。东汉名医华佗医技高明，却淡泊名利。

---

① 曾原琳等：《论医疗行业公共人人性择拟与制度构建》，《医学争鸣》2016 年第 2 期。

② 王学栋：《公共人：行政自由裁量权伦理化的可能性》，《中共长春市委党校学报》2008 年第 3 期。

当前，我国卫生事业的性质是政府实行一定福利政策的公益性事业，不再是纯粹的福利事业，需要政府、市场、社会各种力量同时发挥作用。公共人的角色定位给医疗卫生部门、医疗机构和医务人员指明了方向：公益性仍然是医疗卫生部门最主流的价值追求，特定社会功能和责任的担当。这与公共人理论中公共组织以维护公共利益为宗旨的内涵完全契合。唯有如此，才能体现医生公共人的角色定位，找回公共性的价值内涵，才能让医生回归其职业使命，张扬了他们人性中"真善美"的一面，也体现了他们"尊重生命、慈善为本、道德为魂"的特质。更进一步地，如果最终能实现患者和医生都树立公共人的伦理价值观，保持公共性的意识，能关心他人的幸福，以自己的感受体验他人的困难和痛苦，互助友爱，互相帮扶，追求公共的善，那么真正实现医疗卫生领域理想境地即"医疗大同"社会。①

五　医生角色类型的评论

（一）医生角色的多元性

医生角色是多元的，是集道德人、公共人、经济人、社会人和自我实现人等角色于一身的角色丛，这是由他们的职业特点、工作性质以及所处的环境所决定的，不以医生个人的意志为转移。医疗卫生工作的本质特征就是救死扶伤，医生"行医唯德，病人至上"，通过公共事务，提供公共产品和公共服务，通过自己的职业行为体现道德人和公共人精神。一旦选择了医生这个职业，就应该为这一崇高的职业奋斗终生。那么，要成为一名称职或优秀的医生是否就要舍弃自己的利益呢？答案当然是否定的。作为医生，在职业生涯中，在执业过程中付出了劳动、提供了服务，理应得到相应的回报，获得与其劳动付出相对应的报酬和荣誉，这是无可厚非的。高尚的医德医风并不排斥医生通过诚实、合法劳动，合理地获取合理的收益。那种认为"医不涉利""雷锋精神""无私奉献"，要求医生完全无私地奉献一切，做无欲无求的"超人""圣人"的想法肯定是不合情理的。因为每个人

---

① 钱小泉等：《医患关系的核心是做好医生》，《医院管理论坛》2012 年第 10 期。

都有追求名利的个体需要动机,经济收入以及获得与经济收入一致的地位和身份,不仅是一种认可和尊重,也是自己价值的体现,也是作为经济人、社会人的价值体现。作为社会人,医生除了在工作职场与患者打交道,还要处理好与管理者以及其他同事的关系,还要协调好与卫生行政部门等单位的关系。与他们关系的理顺和协调与否,很大程度上决定医生的工作成效、影响医生的工作、生活以及身心健康。但是,凡事都有度,超过了"度",也就越过了法律、道德、制度和伦理的界线。我国正处于医疗改革的重要时期,是全民建设、全民医疗的重要关口,医生的道德形象尤为重要。医风的滑坡对现阶段的医生形象影响很大,尤其严重的是不良医德医风对培养未来医学人才带来了恶劣的影响。

(二)建立和完善医生角色需要各方协同,促进医生角色平衡

首先,政府应在法规、制度、投入(财政补贴)等方面进行统筹规划。着力解决公立医院公益性问题,减少医院生存和发展的压力、逐利动机;强化医生公共人的角色价值导向,重视医生公共人角色意识的培养。医生秉承道德人宗旨,为患者提供优质的服务,同时也满足医生经济人角色的利益诉求。政策制定者应充分认识到医生是以道德人属性为根本,同时具有经济人属性的特殊职业群体,要顺应公共治理需求,从医生的真实处境与切实利益出发,综合考虑社会各方对医生的职业要求,并保障其正当权益,实现医生道德人角色与经济人角色的平衡。

其次,增进医院和社会公众的参与,促进医生角色平衡。在医药卫生政策制定过程中,包括政策问题确认、议程设定、内容制定、合法化、执行与评估等多个环节,增进医院、社会公众的参与,制定切实可行的好政策。卫生政策关乎医院、医生以及患者的切身利益,政策制定过程只有真正吸收医院、医生以及患者参与其中,才能达到真正的公共选择。比如要发挥医院的主动性、能动性和创造性。除了政府的引导,医院的主动性是指医院有自己规定或设置的目标行动,而不依赖外力推动;主动探究兼顾医生角色全面发展的制度、机制,发现医生角色价值;自觉地、有目的地、有计划地在确保医院公益性的

前提条件下，实现经济效益和社会效益的结合。另外，社会公众和患者的参与，可以对卫生政策的制定、执行以及效果进行科学有效的评估，通过合理的政策反馈机制发现政策缺陷，且不断修改完善，最终达到医生多元化角色之间的平衡。

最后，建立多方监督机制。对医生道德人、公共人、经济人和社会人等多元角色要实施全方位的监管体系。从国家层面的宏观立法监督、社会和医院方面的中观监督、医生及同道间的微观自我监督，在保证医生公共人、道德人的前提条件下，最大限度地保证医生社会人和经济人角色的实现。

第四节　医生角色冲突的原因

一　体制原因

公立医院，也叫国营医院，是指由政府举办并纳入财政预算管理的医院。公立医院是事业单位，是国家以社会公益为目的。目前，我国主要由卫生行政部门负责其设立、运营和监管，公立医院虽然是独立的法人机构，但直接受卫生行政部门的指导、约束和监督。从中央、省到乡镇基层卫生行政部门，均配备机构和专职人员对所辖地区的医院进行制定政策、实施管理，对医生的权利和利益有很大的决策权和影响力。它不仅代表国家行使对医院的所有权，与医院形成委托—代理关系，而且对医院领导人的选拔和任命有很大的话语权。而与医生有着密切关联的其他部门比如卫生、教育、财政、组织、人事和劳动等也不容忽视。诸如社会保障部门以费用支付者的地位影响供需结构的各方，药监部门有审批权、质量监督权；财政部门通过财政补助、财政收支加强对医生的控制；发改部门的审批权、服务以及对基本药物目录定价权等方面进行监管；组织、人事部门有对医生的人事任免权；各级编办的编制数额、人员招考的话语权。问题在于，由于多头监管，相关部门之间缺乏有效的沟通、协调及合作，很大程度上影响到医院的运营效果，一定程度上可能让医生产生角色冲突。即使在医院内部，也有着各级党委、行政组织的双重管辖，也给实际工作中医生的角色冲突带来了可能。

众所周知，公立医院是事业单位，其运营费用来源于国家财政拨款和自筹资金，但是，政府投入方面一直是关注的焦点、争论的热门话题。新中国成立以来，政府对医疗卫生行业投入管理可分为四个阶段：

第一，行政性管理阶段（1949—1979年）。这一时期，政府对医院实行全额拨款、实行"包工资"并核拨发展经费的高度集中的管理体制。

第二，放权让利时期（1979—1990年）。政府大幅降低财政补偿的比重，增加业务收入的比重，允许有条件的单位和医疗卫生人员从事有偿业余服务。医院的盈利动机增强，医务人员"逐利行为"如大处方、过度医疗、红包、回扣等现象开始出现并延续二十多年。

第三，改革探索阶段（1990—2003年）。政府对医疗卫生的投入方向开始向社会医疗保险制度、医疗救助方面转变。

第四，调整创新阶段（2003年至今）。政府重点关注公共卫生和基本医疗服务，投入方向开始逐步转变，更注重公平与可及性。

政府拨款在公立医院总收入中的比重基本上在10%左右，此时的医疗服务收入的比重在45%左右。但是，2009年国家财政对综合医院的拨款只占医院收入的7.4%，医院的92.3%的收入来源于业务收入（参见《中国卫生统计年鉴（2010）》）。另外，我们也可以从卫生总费用占GDP的比重看出一些端倪。在2002—2014年的13年间，我国卫生总费用占GDP的比重仅有5年超过5%，其他年间均为4%—5%。如2012年该比重达到5.36%，但同年美国、法国、加拿大、俄罗斯几个国家的比重分别为17.9%、11.8%、10.9%、6.3%，相比之下，还存在较大的差距。①

为了保证医院能够正常运转，医院主要通过开源及节流两种方式

---

① 方鹏骞：《中国医疗卫生事业发展报告（2015）》，人民出版社2016年版，第53页。

来保证正常运营，这两种为医院"创收"的方式在某种程度上都造成了医生的角色冲突。在开源方面，医院主要通过三种方式进行操作，即扩大医院规模、增加诊疗数量、在现有规模上增加单笔诊疗收入。[①]如果采用扩大医院规模、增加诊疗数量的方式，会增加医生的角色负荷量。很多医院希望通过增添新设备，为患者提供更多种类、更加精细、服务周到的检查的同时来增加收入。随着医疗技术物化和工具性的日益普遍，它增强了就诊的便利和效率，但是，容易导致医患关系物化；同时限制了医生的选择和自主权，进而使医生个体产生了孤立感、隔膜感，失去安全感，也是医生产生角色冲突的更深层次的体制原因。[②] 2016 年 7 月 1 日，国家发展和改革委员会、国家卫生和计划生育委员会、人力资源和社会保障部、财政部联合下发《关于印发推进医疗服务价格改革意见的通知》（发改价格〔2016〕1431 号），指出要统筹考虑各方面承受能力，合理制定和调整医疗服务价格，逐步理顺医疗服务比价关系。因此，建立健全医疗服务价格动态调整机制，合理提高医疗服务价格，以充分体现医务人员劳务价值。但要切实改变过去那种需要医生大处方、大检查、大治疗的过度医疗增收方式；否则，医生角色冲突在所难免。

由于政府对公立医院这种事业单位实施高度行政化的管理模式，政府对公立医院运行的各个方面实施自上而下的行政管控。实际上，这是对医疗劳动力市场的一种身份管制、准入管制和价格管制。[③] 在体制内，医生基本工资体制僵化且设定水平较低，与医生的专业知识、技术水平提供的服务所得不能匹配。但是，从 20 世纪 80 年代政府放权让利时期开始，体制也给医院和医生的"逐利行为"提供了条件。一是药价加成政策让医院获得发展的机会。二是医生利用其特殊

[①] 张文娇：《从医生的角色冲突看中国"看病贵"问题》，硕士学位论文，北京工业大学，2013 年。

[②] 刘瑞明：《我国医生角色认同危机与出路》，《西安电子科技大学学报》（社会科学版）2017 年第 3 期。

[③] 顾昕：《反腐大潮中的医生：如何获得阳光收入》，《中国医院院长》2017 年第 4 期。

地位和身份，通过诱导需求造成的"过度医疗"实现医院制定的目标。因为，医院对医生有多种评价指标，即为患者诊疗的数量（挂号费）、检查的次数（金额）、药品的数量（金额）、手术的数量（金额）等，作为医生绩效工资的主要依据。而事实上，医生的挂号费与诊查费尽管有所提升，但价格偏离医生的价值太多，并没有体现对其劳动和知识的尊重，所以，医生普遍感到不满意。

除对医疗服务和药品价格管制之外，政府对公立医院实施人事聘任式的工资管理。在医生的职业发展过程中，专业技术职务（任职资格）的评聘体系影响深远。因为专业评聘体系往往掌握在行政部门，特别是评审权掌控在省专业技术职称评定委员会。而医生职业发展的最显著标签为其专业技术职务任职资格等级，各个等级的任职资格评定指标都涉及医生的专业知识、实践技术水平、教学支持情况、科研、承担的工作量及工作年限等。其等级标志着医生医学造诣水平的高低、从医年限的长短，在某种程度上也决定着其受患者信任的程度以及其收入水平。[①] 在此等情景下，不仅增加了医生角色负荷种类及负荷量，各方对医生角色的不同期待以及要求相互矛盾，从而可能导致医生角色的冲突。

二　患者原因

虽然患者个体差异很大，难以预测和把握，但患者是公立医院的核心利益相关者，患者利益诉求是医疗活动的出发点和落脚点。它是影响医患关系质量的关键因素，直接影响患者对医生的角色期望，影响到医患互动，进而直接或间接地影响到医生的角色冲突状况。因此，全面准确地了解患者对公立医院和医生的利益诉求，理解患者利益诉求对医患关系的影响，剖析患者利益诉求产生的心理社会因素，并在此基础上加强有效医患沟通，满足患者合理的利益诉求，对于建立和谐的医患关系，促进公立医院健康发展有着重要意义。

（一）患者对医学、医疗和医生认知及应对方式的矛盾

很多患者缺乏医学常识，不了解医学基本规律以及各种疾病发展

---

① 张文娇：《从医生的角色冲突看中国"看病贵"问题》，硕士学位论文，北京工业大学，2013年。

情况。不懂得患者和医生目标的一致性，他们面对的共同"敌人"是疾病，不清楚共同去寻求解决问题途径的重要性，可能会向医生提出不符合医学规律的诊疗要求。同时患者又过于"迷信"医疗，对医生期待过高。如前所述，因为医生是关乎人命的重要职业，作为专门技术职务拥有特别的地位。有些患者认为，医疗是万能的，对疾病诊疗效果的不合理预期和要求，就会选择消极应对的方式。有些患者认为，医生是"全才"的集大成者，他们是解决疾病困扰的医疗专家、心理安慰的沟通者；既是健康传播者，还是医学知识的传播者、道德的示范者和规制的执行者；他们既是特殊的社会成员，又是普通的社会一员。各种期望交织在一起，一旦有不符合他们的期待，进一步强化患者不能客观地看待医生职业的概率，就会出现不尊重医生的工作时间、工作方式和工作内容等情况。

（二）医患信任问题

医患信任是每个国家都会关注因而是带有普遍性的问题，但由于医疗传统、经济状况和社会文化的差异，中国的医患信任关系有其特殊性，这主要体现在医患间的关系信任取向明显，医患信任关系中医生被赋予高角色期待，对医疗服务满意的患者比例逐年减少，医患对彼此关系的评价持续下滑，医患对彼此信任度的评价不断降低。[①] 一方面，医患信任的破坏会导致医生的消极情绪，降低工作满意度，减少工作投入，导致工作压力和工作倦怠的出现，甚至产生抑郁倾向和离职倾向（卫生部统计中心，2010）。在信任缺失的情况下，医生为了避免医患冲突而倾向于采取防御性医疗措施。另一方面，信任缺失很有可能加大患者在就医过程中依从性差、不遵医嘱、参与度低等负面情绪的风险；甚至可能出现医疗纠纷、医疗冲突和暴力等难以预料的事件。

（三）权益诉求的渴望与无奈

医患互动中，患者的被动性不仅表现为在诊疗过程中的信息隔

[①] 汪新建等：《医患信任关系的特征、现状与研究展望》，《南京师大学报》（社会科学版）2016年第2期。

离，更重要的是，没有一个有效的包括沟通、协调、心理疏导、媒体、法律等管道在内的社会机制，让患者发泄不满情绪和进行利益表达，导致医生成为不满情绪宣泄最直接的对象，进而引发医生角色冲突。

三 媒体原因

媒体在医患关系中扮演重要的角色，媒体与社会公众相互作用、相互影响，对于医生角色形象有着不可忽视的作用。新闻有真实性、时效性、准确性等基本特征，但现实情景中，新闻无法做到绝对的价值中立。新闻媒体在报道医疗事件时，媒体人容易受到诸多利益因素、知识储备、价值观和预设立场的驱使以及新闻来源的影响，新闻不可避免地带有一定的倾向性，有可能甚至主动偏离客观现实，更多地关注非常态的医疗纠纷、医患冲突和暴力等负面的医生角色形象。当媒体偏好去关注非常态的不和谐的医患关系甚至预设医生失职失德为医患矛盾中的主要原因时，大众传媒正是通过似乎客观的负面医生角色形象这种范式渗透和影响了受众的主观感受及认知水平。①

媒体倾向于报道与医生角色负面形象有关的新闻。由于医患双方的信息不对称，患者常常被视为弱势群体，媒体倾向于同情患者，不能站在医学专业角度上看待医生的诊疗行为。媒体报道倾向于选择患方作为话语主体来阐释医患矛盾和纠纷。因为弱势群体自身的社会地位和生存状态更容易获得社会的同情，更容易引起共鸣，更能增加故事的戏剧性和悲情色彩。媒体通过有影响力的典型（代表性）医患关系事件的聚焦，再通过发生的同类相似事件的跟踪报道，将并不相同的医疗纠纷或医患矛盾事件串联起来，进一步强化社会公众对医患关系和医生角色负面形象的认知。这种对医生的负面报道迎合了大众的心态，直接影响着社会公众对于医生职业的认知。加之，医方在媒体报道中很少发声或者常常处于失语状态，这种带有明显倾向性的媒体行为直接或间接地促成了医生的角色冲突。

---

① 汪新建等：《媒体中的医方形象及其对医患信任的影响》，《社会科学文摘》2017年第8期。

四　医生个体原因

（一）医生职业人格因素

职业人格是人作为职业权利和义务的主体所具备的基本品质及心理特征，它是一定的社会政治制度、经济关系、道德文化、价值取向、精神素养、理想情操、行为方式的综合体。医生职业人格是指从事医学职业的人在医疗工作中所具备的基本品质和心理特征。[①] 在当前新医改进入深水区的背景下，反思现代医生的职业人格缺陷，研究建构现代医生职业人格的理论，提出培育医生职业人格的实践路径，成为构建和谐医院、调动医生工作积极性不可或缺的手段。现代医生职业人格缺失有以下四个方面的表现。

1. 医生的职业价值观发生错位

市场经济条件下，拜金主义侵蚀着现代医生的职业核心价值观，导致他们医学职业精神的缺失；部分医生的价值观发生错位，大处方、收受红包、索要回扣等职业道德的滑坡现象时有发生。

2. 医生职业倦怠问题日趋严重

医疗环境的欠佳、医生的身份地位下降、医患关系恶化、社会评价不公、价值观的错位等原因导致出现医生职业倦怠问题。美国临床心理学家 Freudenberger 于 1974 年首次提出"倦怠"一词，他首次将工作倦怠应用在心理健康领域。工作倦怠可表现为身体疲劳、情绪低落、创造力衰竭、自我价值感降低等症状。[②] McManus 等（2002）利用 3 年时间对 331 名英国医生做了工作倦怠情况与工作压力的跟踪研究，研究结果表明，工作倦怠中的情感耗竭与工作压力互相影响，高水平的情感耗竭会引起工作压力，同时高压力也会引发情感耗竭，高个人成就感会提高压力水平。Firth、Britton 等（1989）发现，医护人员工作倦怠中的去人格化对离职倾向有显著的预测作用。

---

① 黄耀宁等：《对广东医学院医学生职业人格培养的实践探讨》，《西北医学教育》2007 年第 5 期。

② 汤小薄：《工作倦怠、工作满意度与组织承诺的相关研究》，硕士学位论文，重庆大学，2007 年。

3. 医生职业沟通艺术缺乏

当前医生的培养过程中普遍存在重医学轻人文现象。加之在实际诊疗过程中，医患沟通不畅，或者说在语言交流中缺乏思想情感，忽视职业沟通的艺术性、规范性和科学性，这些也是医生职业人格缺陷的表现。[①]

4. 出现焦虑、不公平感等心理问题

研究发现，医生特别是年轻的医生心理压力巨大，焦虑最为严重。[②]医生工作属于医生高负荷、高风险、高压力"三高"职业，但是，收入的不满意极易引发医生的不公平感，必定会导致不积极主动、服务态度差、工作质量下降等连锁负面反应。总之，医生执业环境和心理健康状况令人担忧[③]，也很容易引发医生的角色冲突。

（二）出现角色失调现象

社会公众特别是患者，对医生角色有一定的要求与期望。现实是，有的医生由于主观因素原因，出现角色失调现象，导致角色冲突。一是角色不清。医生不清楚自己的角色职责，或者不知道自己的主要角色和次要角色，或者不知道如何履行角色，或者将医生职责混同于商人角色，忘记医生的责任和义务，行为严重偏离角色身份。二是角色固着。有的医生诊疗时强化对患者的权利权威，采用沿袭传统的沟通交流范式，没有意识到患者权利觉醒和地位的提高，没有将患者的平等和尊重权利纳入考量。三是角色失败。由于各种复杂原因，造成医生无法继续扮演角色，导致角色失败。

五 其他原因

无论何种形式的角色冲突，医生角色冲突的起因是多种多样的。研究表明，角色冲突和工作绩效的降低有关，角色冲突和不良的团队

---

① 李永生：《医疗职业人格与语言艺术——医疗职业人格研究之三》，《中国医学伦理》2005 年第 4 期。

② Røvik, J. O., Tyssen, R. and Hem, E. et al., "Job Stress in Young Physicians with an Emphasis on the Work – home Interface: A Nine – year, Mationwide and Longitudinal Study of Its Course and Predictors", *Industrial Health*, Vol. 45, No. 5, 2007, pp. 662 – 671.

③ 冯同强等：《对医师执业环境的思考》，《中华医院管理杂志》2005 年第 4 期。

关系相关，也有工作与家庭的原因而导致的角色间冲突。①② 黄冬梅等研究发现，公立医院医生的工作家庭冲突比较严重，是医生工作压力的重要预测源。③ 李超平等认为，工作家庭冲突对职业倦怠具有显著的预测作用，通过降低工作家庭冲突能够有效缓解医护人员的职业倦怠。④ 如果没有处理好这些关系，就会导致医生角色冲突。

医疗资源分布不均衡带来的风险。医疗卫生资源配置是指医疗卫生资源在医疗卫生行业（或部门）内的分配和流动，包括卫生资源增量分配和存量调整两方面，又称为初配置和再配置。据世界卫生组织2000 年对 191 个成员国卫生系统的评估显示，中国卫生筹资的公平性在所有成员国中排名第 188 位，位列倒数第四，仅比巴西、缅甸、塞拉利昂稍强。据统计，中国人口占全世界总人口的 22.0%，卫生投入却只占世界卫生总投入的 2.0%，被列为筹资最不公平的国家。⑤ 医疗卫生资源分布不均衡，配置不公平，是我国医疗卫生人力资源配置的最突出的问题。由于基层医疗资源不足、医疗水平不高，加上各级医疗机构之间的双向转诊机制还没有有效建立，导致患者都集中到了经济发达、医疗资源丰富的东部沿海地区，这些地区医生的工作负荷重、压力大、风险大，其防御性医疗及过度医疗可能性也相应增加，容易造成医生角色冲突。

---

① Liddell, W. W. and Slocum, J. W. , "The Effects of Individual Role Compatibility Upon Group Performance: An Extension of Schutz's FIRO Theory", *Academy of Management Journal*, No. 19, 1976, pp. 413 – 426.

② French, J. R. P. and Caplan, R. D. , "Organisational Stress and Individual Strain", New York: Amacon, 1972, pp. 1 – 66.

③ 黄冬梅等：《医生工作家庭冲突与社会支持、制度支持的关系》，《中国心理卫生杂志》2009 年第 1 期。

④ 李超平等：《医护人员工作家庭冲突与工作倦怠的关系》，《中国心理卫生杂志》2003 年第 12 期。

⑤ 刘玉恩：《我国医疗保障公平性研究》，《中国卫生法制》2006 年第 5 期。

第五节　医生角色冲突的调适

医生角色冲突伴随医生个体与社会角色包括患者在内的互动过程，角色冲突会产生消极和积极影响。

一方面是消极影响。出现角色冲突，角色承担者一般会首先启用"自我防御"机制，其自我表现形式有愤怒、投射、文饰、退避、压抑、否认、补偿等，其功能主要是通过改变、削弱或消除引起不快情绪的根源以调节情绪的负极。[①] 对医生而言，一是带来焦虑、不公平感和抑郁等心理情绪的反应，影响医生身心健康，进而导致职业倦怠问题。毕竟一个人的时间和精力极其有限，考虑到医生要扮演医疗专家、健康倡导者、沟通者、合作者和社会工作者角色等多重角色，每一种角色内部或者角色之间都有可能发生冲突，要对不同角色进行协调变得异常困难，医生担心这些冲突会影响自身各种角色的顺利扮演，从而对身心产生很大的影响，甚至影响到医生的工作效率。二是医生有非常大的可能实施防御性医疗。具体表现为：从实际病情看，没有必要的各种化验、检查，回避收治高危病人，回避高危病人手术及难度较大的特殊处置，带有推脱责任性质的转诊及会诊等。更有甚者，如果不能很好扮演，会影响医患关系，产生医疗纠纷、严重者会导致医疗暴力冲突。

另一方面是有积极影响。首先，随着医生在医疗实践中不断审视自己的角色定位、角色形象，调整自己的角色行为，提升自己的角色扮演和调节能力，从而帮助医生更好地适应角色。其次，角色冲突具有安全阀的作用。不同个体间由于所处的地位和位置的不同，彼此存在着不同的要求和期望。需要双方发生冲突时能够换位思考。角色冲突使反对者表达意见，情绪及时得到宣泄。这样，不仅能使冲突双方

---

① 秦启文、周永康：《角色学导论》，中国社会科学出版社 2011 年版，第 118 页。

深化了解，而且还能使人得到某种心理上的安慰。①

简言之，角色冲突并不是没有解决的办法，我们应该以一种积极乐观的态度去正视它。一般来说，可以从自我调控和社会调控两个方面去解决冲突。

一　自我调控

解决角色冲突的具体方式多种多样，首先是自我调控，即角色承担者个体通过自身的努力来化解角色冲突。即通过自身的学习和技能的培训，理解他人内在的角色期望，努力提升自我各方面的综合素养。在社会关系中，人既是主体，又是客体。作为主体，个体有一定的社会位置，可以根据自我角色的认知实施行为；作为客体，必须考虑外部环境对其角色的要求。在价值关系中，角色冲突的解决与人的价值取向有着密切的关系。也就是说，与个人的世界观、人生观和价值观紧密相连。如果树立了科学的世界观、人生观和价值观，人就会产生巨大的精神力量，积极克服角色扮演中的困难和障碍，实现自己的角色目标；反之，面对困难和障碍，有的人怨天尤人，消极地回避。② 就医生而言，自我调控主要有以下四个方面。

（一）在强化角色意识中增强责任自觉

角色意识又称角色观念，是指个体在特定的社会关系中对自己所扮演角色的关系、地位、作用、规范、权利、义务、形象、行为等方面的认知、态度、情感的综合反映。③ 无论什么人，处于什么地位，扮演何种角色，都有增强角色意识的必要，医生也是如此。强化医生的角色意识，使医生在工作过程中时刻谨记自身的职业职责，以医生的工作准则来规范自己。主要包括以下四个方面的内容。

第一，角色服务意识。角色服务意识是指医生在特定的社会关系中对自己所服务的对象、地位、作用以及所应尽的职责、义务、精神、方式、行为等方面的认知、态度、情感的反映。俗话说：医乃仁

---

① 秦启文、周永康：《角色学导论》，中国社会科学出版社 2011 年版，第 121 页。
② 同上书，第 119 页。
③ 奚从清：《角色论——个人与社会的互动》，浙江大学出版社 2010 年版，第 178 页。

术，无德不立，大医有魂，生生不息。在医疗技术飞速发展的今天，"知识、情感、道德"合一境界受到了挑战，专业技术的作用被夸大。医疗技术固然重要，更多的时候患者渴望从医生那里得到精神上的慰藉，他们渴望听到医务人员耐心地解释病情。因此，医务人员良好的服务意识，是维护医务工作者的整体形象也是维护群众健康的前提。强化医生的服务意识，要医生从自身做起，先认同这一理念，并在行为中加以规范。

第二，角色责任意识。责任意识是一种自觉意识，也是一种传统美德。责任是一种能力，又远胜于能力，责任是一种精神，更是一种品格；责任就是对自己可能并不喜欢的工作，毫无怨言地承担，并认认真真地做好。医生的责任心，首先要"慎独"。即个人独立工作、无人监督的时候，能够坚持医德信念，履行医道义务，不做有损病人、有损医务人员形象的事，默默奉献，完成本职工作。"慎独"是医学伦理学的范畴，是一种境界，是一种医学道德修养的方法。其次，要认真。治疗过程中，不过分依赖所谓先进的医疗设备，也不过分相信医疗仪器检查的结果，而是本着职业精神、专业知识，仔细检查、认真校对，严格执行操作流程和方法，让患者感觉到安全、信赖、敬业。最后，要学习提高。当今知识和信息日新月异，作为一名医生，要随时给自己"充电"，只有做到"吾日三省吾身"，才能做到与日俱进，不断提升自己的医术水平和专业能力，更好地为患者服务。

第三，角色道德意识。医德是调整医务人员与病人、医务人员之间以及与社会之间关系的行为准则。它是一种职业道德，是一般社会道德在医疗卫生领域中的特殊表现。这种道德规范要求调整医务人员与病人、医务人员之间以及与社会之间三方面的关系。医生与病人的关系是医德关系中最主要的内容。医疗卫生工作必须为病人服务，医生的最高职责就是与疾病、不卫生做斗争，保护和增进人们身体的健康，医德的好坏直接关系着人命的安危。明代龚廷贤说："病家求医，寄以生死。"说明医生与病人这一医德关系是生死所寄、性命攸关的，它涉及千家万户，男女老少，各行各业，管着每个人的生老病死，影响面很广。古往今来，医德一直是检验医生是否合格甚至优秀的试金石。在工作中，医生不能只关注技术水平和业务素养，如果在工作实践中医德滑坡，甚至失守，很容易导致医生角色冲突、医生形象损毁、医患关系恶化。因此，医生在提升专业技能的同时要加强对自身医德的修养，更需要体现在对患者生命的关爱和体恤上。

第四，医生还要有其他方面的意识，如主要包括角色规范意识，如法律规范、纪律规范、制度规范和各种操作规范等；有角色尊重意识，如尊重同事的劳动与团队合作，尊重患者的尊严和隐私，如尊重并妥善协调处理好各个方面的利益；有角色代价意识，如对健康代价和生命代价的认知和解读，对医学和医疗代价的认知和应该拥有的态度，对社会代价的认知和应有的情感。此外，还要有大局意识、角色创新意识、忧患意识、安全意识、风险防范意识、维权意识、质量意识、管理意识、监控意识等。

（二）通过角色的自我调适，承担有价值的角色

美国心理学家 W. 古德在《角色紧张》一文中提出了解决这种冲突的具体方法，即从各种互为交叉的角色中挣脱出来，把有限的时间和精力用到那些对自己更有价值的角色上。至于一个角色是否有价值取决于以下三个方面：（1）该角色对个体意义如何；（2）不扮演某些角色可能产生的积极和消极结果；（3）周围的人对个体拒绝某些角色的反应。[①]

根据古德的理论，医生应选择对医疗卫生事业和人们健康有意义的角色，把必要的精力放在重要的事情上，以患者和社会公众对医生角色的合理期待为标准来要求自己，严格自律。做到不收红包、不吃请，热情为患者提供优质服务。因此，医生可运用社会学及企业管理中的"二八定律"，通过区分和调整角色，采用授权、参与、合作等形式，将主要时间和精力放在职业和自身发展上。

（三）通过心理换位法，化解角色冲突

心理换位法，也叫作将心比心推己及人。即指通过"设身处地"

---

① 周晓虹：《现代社会心理学》，上海人民出版社 1997 年版，第 223 页。

的角色换位来了解、分析社会公众（卫生行政工作人员、其他相关政府部门工作人员、医院管理者、同事、医药企业人员、患者等）的心理活动的方法，即医生把自己放在一定的背景、环境中去体验自己的处境和心情，并由此来推断社会公众的处境和心情。运用心理换位法认知社会公众的心理，就是要打破思维的定式，站在对方的角度上思考问题，通过充当社会公众的角色来体会公众的心态与思想，从而选取有针对性的最佳方案来处理问题，增加相互间的理解与沟通，防止误解、不良情绪的产生。

心理换位法的要点。医生只有置身于各种不同的社会公众心理位置上去观察问题、思考问题和体验问题，才能找到组织与社会公众沟通的最佳方式，解决组织与公众之间深层次的问题。倘若组织以"自我"的心理位置为中心，不站在公众的位置去体谅社会公众的处境，不理解社会公众的心理状态，不管社会公众的心理反馈和要求，习惯于单项交流，就必然阻碍组织与社会公众之间的信息交流和感情传递。心理换位法的实施要求医生有高度的职业感和责任心。因为只有主观上想要做好医生的本职工作，才可能做到真正以社会公众的心理去感受问题和体验问题，并在认识过程中不断调整思考问题的方式、方法，以充分认识、了解各类社会公众的不同需求，为组织的决策提供依据。

心理换位法的作用。医生与社会公众之间由于所处的地位和位置的不同，彼此存在着不同的要求和期望。在两者之间发生冲突时，每一方都站在对方的立场上设身处地地为对方想一想。这种换位思考，对于医生化解和消弭角色冲突有以下三个好处。

第一，容易得到对方的谅解和同情。如刚刚走上工作岗位的年轻医生因缺乏行医经验可能有失误或犯错误，其内心也痛苦、紧张和不安，如果医院管理者能够进行换位思考，以谅解的态度去做工作，就会取得比较好的效果。又如，当社会公众感受到医生的诚恳与热情服务，就给予医生更多的信任，也会自觉地站在医生的位置上去思考和体验问题。当医生遭受医疗危机或者某种医疗纠纷时，就比较容易获得社会公众的谅解和同情。

第二，容易赢得对方的尊重和支持。心理换位法有助于融洽医生与社会公众之间的关系。常常会使社会公众对医生产生"自己人"的感觉，有助于建立医生与社会公众之间相互尊重、相互理解的和谐气氛，从而积极参与医生的诊疗过程，自觉关心诊疗行为和结果。

第三，有利于双方或多方辩证思考。通过心理换位能了解到对方的真实想法、目的、要求，尤其是能够站在对方的角度，接受对方合情、合理、合法的需要，有利于解决角色冲突。

（四）重视媒体的作用，强化自我意识

医生应理性、全面地理解媒体的社会功能和作用。媒体的报道虽然不可避免地有自身的局限，如对事实进行有选择的甚至更偏向于不利于医生的报道，但其所涉及的角色冲突的情景可能是客观事实或者部分是真实可靠的。因此，医生应该将媒体报道作为一种警示，反思和改进自身工作中的不足之处。另外，在自媒体已有充分发展的今天，医生并非仅是在舆论环境中被动接受检视的角色，医院、医生和其他医务工作者都可以合理运用自媒体发出自己的声音，而积极的双向沟通可以起到极好的增信释疑作用。①

二　社会调控

（一）社会调控的理论渊源

格罗斯（Gross）提出了一种解决角色冲突的理论。该理论认为，人会在各种不相容的规范中进行选择；而且，人如果在了解到别人强大到什么程度，其规范在多大程度上合理时，那么他的选择就能被预见到。② 后来，有许多学者对这一理论进行了研究。弗拉特（Van de Vlient）得出结论说，解决强烈的角色冲突必须采取三个步骤：如果可能，在规范之间进行选择；如果不可能，在规范之间进行妥协；如

---

① 汪新建：《媒体中的医方形象及其对医患信任的影响》，《社会科学文摘》2017 年第 8 期。

② Gross, Mason, McEachern, *Explorations in Role Analysis：Studies of the School Superintendency Role*, New York：Wiley, 1958.

果其他所有手段都失败，则从情景中退出。① 霍尔（Hall，1972）论述了三种类型的反应：与别人协商以改变他们的期待；调整一个人的观点，而使问题不令人感到太烦恼；顺应别人的行为。

解决角色冲突的具体方式是多种多样的，但从总体上看，可以分为内解决和外解决两种基本形式。前面已经介绍了内解决的一些方法，这里所谓的外解决就是通过利用和发挥角色承担者以外的力量，来解决个人角色承担中的冲突。具体方法有：（1）协调。即社会对角色承担者权利义务或时空上的矛盾进行协调，达到解决冲突的目的。（2）理解。人的一切角色都是由社会关系中的地位确定的，角色处在社会关系之中，必然与他人发生联系。因此，角色冲突的解决，离不开与一定角色相关联的人的理解。（3）解脱。这是角色冲突"外解决"的特殊方式。有的角色冲突，往往是由于"超负荷"，身兼多职，承担的角色过多造成的。作为组织可以帮助他们免去一些角色，是解决角色紧张和角色冲突，有利于社会化的积极措施。（4）规范。不同社会群体和组织对不同地位的角色的权利义务都有较明确的规定，这是现代社会体系中保护角色和避免角色冲突的有效手段。当社会体系中对角色权利义务的明确划分就是角色的规范化。经过角色的规范化，角色就会按照这些规范去履行社会的角色期待。（5）合并。当一个人同时拥有两个以上角色并发生冲突时，在有些情况下，此人可以将两个相矛盾的角色合二为一，发展为新角色。（6）分层。此方法要求角色持有者将两个以上相互冲突的角色的"价值"进行分层，也就是将这些角色按其重要程度进行排榜，将最有价值的角色排在首位，第二次之……依次做角色重要性的心理分类，然后选择自己认为最重要的那个角色。②

（二）社会调控的实践运用

医生的角色冲突有很多是由他人、社会等外在因素造成的。③ 因

---

① Event Van de Vlient, "Role Conflict between Supervisor and Subordinate", *Personnel Eview*, Vol. 5, No. 1, 1976, pp. 19–23.

② 秦启文、周永康：《角色学导论》，中国社会科学出版社 2011 年版，第 119—121 页。

③ 李强：《不同医学模式下医生角色之比较》，《中国医学伦理学》2002 年第 5 期。

此，通过调整社会各方对医生角色的期待，可以实现医生角色冲突的社会调控。社会调控实质就是利用角色个体以外的力量，解决个体角色承担中的冲突，即为了缓解冲突，通过整合社会资源，创造出适合角色生存和发展的良好的外部环境。要解决公立医院医生角色冲突以及医生角色冲突引发的各种问题，针对"病症"，多个层面、多种管道并举才能解决，既需要国家和政府体制机制的变革，需要社会各利益主体的共同协助，也需要微观管理单位医院的大力支持。

1. 建立并完善我国公立医院的法人治理结构

公立医院管理体制主要是对中央、地方、部门及医院各自的权限职责、管理范围、相关利益以及相互关系的有关原则与准则进行明确的规定。主要针对各级政府部门之间存在的管办不分、职能缺位等问题进行管理体制变革。《中共中央、国务院关于深化医药卫生体制改革的意见（中发〔2009〕6号）》指出，我国的公立医院管理体制改革要积极探索政事分开与管办分开的有效实现形式，建立并完善我国公立医院的法人治理结构。我国公立医院管理体制改革需要明确界定出资者、经营者以及监管者的主体责任，并明确他们之间的关系。政府与医院的关系由传统的契约关系转变为新型的契约关系。政府对公立医院的控制管理由直接变为间接，同时引进更多的市场竞争和激励机制使公立医院由隶属于政府转变为市场竞争主体，有效地改善公立医院所有者的责任、职能以及管理约束弱化的情况，从宏观层面为建立现代化医院提供环境，从而实现"以人为本"的现代化管理模式，为医生角色的高效管理创造条件。

2. 完善公立医院的补偿机制

公立医院由政府举办，主要目的在于实现公益性。要坚持公立医院的公益性就必须建立与完善公立医院的补偿机制。首先，国家财政要承担公立医院的基础建设费用、大型设备购置费用及离退休人员费用，补贴重点学科建设以及公共卫生服务，补助疾病预防控制等业务支出。其次，要破除公立医院"以药补医"的补偿机制，增设药事服务费、适当调整部分医疗技术服务的价格、增加政府财政补偿以及改革社会医疗保险的支付方式，使公立医院的运营成本能够得到科学合理的补偿。最后，鼓励各地探索建立医疗服务定价由利益相关方参与协商的机制。建立与完善公立医院的补偿机制，减少医生为完成"任务"和"创收"的压力，从而真正实现医生职业和岗位所赋予的角色功能。

3. 建立和完善各级政府和部门的监管机制

为了完善公立医院的监督体系，需要形成卫生行政部门与公立医院向当地人民代表大会汇报工作的长效机制，定期举办听证会、听取意见会以及新闻发布会，拓展公立医院与居民之间的有效沟通渠道，及时回应居民的医疗卫生服务需求，提高公立医院的医疗卫生服务水平，进而缓解医患紧张关系，减少医患矛盾。建立医院巡视、外派监事以及稽查特派员抽查等一系列的制度。就公立医院制定《公立医院法》《公立医院管理条例》以及《非营利医院管理条例》，建立公立医院科学合理的绩效考核评价体系，制定公立医院的卫生、人事、规划以及财务等相关的管理规定，为医生角色的正常履行保驾护航。

4. 积极推进公立医院职业化管理

所谓职业化，就是一种工作状态的标准化、规范化和制度化，即要求人们把社会或组织交代下来的岗位职责，专业完成最佳，准确扮演好自己的工作角色。医院管理人员职业化是当今世界各国发展的趋势。纵观全球医疗卫生体制的发展进程，发达国家不仅对医院管理的相关理论研究较为充分，从内涵、概念层面的研究延伸到医院管理的实施层面，而且医院管理人员职业化已经成为常态，无不对医疗机构的领导者提出了严格的职业化要求。[1][2] 在欧美国家，医院院长一般由管理专家任院长，他们基本上都是管理、经济、法学专业毕业并经过医院管理培训的专职管理人员，其中多数人拥有医院管理硕士（MHA）、工商管理硕士（MBA）、公共管理硕士（MPA）学位。近几十年来，美国出现了医生转向医院管理的趋势。他们强调把医院当成

---

[1] 许栋等：《中外医院管理队伍职业化研究差异》，《中国医院》2012 年第 12 期。

[2] 魏万宏：《国内外医院管理队伍职业化比较与分析》，《中国卫生事业管理》2011 年第 2 期。

企业来经营，注重成本核算和公共形象，研究改善医院服务，吸引更多病人，占领更多的市场份额，营利性医院尤其如此。

　　尽管近年来我国的医院管理水平飞速发展，但与国外相比，差异还是非常明显。通观国外的医院管理人员职业化状况，对我国医院和医生的管理有很大的启示。

　　（1）医院管理队伍中存在职业化管理者。医院院长不是政府指派下来的官员，而且绝大多数也不是医生出身，而是掌握先进有效的管理技巧，熟悉医务管理、财务管理、市场营销与人力资源管理、医疗服务、资本运营等内涵的专业管理者。而我国大多公立医院的管理者，特别是院长一级的管理者，院内院外的角色太多、身份太杂。其结果是，不仅应接不暇，而且常常产生角色紧张或角色冲突，造成精神压力。不仅影响了本职工作，还损害了自己的身心健康。鉴于此，作为上级主管部门可以少一些干预、少一些形式主义，帮助他们免去一些次要角色、面子角色、应酬角色。

　　（2）医院管理团队中专业结构合理。在医院管理层中，不同专业的管理人员相互补充、相互协调。例如，院长为专业管理者，而副院长或者高级层次人员应该是资深的医学专家，这样协调管理。

　　（3）建立关于管理队伍准入资格和任职要求相关制度。国外职业化院长的考核主要是由其选任机构董事会进行。这是医院的内部行为，其与政府对医院的考核属于两个层次的考核，国外医院院长的主业是从事管理工作，考核指标主要从单一的管理业绩进行评价。国外医院院长的绩效工资都已经成为规范的制度体系和以考核为基础的薪酬体系。

　　（4）注重精神力量，实行人文管理。欧美国家医院的院长大多数不是学医的，但是，在中国担任医院院长大多数还是需要有医学的背景，同时借鉴欧美国家医院的经验可以尝试非医学背景人员担任院长。这是因为，在国外医生是独立的，与医院分开，成立医师协会，医生通过医师协会可以同时与多家医院签约，这样使医生有更多的时间与经历专注于自己的医学领域。而中国医生是医院固定的员工，且因其专业的重要性和高技术性而成为医院的主体，这样，医生容易得到介入管理和决策的机会，医生担任院长更易于同医生沟通，医生更多地喜欢听从他们同行的指导。而且因为国内外医院产权形式不同，国情也不尽相同，因此，我国必须探索出不同于国外医院的中国医院院长职业化的培养道路。

（5）重视对医院管理人员的培训。西方发达国家十分重视医院管理职业化和专门医院管理人才的培养工作。医院管理硕士是目前很多国家采用的一种高级卫生管理学位课程与培养制度。国外的培养计划是围绕医院高级管理人员的工作任务和基本职责确定课程设置与培养模式的。其特点是重视大卫生观念和现代管理理念的培养，特别是重视以卫生统计学和流行病学为代表的公共卫生方法学的训练，注重医院规划、质量管理、财务会计等经营管理实务，重点放在实际运用的技能上，通过大量的见习和实习，培养解决实际问题的能力，大量使用案例教学。①

5. 媒体层面：加强对媒体监管

随着以互联网、移动通信、数字技术为代表的新媒体的兴起与发展，新媒体传播技术快速普及和应用，新媒体的社会影响力不断增强。新媒体的发展深刻影响主流媒体格局形态、舆论传播生态和公众的生活方式。同时，开放、便捷的新媒体使各种思想文化交流、交融、交锋更加激烈频繁，新媒体成为社会公众传播信息的重要平台。新媒体加上传统的媒体既有其积极作用也有消极作用。特别对于新媒体，由于人群的道德感和文化程度不一致，无法对信息的准确性进行有效辨别，不法分子就利用这一特点大肆传播关于医生不实的负面新闻。医生工作由于专业性极高，大众对其了解程度较低，所以，关于医生的不实报道更加填补了一些人对医生的恶意揣测。如果对媒体监管不当，将会产生严重的社会后果。要从根本上杜绝类似事情的发生，就需要规范媒体监督制度。实名制发帖，加强对网络造谣、诽谤的惩罚制度。还要普及正确、健康的上网习惯，正确看待正常的医疗

---

① 刘瑞明：《医院管理人员职业化发展的困境与出路》，四川大学出版社 2016 年版，第 219—221 页。

过程和医患关系。如果有必要，可以对传统媒体或者发布不实信息的网站进行整顿，给社会公众还原真实的医生角色形象，这是最有效的对医生角色冲突进行的伦理调适。在道德伦理层面以及舆论的引导上，正确引导社会公众对医生的角色有正确的认识，减少对医生角色的误解，为医生创造和谐的工作环境。

6. 患者层面：理解和尊重医生的感知以及合理诉求

众所周知，我国医患关系紧张，且医患关系的研究大多采用患者视角，解决的策略是对医生的行为进行干预和培训。但是，事实上，医患之间对医患关系的认知差距颇大，医务人员对医患关系表现出比患者群体更多的恐慌和担心。① 医生对医患关系的不满会影响其诊疗行为，对医疗服务效率和质量产生负面效果。② 医生的感知对建立和谐医患关系非常重要，关注医患关系的医方视角对明确我国医患关系紧张程度、分析医患紧张原因、化解医生角色冲突非常必要。有研究表明：一是患者的文化程度高低、对医学知识了解的程度与医患沟通的有效性成正比，能够较好地遵从医嘱，依从性比较好。二是医生感受到患者的尊重程度、满意程度和信任程度越高，则对医患关系现状的评价越高。三是医生最反感患者的不友好行为，如不尊重医生、态度粗鲁、固执、不遵守医院规制、提出非医疗需要要求等，患者的这些行为会对医生的认知产生实际不良影响。鉴于此，要解决医患矛盾和冲突，化解医生角色冲突，应该从医患双方的期待、沟通方式、行为方式等方面入手，找出双方所存在的认知和行为差异及原因。③ 在医患关系的影响因素中，患者利益诉求是影响医患关系的关键因素。患者利益诉求可归为健康诉求、经济诉求、心理诉求和服务诉求四类。在公立医院市场化运作体制背景下，患者的利益诉求渐进泛化和

---

① 尹秀云：《医患关系认知中的两个误区及伦理分析》，《医院管理论坛》2005 年第 2 期。

② Roter, D. , *The Enduring and Evolving Nature of the Patient - physician Relationship*, Patient Education & Counseling, Vol. 39, No. 1, 2000, pp. 5 – 15.

③ 谢铮：《患者因素如何影响医方对医患关系的看法》，《北京大学学报》（医学版）2009 年第 2 期。

复杂化，不再单纯地追求恢复健康和延长寿命，他们也希望选择最好的医师，享受最好的服务，服用最好的药物，少花钱或不花钱；自己的付出（支付费用、忍受痛苦和承担风险）能够得到合理的回报（恢复健康、获得尊重和关爱），随着文化水平提高和法律知识普及，患者维权意识越来越强，更加重视尊严、平等、理解和关爱等心理需求，参与诊疗决策以及提高生命质量等利益诉求。① 因此，角色冲突的解决，离不开与医生角色关联密切的患者的理解。理解作为一种巨大的精神力量，也是角色冲突的"消融剂"，可以减少一些因角色冲突而导致的人际关系的不平衡。同时也需要对患者采取一些干预措施，如以书面指南、录像课程、面授等措施，培训患者学会与医护人员沟通，提高患者参与度，形成协商式医患关系②；培训患者成为聪明的患者③，构建以患者为中心的新医学模式。新模式下，医患关系的内涵将变得更加生动、丰富和多元化，医生和患者应该着力建立起互信、互谅、互尊、平等的关系④，增进患者对医学复杂性的认识，使人们能够理解：医学是高投入、高风险、高技术的职业，从而避免产生不合理的过高的期望，从而最大限度地缓解或者减少医生角色冲突。

7. 医院层面：营造化解角色冲突的环境

医院是医生的工作场所。在这里，医生是医院的员工，不仅要进行治病救人的本职工作，更要时刻维持和谐、有序的工作秩序。医院作为医院环境的管理者，更要强化医院制度伦理建设，为医生的职业发展营造和谐的人文环境。

---

① 程灶火等：《医患关系的关键影响因素：患方利益诉求》，《南京医科大学学报》（社会科学版）2017 年第 2 期。

② Harrington, J., Noble, L. M. and Newman, S. P., "Improving Patients' Communication with Doctors: A Systematic Review of Intervention Studies", *Patient Educ Couns*, Vol. 52, No. 1, 2004, pp. 7 - 16.

③ ［英］J. A. Muir Gray：《聪明的病人》，秦颖、唐金陵译，北京大学医学出版社 2006 年版，第 174—175 页。

④ 刘瑞明等：《我国医生角色认同危机与出路》，《西安电子科技大学学报》（社会科学版）2017 年第 3 期。

（1）加强对医生的激励管理。

第一，薪酬激励。①医生的薪酬设计要相对公平。一是基于医疗服务产品的特点以及医生职业的特点，医生薪酬制度改革需要遵循两个原则，即保证较高薪酬和弱化短期激励，强化长期激励。在这两个原则下，建议将改革目标设定为：建立一个薪酬水平较高，薪酬构成以岗位、职称、年资为基础的固定工资（基本工资）为主，辅以超额工作的津贴补贴以及具有中长期激励效果的奖励性工资的薪酬制度。①二是制度公平，能够对医生产生巨大的正向激励。比如，公立医院院长和医生的收入要高于社会平均收入至少两倍，且同工同酬（三明医改模式），同时遏制灰色收入；医生技术分级、按级别定薪酬（深圳经验）；医生薪酬与工作的数量、质量、风险和难度、患者满意度挂钩（清华大学长庚管理模式）；职称评定向临床倾斜（上海的经验）；对于传染科、急诊科、放射科、手术室高压或压力大的岗位，要有岗位津贴及其他特殊福利。②②将医生工资标准的制定从整体事业单位中相对独立出来，提高基本工资标准；完善医生超额完成工作任务的津贴制度，提高津贴标准。③建立奖励性工资制度，奖励工资与医院的公共服务绩效考核相挂钩。④提供养老金保障。达到一定工作年限的医生退休可拿到有吸引力的养老金，这是留住人才尤其是留住基层医生的有效方法。"在推进公立医院改革的进程中，中国政府的确应该增加对公立医院的政府投入。但是，新增的政府投入完全没有必要用来补贴公立医院的日常运营，而是应该用来解决中国事业单位改革与发展所面临的独有问题，例如事业单位编制内人员的养老保障。唯有如此，政府投入的增加才能真正促进中国公立医院的改革与发展。"③

---

①　王列军等：《医生激励机制：医院改革核心之处》，《中国医院院长》2016 年第 17期。

②　黄燕：《医生激励不能仅靠薪酬改革》，《医药经济报》2016 年 12 月 30 日第 A02版。

③　顾昕等：《公立医院中的政府投入政策：美国经验对中国医改的启示》，《学习与探索》2012 年第 2 期。

第二，非薪酬激励。薪酬激励固然重要，但并不是全部，非经济激励手段的作用也值得重视和使用。①执业环境。要为医生创造良好的执业环境，包括法律环境、风险防范、科研支持等工作条件。建立和完善医药卫生有关的法律法规，对侵犯和危害医生合法权益的行为实施"零容忍"，给医生安全感；营造有利于医生的组织环境和工作氛围，让医生有舒适感；设计科研激励的有关制度和政策，为医生的科研提供除薪酬外的平台、团队以及相关条件保障，以利于医生可持续发展。②培训发展。提供规范的职业培训，给予青年医生职业生涯发展指导，提升他们的自信心和成就感；积极创造条件开展多点执业，既可让资深医生兼职创收，又可为青年医生提供更多的实践成才机会。③强化监管。运用"强化理论"对医生进行管理。要充分利用医业、医院和医生的专业力量，逐步推广同行评议、多方综合的考核评价体系，晋升发展体系。一方面，实施正强化。主要采用树立正面典型，宣传正能量的方式，构建社会公众和医生的互动互信。另一方面，兼顾负强化。医院主管部门要会同医疗保险部门，充分利用医院信息管理系统和医疗保险结算监控信息系统，加强对医生行为的监管和惩处。对于采用诱导需求方法，大处方、拿回扣、收受红包等违法违纪行为，要严肃惩处，绝不姑息。

（2）推进医院文化建设。医院文化有广义和狭义之分。广义的医院文化泛指医院主体和客体在长期的实践过程中创造的物质财富和精神财富，包括医院硬文化和医院软文化两个方面。医院硬文化主要是指医院建筑、设备、环境等有形的东西，其主体是物。医院软文化是指具有医院特色的思想、意识、观念等意识形态和行为模式以及与之相适应的制度和组织结构，其主体是人。医院硬文化是医院软文化形成和发展的基础；而医院软文化一旦形成则对医院硬文化具有反作用，两者相互影响、相互制约，在一定条件下互相转换。狭义的医院文化是指医院软文化，即医院在长期医疗活动中逐渐形成的以人为核心的文化理论、价值观念、生活方式和行为准则等。

具体而言，推进医院文化建设包括三个方面：①建设培育"以人为本"的医院服务文化。医院的主体以及服务对象均是人，医院的运营管理活动应围绕人出发，体现出以人为本的思想。医生是人民群众健康的守护者，只有医生满意，才能为患者提供满意的服务。医院应该积极为医生的成长和发展提供平台，调动他们的积极性和创造性。以医院工会为主要载体，做好医生工作和生活的贴心人，从精神层面和物质层面给予满足基本需求。比如生日贺卡和生日礼物、职工谈心、组织医生参加各种专题培训活动或者讲座、节假日慰问等，让医生感受到组织家庭的温暖。②加强医德医风建设。医学面对的是有思想、有感情的人类。因此，医生在职业活动中，不仅要医疗技术精良，提高对医学道德的基本原则的理解，认真履行卫生部制定的医学道德规范；提高自觉性和责任感，要在执业活动中，不断提高履行上述医学道德基本原则和规范的自觉性和责任感，逐渐形成良好的医学道德信念和养成良好的医学道德行为、习惯和风尚，如面对患者还要有亲切的语言、和蔼的态度、高度的责任感和高尚的医学道德情操。只有这样，才能成为一个受患者拥戴的医生，最大限度地减少医生角色冲突。③建立规范有序的制度和管理机制。对医生实施科学有序化的管理，明确各职级医生的责任、权利和义务，使其具有可操作性，为医生提供业务成长的支持和保障，降低医生角色冲突水平、程度、范围和影响，这不仅有利于医生实现其职业理想，也有助于实现医院价值。

第五章　医生权利

第一节　医生权利与病人权利之间的关系

一　权力（利）的内涵

权力的概念可以追溯至拉丁语"autorias"，权力是主体利用某种资源，能够控制客体并使其服从自己，实现主体意志和目标的一种社会力量及特殊影响力，具有社会性、强制性和非对称性的特征。① 我国古代汉语对权力进行解读，看重的是"权"而非"力"。现代汉语词典将权力引申为：一个人依据自身的需要影响甚至支配他人的一种力量。② 社会学认为，权力是指产生某种特定事件的能力或潜力；心理学家认为，权力是人们互相行动和作用的基本动机。我们认为，从历史法哲学角度看，权力存在于一定的社会群体或组织中，通过维持社会群体或组织秩序，所展现的支配社会群体或组织的自由与财产的资格和能力。法律上的权力是指公权力，由国家机关及其工作人员行使，如行政机关、公检法机关行使的公权力一般具有强制性。因此，现代社会的法律就是权力的根据，法律的内容包含对权力的约束与规定，它约束权力的行使范围，权力也是法律的构成因素之一。③

权利是指在特定的社会经济基础上，由社会公共权力确定的社会

① 漆多俊：《论权力》，《法学研究》2001年第1期。
② 秦启文、周永康：《角色学导论》，中国社会科学出版社2011年版，第333页。
③ 孙世伟：《权利与权力辩证关系的法哲学探析》，《现代交际》2013年第12期。

成员获取自身利益的特定资格。这种资格是权利与义务的统一，它本质上是一种社会利益的分配关系。① 当决定公民在国家中的地位以及与国家的关系等诸多基础性重大论题时，人权权利又被法律实定化，成为基本权利以及各项普通权利。② 比如公民的权利、病人的权利等。从通常的角度看，权利是法律赋予权利主体作为或不作为的许可、认定及保障。可见，权利与义务相对应是法学的基本范畴之一。

权力和权利是对立统一的关系，它们之间的联系主要体现在：当私权利遭受侵害时，往往会寻求公权力来获得救济（权利侧重于私权利）。但与此同时，公权力的不断扩张也常常侵犯私权利。另外，权利和权力也是有区别的。除强制性不同、法律地位不同外，其中重要的一点就是，行为主体与行为属性不同。权利主体一般是公民与法人和其他社会组织。比如，医生和病人作为公民，就享受宪法和法律赋予的权利，法律面前人人平等。而公权力的权力主体则只能是被授予权力的国家行政、公安、检察、司法等国家机关及其特定的工作人员。③

二　医生权利的内涵、来源及构成

（一）医生权利的内容

《中华人民共和国执业医师法》第二十一条规定，我国医师的权利包括：（1）执业自主权。在注册的执业范围内，进行医学诊查、疾病调查、医学处置、出具相应的医学证明文件，选择合理的医疗、预防、保健方案。（2）执业条件保障权：按照国务院卫生行政部门规定的标准，获得与本人执业活动相当的医疗设备基本条件。（3）其他权利。从事医学研究、学术交流，参加专业学术团体；参加专业培训，接受继续医学教育；在执业活动中，人格尊严、人身安全不受侵犯；获取工资报酬和津贴，享受国家规定的福利待遇；对所在机构的医

---

① 方彦明：《依法治国的关键是用权利制约权力》，《科学社会主义》2014 年第 6 期。
② 孙世伟：《权利与权力辩证关系的法哲学探析》，《现代交际》2013 年第 12 期。
③ 2017 年 5 月 5 日，中国政法大学副校长马怀德应中国共产党中央纪律检查委员会网站邀请，开讲廉洁文化公开课，就国家监察体制改革做出解读。监察体制改革重点内容是：实行监察全覆盖，包括教师、医生、社会团体工作人员，实际上他们也在行使一部分公权力。www.360doc.com/content/17/0505/09/542605_651226414.shtm。

疗、预防、保健工作和卫生行政部门的工作提出意见和建议，依法参与所在机构的民主管理。

医生作为事业单位的"工作人员"，一是拥有岗位上的权利，又称为"医生的执业权"。主要有诊治权、处方权、检查权、了解隐私权、法理公权力以及特殊干涉权（这也是医生的权利范畴）。只要医生在其岗位上，就拥有法律法规赋予的权利，这种权利（包括病人自愿让渡的部分权利）与其岗位、单位组织、主管部门等结合，形成相对稳定的社会意志。比如，处方行为等是医生的技术行为，不包括公权力的内容，处方权或者处方资格，是《中华人民共和国执业医师法》授予的一项权利。[①] 二是个人影响力。医生的影响力就是影响和改变病人的心理及行为的能力。这种广义上的权利，包括医生的个人魅力、专业知识权威、技能、地位和声望和道德等内容（见表 5 - 1）。[②] 因此，本书所讨论的医生的权利是由卫生行政部门赋予执业医师依照法律规定所享有的各项权利，以及在其医生岗位上所享有的与诊疗活动有关的权利的集合。

表 5 - 1　　　　　　　　医生权利的来源、构成及内涵

来源	构成	要素及内涵
岗位权力	诊治权	医生对病人提供诊疗服务，包括诊断权和治疗权
	处方权	医生为病人开具的医疗文书，它是病人用药的主要依据
	检查权	医生通过人工和仪器设备对病人进行查看，以了解病情
	了解隐私权	医生有了解病人的病情、健康状况和私人信息的权利
	法理公权力	医生拥有行政的、职务和职位的权力；兼有领导者或管理者身份的医生拥有决策、金钱、奖惩、强制等权利
	特殊干涉权	为了病人的利益，医生代替病人做出决定，以限制病人自主权利，对病人应尽义务的一种特殊职业权利

① 杨威：《"从事公务"问题刍议——由医生利用处方权收取回扣行为定性问题引发的思考》，《中国刑事法杂志》2004 年第 6 期。

② 刘瑞明等：《医生和患者权利（力）的来源、内涵及特点——互动视域下医患权利（力）运作形式一》，《中国医院管理》2015 年第 10 期。

续表

来源	构成	要素及内涵
个人影响力	个人魅力	形象：外貌、着装与礼仪等的统称
		人格：个人显著的性格、特征、态度或习惯的有机结合
		资本（历）：年龄、工龄、经验、信用、贡献、荣誉、关系等统称
	专业知识权威	专业权威：知识权力、专业权力
		学术权威：拥有和控制学术业务、学术活动、学术关系的权力
		信息权威：由于关键信息不对称，比病人更便捷地获得医学信息、医院信息以及专业信息等权力
	技能	个人方面：诊治能力、操作能力、情商、亲和力、思维、口才等
		人际关系方面：协调沟通能力、团队合作能力、组织适应能力等
	地位和声望	社会地位、经济收入、教育水平、晋升发展机会、从业要求与职业的不可替代性
	道德	个人品德和职业道德
	社会习俗	病人和社会公众自发形成的、认可和接受的非强制性的行为方式

（二）医生权利的特点

1. 专业知识性

医生是一种对心理、行为、能力和品德等综合素质均要求比较高的职业，医生的专业知识与技术权力有着不可分割的联系，且具有不可替代性。福柯对知识与权力的关系做了精妙的论述：权力产生知识，权力和知识是相互生产和服务的；如果没有相关联的知识领域的建立，就没有权力关系，而任何知识都同时预设和构成了权力关系。[1]"知识为权力规定范围，权力为知识确定形式，两者相互支撑，知识无处不在，权力也是无处不在的。"[2]

2. 权威性

医生在诊疗过程中的诊治活动是权威性的，是医生职业地位所决

---

① ［英］阿兰·谢里登：《求真意志—米歇尔·福柯的心路历程》，上海人民出版社1997年版，第181页。

② 张国清：《他者的权利问题——知识—权力论的哲学批判》，《南京社会科学》2001年第10期。

定的。医生掌握着治病救人的科学技术手段，病人面对医学科学的无知，医生的权威性表现得尤为突出和重要。这种权力是医学科学性质和医生职业所决定的。面对把生命交给医生的病人，医生必须端正态度，"人命至重，贵如千金"，审慎负责，积极救治病人，才能体现出医生特殊的权力特点。尽管当前的医患关系已逐渐从父权型模式到指导合作模式再到协商参与模式，患者的话语权和选择权加强了，但是，医方的相对优势地位和个人影响力仍然存在。医生的权威除前面提到的医生掌握的专业知识外，还包括个人魅力、技能、社会地位和道德等内容。正如恩格斯《论权威》所说："一方面是一定的权威，不管它是怎样造成的，另一方面是一定的服从，这两者……都是我们所必需的。"① 在医患关系中，权威性权力是医生最为普遍的权力运作形式，也是最明显的特点。病人如果不遵从医生，可能会产生消极或者严重的后果（肉体痛苦、精神折磨以及对生活、家庭和工作等产生的影响）。一般而言，由于担心让人惧怕的后果，病人会遵从医生的权威性权力。

3. 不平等性（非对称性）

除前面说的医生与病人之间专业知识不对称之外，还有他们之间的信息不对称。医生凭借各种平台掌握各种信息，拥有先天性的优势。另外，医生和病人之间可以调动的资源也存在不少差异性。总之，医患间存在事实上的不平等，其主要表现在医生的权威上，即医生所掌握的专业知识和信息的相对优势基础上。

4. 自主性

医生在诊疗过程中行使的诊断、治疗权利，是不受他人或任何组织、宗教、党派、团体或个人的干涉和指使的，是完全自主的。医学是科学，医生知识的专业性和医术的科学性决定了医生应该具有独立的、自主的权利。这表现在诊治过程中，医生可以在法律、职业技术以及伦理规范的条件下，自主决定其职责权利范围内的事。如为诊治疾病需要询问病史、了解病情、做出诊断，医生必须获得病人的一切

———————

① 《马克思恩格斯选集》第 2 卷，人民出版社 1972 年版，第 553 页。

疾病资料，这是医生特殊职业权力的体现。同时，医生也有义务向病人告知有关疾病的诊断、治疗、康复等信息。如何处方和用药、怎样检查和治疗等，只能由医生自主决定，这种医生的医学处置权，其他个人或组织均不能干涉。医生的这些权利应该受到法律的保护。

5. 特殊性

医生具有对病人的特殊干涉权及隐瞒权。由于病人的千差万别，在医生行使医疗权中，会遇到许多特殊的情况，如精神病人、自杀者、不遵守医嘱者，对此，医生要有特殊的干涉权。在对一些疾病情况进行处理时，医生也要有一些特殊的隐瞒权，保守某些有利于病人的医疗秘密等，这些都是诊疗服务和质量的有力保障。

三　病人权利

（一）病人权利的来源与内涵

病人权利是指病人在患病期间具有的权利和必须保障的利益。病人的权利来源于公民的权利，是权利的法律基础与本源。依据《中华人民共和国宪法》《中华人民共和国民法通则》《中华人民共和国执业医师法》《中华人民共和国消费者权益保护法》，病人的权利包括下列主要内容：①病人有个人隐私和个人尊严被保护的权利。②病人有获得全部实情的知情权。病人有权获知有关自己的诊断、治疗和预后的最新信息。③病人有平等享受医疗的权利。人们的生存权利是平等的，享受的医疗权利也是平等的。医护人员应平等地对待每一个病人，自觉维护一切病人的权利。④病人有参与决定有关个人健康的权利。病人有权在接受治疗前，如手术、重大的医疗风险、医疗处置有重大改变等情形时，得到正确的信息，只有当病人完全了解可选择的治疗方法并同意后，治疗计划才能执行。病人有权在法律允许的范围内拒绝接受治疗。⑤病人有权获得住院时及出院后完整的医疗。⑥病人有服务的选择权、监督权。病人有比较和选择医疗机构、检查项目、治疗方案的权利。病人同时还有权利对医疗机构的医疗、护理、管理、后勤、管理医德医风等方面进行监督。⑦病人有免除一定社会责任和义务的权利。⑧有获得赔偿的权利。由于医疗机构及其医务人员的行为不当，造成病人人身损害的，病人及家属有通过正当程序获得赔偿的权利。⑨其他合法合理的权利。

（二）病人权利的特点

尽管医生尝试进入病人的世界，从病人的眼中了解疾病，以建立"以病人为中心"的平等和谐互动关系①，但是，并不能改变医院医生的权利在与病人权利的博弈中处于强势地位，并呈现出较强的扩张性。病人权利有着自己鲜明的特点：首先，它是作为公民的基本权利；其次，病人的权利是与医疗机构以及医务人员特别是医生的权利和权力相联系的；最后，病人的权利变得清晰、有保障，越来越受到尊重和关切。一直以来，病人是医疗卫生系统乃至医患间的"弱势群体"，他们往往被排斥在医疗决策之外。而作为医疗的主体，有的病人应当享有的各种权利往往得不到尊重和享受，他们大多被动地接受、服从医生的权利和权威。

第二节 医生权利现状和前景自我认知分析

现今的医患关系，大多集中谈论自主、权力、协商、合作等主题。② 这些主题主要包括医生的权威和病人的自主性两大部分，好的医患关系取决于这两者之间的平衡。③ 有人认为，我国医患关系持续紧张，患者虽然不可推责，但毕竟患者明显处于弱势地位，医生的权利的自我认知情况怎样，它对医患关系影响多大？鉴于此，我们进行了调查研究。

一 医生权利自我认知的调查设计

（一）调查对象和方法

本书主要采用问卷调查法和访谈法。2014 年 4—6 月，以分层随

---

① Kabaa, R. and Sooriakumaran, P., "The Evolution of the Doctor – patient Relationship", *International Jorunal of Surgery*, Vol. 5, No. 1, 2007, pp. 57 – 65.

② 何成森：《医患关系的演变对当今医疗卫生事业改革发展的启示》，《江淮论坛》2015 年第 2 期。

③ 刘瑞明等：《医生和患者权力的来源、内涵及特点——互动视域下医患权利（力）运作形式一》，《中国医院管理》2015 年第 10 期。

机抽样对广州市、东莞市 6 家医疗机构的医生进行问卷调查，采用匿名方式共发放（含邮寄）问卷 500 份，剔除无效问卷，有效回收 423 份，有效率为 84.6%。同时，从其他卫生行政部门、医院管理者等选取 20 名人员进行访谈。

（二）调查内容

此次调查问卷设计的问题，既有封闭式问题，也有开放式问题。采用很正确、一般、不正确三项记分，用百分比指标描述医生对自身权利的认知，主要内容包括医患权利互动的重要性、医生权利的来源（自身的专业知识和能力）、医生权利的现状（是有明显的权利感，还是当前的对医患关系尤其是医疗冲突和暴力的焦虑）和发展趋势（是否对医患互动的前景乐观）的认知。

（三）统计处理和质量控制

采用 SPSS 13.0 统计软件包进行数据处理和分析。对问题勾选百分比以及 χ^2 检验，进行差异比较，以 $\alpha = 0.05$ 为检验标准，以 $p \leqslant 0.05$ 表明认知差异有统计学意义。选择高年级本科生作为研究助手进行问卷调查。调查前，对研究助手就调查目的、内容、方法等事项等进行培训指导。调查后，对不规范的调查问卷进行核查、补正或作废，以确保调查质量的可靠性。

二　医生权利自我认知的结果分析

（一）调查对象的基本情况

本次调查的对象平均年龄为 33.8 ± 9.6 岁。其中，男性 177 人，占 41.8%；女性 246 人，占 58.2%。已婚 369 人，占 87.2%；未婚 78 人，占 12.8%。工作 5 年及以下的 141 人，占 33.3%；工作 6—15 年的 171 人，占 40.4%；工作 16 年及以上的 109 人，占 26.3%。大专及以下 63 人，占 14.9%，本科 285 人，占 67.4%，研究生 75 人，占 17.7%。[①] 三级医院占 26.3%，二级医院占 40.4%，一级医院占

---

① 因为计算过程中采用四舍五入的方式，所以，各分项百分比之和，有时不等于 100%。下同。

33.3%；初级职称占 18.4%，中级职称占 55.3%，副高及以上占 26.3%。① 总体来看，不同学历和职称的医生对医生权利的认知（重要性、来源、现状与前景）评分差异具有统计学意义（p<0.05）；而工龄、性别、年薪则不显著。

（二）人口学变量对医生权利自我认知的影响

1. 工龄

统计表明，对医生权利有明显的权威感评分差异具有统计学意义（p<0.05，见表5-2），而不同年资的医生在医患权利互动及前景、医生权利来源等方面并没有显著差异（p>0.1）。

表5-2　　　　　不同工龄的医生对权利自我认知勾选
百分比及卡方检验［n（%）］

内涵	正确性	5年及以下	6—15年	16年及以上	χ^2值	p值
医患权利互动 非常重要	很正确	66（46.8）	96（56.1）	48（43.2）		
	一般	36（25.5）	36（21.1）	30（27.0）		
	不正确	39（27.7）	39（22.8）	33（29.7）	1.721	0.787
医生权利源于 专业知识和能力	很正确	45（31.9）	69（40.4）	60（54.1）		
	一般	36（25.5）	63（36.8）	24（21.6）		
	不正确	60（42.6）	39（22.8）	27（24.3）	8.448	0.076
医生权利有 明显的权威感	很正确	9（6.4）	27（15.8）	21（18.9）		
	一般	18（12.8）	57（33.3）	21（18.9）		
	不正确	114（80.9）	87（50.9）	69（62.2）	11.559	0.021
医患权利 互动前景乐观	很正确	15（10.6）	21（12.3）	6（5.4）		
	一般	12（8.5）	36（21.1）	15（13.5）		
	不正确	114（80.9）	114（66.7）	90（81.1）	4.811	0.307

注：因为计算过程中采用四舍五入，所以，表中各分项百分比之和，有时不等于100%。下同。

———————————

① 因为计算过程中采用四舍五入的方式，所以，各分项百分比之和，有时不等于100%。下同。

2. 性别

男性医生认为，在医患关系中医生有明显的权利威感，并且女性医生对医患权利互动中双方合作与互惠的前景更不乐观，差异有统计学意义（p<0.05，见表5-3）；而在医患权利互动的重要性及医生权利来源方面并没有显著差异（p>0.1）。

表5-3 不同性别的医生对权力自我认知勾选
百分比及卡方检验［n（%）］

内涵	正确性	男	女	χ^2值	p值
医患权利互动 非常重要	很正确	96（54.2）	114（46.3）		
	一般	42（23.7）	60（24.4）		
	不正确	39（22.0）	72（29.3）	1.121	0.571
医生权利源于 专业知识和能力	很正确	75（42.4）	99（40.2）		
	一般	63（35.6）	60（24.4）		
	不正确	39（22.0）	87（35.4）	3.566	0.168
医生权利有 明显的权威感	很正确	36（20.3）	21（8.5）		
	一般	63（35.6）	33（13.4）		
	不正确	78（44.1）	192（78.0）	17.191	0.000
医患权利 互动前景乐观	很正确	27（15.3）	15（6.1）		
	一般	36（20.3）	27（11.0）		
	不正确	114（64.4）	204（82.9）	6.483	0.039

3. 学历

不同学历的医生对医患权利互动的重要性、医生权利来源、医生权威感以及医患权利互动前景评分的差异均具有统计学意义（p<0.05，见表5-4）。

表5-4 不同学历的医生对权利自我认知勾选
百分比及卡方检验［n（%）］

内涵	正确性	大专及以下	本科	研究生	χ^2值	p值
医患权利互动 非常重要	很正确	27（42.9）	153（53.7）	30（40.0）		
	一般	27（42.9）	66（23.2）	9（12.0）		
	不正确	9（14.3）	66（23.2）	36（48.0）	11.591	0.021

续表

内涵	正确性	大专及以下	本科	研究生	χ^2值	p 值
医生权利源于专业知识和能力	很正确	21 (33.3)	135 (47.4)	18 (24.0)		
	一般	33 (52.4)	69 (24.2)	21 (28.0)		
	不正确	9 (14.3)	81 (28.4)	36 (48.0)	12.236	0.016
医生权利有明显的权威感	很正确	6 (9.5)	42 (14.7)	9 (12.0)		
	一般	36 (57.1)	54 (18.9)	6 (8.0)		
	不正确	21 (33.3)	189 (63.3)	60 (80.0)	18.519	0.001
医患权利互动前景乐观	很正确	15 (23.8)	150 (52.6)	30 (40.0)		
	一般	33 (52.4)	66 (23.2)	12 (16.0)		
	不正确	15 (23.8)	69 (24.2)	33 (44.0)	13.090	0.011

4. 职称

不同职称的医生对医患权利互动的重要性、医生权利来源、医生的权利权威感的评分差异均具有统计学意义（p < 0.05，见表 5 – 5），而对医患权利互动前景则不乐观，且没有显著差异（p > 0.1）。

表 5 – 5 　　　　　不同职称的医生对权利自我认知勾选
百分比及卡方检验 ［n（%）］

内涵	正确性	初级职称	中级职称	高级职称	χ^2值	p 值
医患权利互动非常重要	很正确	42 (53.8)	135 (57.9)	30 (40.0)		
	一般	21 (26.9)	51 (21.9)	9 (12.0)		
	不正确	15 (19.2)	66 (20.2)	36 (48.0)	11.591	0.021
医生权利源于专业知识和能力	很正确	33 (42.3)	138 (58.3)	33 (29.7)		
	一般	30 (38.5)	39 (17.3)	27 (24.3)		
	不正确	15 (19.2)	57 (24.4)	51 (45.9)	15.769	0.015
医生权利有明显的权威感	很正确	30 (38.5)	105 (43.9)	21 (18.9)		
	一般	27 (34.6)	60 (26.7)	36 (32.4)		
	不正确	21 (26.9)	69 (29.4)	54 (48.6)	13.354	0.038
医患权利互动前景乐观	很正确	0 (0.00)	33 (13.9)	9 (8.1)		
	一般	18 (23.1)	36 (11.5)	18 (16.2)		
	不正确	60 (76.9)	174 (74.6)	84 (75.7)	6.417	0.378

三　医生权利自我认知的讨论

（一）不同工龄医生权利的自身认知情况

调查表明，认为医生权利有明显的权威感很正确，高、中、低资历的医生比例分别为18.9%、15.8%和6.4%（见表5-2）；而且肯定医生权利源于专业知识和能力的认知比例分别为54.1%、40.4%和31.9%（见表5-2），说明年龄较大、职称较高的医生，其权利认知和认同相对较高。可能因为医学是学无止境的专业，随着年龄的增长和职称的提高，医生的临床经验也在不断积累，理论和实践越来越系统地融合在一起，逐渐达到了职业生涯的高峰期，其中有些医生已经成长为医院的专业权威。[①]

（二）不同性别医生权利的自身认知情况

一是医生有明显的权利权威感，持正面态度的男性医生高达78%，远远高于女性医生的22%。出现男女医生的权利自身认知的差异，虽然有多方面的原因，但是，由于传统文化心理和世俗人生观念的影响，无论是社会还是个人，有着对权利的渴望和崇拜，而男性对成就期望一般要比女性高。[②]

二是当前的医患关系中，医生的社会认同度降低，社会地位较前呈下降趋势，医生优势的权利资源正逐步丧失。近十多年来，医院的恶性事件以几何级速度增长。目前，中国每所医院平均每年发生的暴力伤医事件高达27次，73.33%的医院出现过患者及其家属殴打、威胁、辱骂医务人员的事件。[③]

与男性相比，女性更愿意选择稳定的工作而不是选择经济收入高的工作。[④] 而由于医生超负荷、高风险的工作性质，对女性医生的家

---

① 刘丹等：《某省级专科医院医生职业认同的相关影响因素调查分析》，《中国当代医药》2014年第1期。

② 宋广文等：《影响教师职业认同的相关因素分析》，《心理发展与健康》2006年第1期。

③ 李德成等：《医患关系法律属性和伦理属性探讨》，《重庆医学》2013年第7期。

④ 梁飞琴：《从性别视角看医学院校研究生职业价值观》，《南京医科大学学报》（社会科学版）2012年第1期。

庭、生理以及心理方面的影响相对更大。① 因此，面对医患纠纷，特别是冲突与暴力现象，女性医生的焦虑感 54.9% 明显高于男性医生的33.9%，也说明女性医生更反对医疗暴力。

三是在医患权力互动中合作与互惠前景的认识上，女性医生82.9% 持否定态度，高于男性医生的 64.4%（见表 5 -3），说明她们更悲观。

（三）不同学历医生权利的自身认知情况

本科学历的医生权利认知包括权利的重要性、来源以及对冲突和暴力的焦虑明显高于研究生和大专学历的医生；而对医生有明显的权力权威感认同度上，大专及以下学历的医生 66.7% 远远高于本科学历医生的 36.7% 和研究生学历医生的 20%。本科学历医生对政府政策和医院管理最不满意，可能原因是他们的收入相对较低，却要承担一线工作，职业风险高、压力大。而大专学历医生因为自己学历低，且一般在风险相对较小的科室，提供技术以及辅助性工作支持，所以，对当前工作岗位、医生权利感以及待遇感到相对满意。

（四）不同职称医生权利的自身认知情况

不同职称的医生，有 50% 以上的人认为医患权力互动非常重要，但高级职称、中级职称和初级职称的医生分别有 48.0%、20.2%、19.2% 认为医患互动不重要。医生权利源自专业知识和能力方面，初级、中级职称医生有 42.3%、58.3%（见表 5 -5）非常认同，而高级职称则为 29.7%（见表 5 -5）；而且高级职称的医生对医生有明显的权威感，非常认同的比例为 18.9%（见表 5 -5），也远远低于初级、中级职称医生的 38.5%、43.9%（见表 5 -5），差异非常显著。说明高级职称、工龄比较长的医生早年入职，经历了职场的风风雨雨，正处于职场疲惫期；尽管他们也有经验丰富、病源广泛等优势，但是，对于新医改，他们可能会感到有些力不从心，工作压力增大；或者不愿意经历不同以往的路径选择，有的甚至可能对前景感到

---

① 张昱等：《南京地区医生职业认同现状调查》，《南京医科大学学报》（社会科学版）2013 年第 4 期。

悲观。

医生权利自身认知的现状和前景还呈现以下三个特征。

1. 尽管个人的工资满意度越高，自身价值、组织价值的感知度和职业认同程度也相对越高

统计表明，薪酬的高低与医生对自身权利的认知，包括医患权力重要性、来源、明显的权威权力感和医患互动前景等的判断并没有差异性影响。

2. 对于医患权利互动重要性的解读有着一定的差异性

不同职称的医生，有50%以上的人认为医患权力互动非常重要，与潘传德（2005）、夏云（2013）的研究结果一致，但高级职称、中级职称和初级职称的医生分别有48%、20.2%和19.2%认为医患互动不重要。[1][2] 大专、本科和研究生不同学历的医生，对医患重要性的认识则为85.8%、76.9%和52.0%。这种认知差异，可能与医院的管理制度、医疗设备设施、运行方式、医疗费用构成、服务内容、患者病种、治疗手段有关，也可能与医务人员的素质、专业特长、思维模式和工作作风的差异有关。[3] 不同职称的医生工作的医院、科室不同，遭遇医疗纠纷的经历和影响程度不同，也直接和间接导致医患权力互动认知判断的偏差。

3. 医患权力互动前景很不乐观

本调查结果显示，有80%左右的医生认为自身权利和医患权利互动前景不容乐观，这与张琪等调查的医务人员认为医患关系在不断恶化的占78.34%较为一致，与夏云的19.0%、徐双燕等的29.2%以及

---

① 潘传德：《不同科室医务人员对医患关系现状的调查》，《中华医院管理杂志》*2005年第11期。

② 夏云：《医务人员医患关系认知现状分析》，《中国公共卫生》2013年第11期。

③ 潘传德：《不同科室医务人员对医患关系现状的调查》，《中华医院管理杂志》2005年第11期。

潘传德的 29.5% 医患关系前景预测的结论不一致。①②③④

　　总之，医生都意识到了医患关系的重要，也认识到加强医患互动的必要。但是，由于国家对医疗卫生领域的重视还不够、投入不足，医院和医生都存在某种程度上的"逐利"倾向。上述综合因素可能导致社会对医生的不满、对医生职业不够尊重，患者权力意识逐渐觉醒和萌生，加上由于医学知识的缺失，导致患者对医生的不理解、冲突和暴力相向。医生是高投入、高付出、高风险的职业，却并没有得到相应的待遇、社会地位，因而医生对发展前景普遍感到悲观。⑤

第三节　医生权利认知存在的问题及对策分析

　　当前医疗卫生服务的逐利动机和行为，让医院和医生饱受社会的怀疑和批评。医学越来越像一项商业活动而非人道事业，医生不似以前那样对待病人，医患关系中的某些特质在改变。⑥ 由于双方缺乏信任和理解，导致常常发生医患纠纷和冲突。有人认为，医生的权利过大，患者处于明显的弱势地位。医生对医患关系的紧张和冲突也有着不可推卸的责任。前面我们已经厘清了医生权利来源有职业权力（岗位权力）和个人影响力（侧重权威）两个方面。⑦ 作为公民，跟患者

　　① 张琪等：《医患关系的经济学研究》，中国劳动社会保障出版社 2011 年版，第 44—45 页。

　　② 夏云：《医务人员医患关系认知现状分析》，《中国公共卫生》2013 年第 11 期。

　　③ 徐双燕等：《成都医院医患关系普遍认知调查分析》，《中国卫生事业管理》2009 年第 12 期。

　　④ 潘传德：《不同科室医务人员对医患关系现状的调查》，《中华医院管理杂志》2005 年第 11 期。

　　⑤ 全鹏、刘瑞明：《医生权利现状和前景自我认知分析》，《中国医院》2016 年第 8 期。

　　⑥ 何成森：《医患关系的演变对当今医疗卫生事业改革发展的启示》，《江淮论坛》2015 年第 2 期。

　　⑦ 刘瑞明等：《医生和患者权力的来源、内涵及特点——互动视域下医患权利（力）运作形式一》，《中国医院管理》2015 年第 10 期。

一样，医生的权利来源于公民的权利，是权利的法律基础与本源，主要包括政治参与、民主决策的权利；生命健康权，即执业活动时，人格尊严和生命安全神圣不可侵犯；获得薪酬、培训、继续教育和保障等权利。医生对权利的自我认知（尤其是医患互动背景下）究竟存在怎样的问题，如何有效解决，课题组进行了调查分析。

一 医生权利自我认知问题的调查设计

（一）调查对象

2014 年 4—6 月，以分层随机抽样对广州市、东莞市 6 家医疗机构的医生进行问卷调查，采用匿名方式共发放（含邮寄）问卷500 份，剔除无效问卷，有效回收 423 份，有效率为 84.6%。同时，从其他卫生行政部门、医院管理者等选取 20 名人员进行访谈。

（二）调查方法

本书采用问卷调查法和访谈法。

（三）调查内容

此次调查问卷设计的问题，既有封闭式问题，也有开放式问题。问卷采用很正确、一般和不正确三项记分，用百分比指标描述医生对自身权力的认知，主要内容包括从政府、医院、医生本身、患者等几个角度考察医生权利运作存在的问题、原因以及对策。

（四）统计处理和质量控制

采用 SPSS 13.0 统计软件包进行数据处理和分析。对问题勾选百分比以及 χ^2 检验，进行差异比较，以 $\alpha = 0.05$ 为检验标准。调查前，对在校的高年级本科生就调查目的、内容、方法等事项等进行培训指导。调查后，对不规范的调查问卷进行核查、补正或作废，以确保调查质量的可靠性。

二 结果分析

（一）调查对象的基本情况

本次调查对象的情况参见本书第五章第二节第二小节有关内容。

（二）人口学变量对医生权利认知的影响

1. 性别

男女医生在政府制定政策、医院民主参与、医患互动以及制度规范四个要素评分差异有统计学意义（p < 0.05，见表 5 - 6），医患互信的认知上并没有显著差异（p > 0.05）。

表 5 - 6 不同性别的医生对权利认知勾选百分比及卡方检验 [n（%）]

内涵		男	女	χ^2 值	p 值
政府制定政策时很少听取一线医生的声音	很正确	78（44.1）	156（63.4）		
	一般	63（35.6）	27（11.0）		
	不正确	36（20.3）	63（25.6）	12.502	0.002
医院制定的制度缺乏民主参与性	很正确	18（10.2）	15（6.1）		
	一般	57（32.2）	36（14.6）		
	不正确	102（57.6）	195（79.3）	7.835	0.020
医患双方权利互动欠缺	很正确	72（40.7）	165（67.1）		
	一般	69（39.0）	21（8.5）		
	不正确	36（20.3）	60（24.4）	19.464	0.000
互信是医患和谐的基础	很正确	99（55.9）	126（51.2）		
	一般	51（28.8）	54（22.0）		
	不正确	27（15.3）	66（26.8）	2.885	0.236
制度规范是医患和谐的最佳途径	很正确	60（33.9）	87（35.4）		
	一般	72（40.7）	57（23.2）		
	不正确	45（25.4）	102（41.5）	6.010	0.050

2. 学历

男女医生在政府监管、医院帮助医生维权、医患互动、医生行为、医患互信和沟通六个要素评分差异均有统计学意义（p < 0.05，见表 5 -7）。

3. 职称

不同职称的医生在政府监管、医院帮助医生维权、医患互动和互信、制度规范五个要素评分均有统计学意义（p < 0.05，见表 5 -8）对医患沟通没有显著差异（p > 0.05）。

表5-7 不同学历的医生对权力认知勾选百分比及卡方检验 ［n（%）］

内涵		大专及以上	本科	研究生	χ^2值	p值
医疗纠纷政府（定位、投入、监管）不到位	很正确	9（14.3）	84（29.5）	30（40.0）		
	一般	30（47.6）	45（15.8）	21（28.0）		
	不正确	24（38.1）	156（54.7）	24（32.0）	13.312	0.010
医患冲突中医院帮助医生维权不够	很正确	30（47.6）	186（65.3）	24（32.0）		
	一般	18（28.6）	48（16.8）	18（24.0）		
	不正确	15（23.8）	51（17.9）	33（44.0）	11.440	0.022
医患双方权利互动欠缺	很正确	57（90.5）	66（23.2）	39（52.0）		
	一般	3（4.8）	108（37.9）	15（20.0）		
	不正确	3（4.8）	111（38.9）	21（28.0）	35.599	0.000
医生常有多检查、收红包和回扣滥用权力行为	很正确	9（14.3）	24（8.4）	3（4.0）		
	一般	36（57.1）	9（3.2）	15（20.0）		
	不正确	18（28.6）	252（88.4）	57（76.0）	45.458	0.000
互信是医患和谐的基础	很正确	30（47.6）	174（61.1）	21（28.0）		
	一般	24（38.1）	60（21.1）	21（28.0）		
	不正确	9（9.5）	51（17.9）	33（44.0）	13.145	0.011
沟通是确保医生权力运作的最佳途径	很正确	6（9.5）	72（25.3）	36（48.0）		
	一般	27（42.9）	75（26.3）	21（28.0）		
	不正确	30（47.6）	138（48.4）	18（24.0）	10.966	0.027

表5-8 不同职称的医生对权利认知勾选百分比及卡方检验 ［n（%）］

内涵		初级职称	中级职称	高级职称	χ^2值	p值
医疗纠纷政府（定位、投入、监管）不到位	很正确	33（42.3）	138（58.3）	33（29.7）		
	一般	30（38.5）	39（17.3）	9（24.3）		
	不正确	15（19.2）	57（24.4）	36（45.9）	15.769	0.015
医患冲突中医院帮助医生维权不够	很正确	36（46.2）	138（69.4）	33（29.7）		
	一般	24（30.8）	27（11.5）	27（24.3）		
	不正确	18（23.0）	45（19.1）	51（45.9）	13.125	0.041
医患双方权利互动欠缺	很正确	21（26.9）	96（41.5）	24（21.6）		
	一般	51（65.4）	72（31.1）	36（32.4）		
	不正确	6（7.7）	66（27.4）	51（45.9）	19.626	0.003

续表

内涵		初级职称	中级职称	高级职称	χ^2值	p值
互信是医患和谐的基础	很正确	45 (57.7)	147 (63.4)	33 (29.7)		
	一般	18 (23.1)	51 (21.6)	36 (32.4)		
	不正确	15 (19.2)	36 (15.0)	42 (37.8)	13.264	0.039
沟通是确保医生权力运作的最佳途径	很正确	27 (34.6)	66 (62.9)	33 (29.7)		
	一般	33 (42.3)	18 (17.1)	33 (29.7)		
	不正确	18 (23.1)	21 (20.0)	45 (40.5)	11.957	0.063
制度规范是确保医生权力的重要保障	很正确	24 (30.8)	60 (25.4)	63 (56.8)		
	一般	30 (38.5)	69 (30.4)	30 (27.0)		
	不正确	24 (30.8)	105 (44.2)	18 (16.2)	17.459	0.008

三 医生权利认知问题的讨论

(一) 不同性别医生权利的认知情况

男女医生在政府政策制定时很少听取一线医生的声音上还是比较一致，但 63.4% 的女性医生高于男性医生的 44.1%（见表 5 - 6）；在医院民主参与上，男性医生持否定态度的占 57.6%（见表 5 - 6），而女性医生则为 79.3%（见表 5 - 6），说明当前"男权主义"在医院是主流。男性在社会中比女性拥有更多的权利，这就决定了男性的很多认知都和女性不同。[1] 女医生参与管理的人数、比例、深度等情况不容乐观，这也反映了女性医生拟提高参与意识的心声。在医患互动方面认为很欠缺，女性医生的 67.1%（见表 5 -6），明显高于男性医生的 40.7%（见表 5 - 6）。这可能与性别在医院的科室分布和工作分工不同有关。医院以男医生居多，且在急诊、外科等业务特别繁忙的科室也是男医生比例更大。因此，相对男医生，女医生总体的工作强度相对低一些。[2] 同时说明女医生愿意跟患者互动，但无奈于医患互动不足的现实窘境。

---

① 余菲：《权力、自我相似面孔影响择偶复制性别差异的实验研究》，硕士学位论文，华东师范大学，2013 年。
② 魏玲：《医生工作家庭冲突的性别差异及其相关因素调查》，《福建医科大学学报》（社会科学版）2012 年第 2 期。

（二）不同学历医生权利的认知情况

学历高的医生更认为政府在医疗纠纷（定位、投入、监管）不到位，研究生学历医生有 40.0% 勾选选项，高于本科学历医生的 29.5% 和大专及以下学历医生的 14.3%（见表 5 - 7）。同时学历越高的医生越认为沟通是确保医生权利运作的最佳途径。另外，在多检查、收红包和回扣等滥用权利行为上，88.4% 的本科学历医生和 76.0% 的研究生学历医生认为没有，远远高于大专及以下学历等的 28.6%（见表 5 - 7）。以上说明，一方面，高学历医生总体较为关注国家和政府宏观层面的政策，也表明他们对当前的政策环境最不满意。毕竟学历层次不同，接受的教育培养目标和要求也不同，学历较高的医生的自我期望也高。[①] 另一方面，高学历医生比较注重与患者微观层面的沟通。可能是与患者的互动和互信程度决定了诊疗的质量和效果有很大关系。

（三）不同职称医生权利的认知情况

数据表明，超过 50% 的中级职称医生认为政府对医疗服务的监管不到位，医院帮助医生维权不够；另外，对于医患双方应在权利互动、构建互信和加强沟通方面，中级职称医生比例分别为 41.5%、63.4% 和 62.9%（见表 5 - 6），也明显高于其他职称。说明中级职称医生这个群体异常活跃和敏感。这也许与他们的成长和发展有关。中级职称医生虽进入职场的时间不长，但毕竟经历了职场的风雨，遭遇到前所未有的压力和焦虑。工作上正处于发展的上升期，有晋级、晋职的需求，需要努力拼搏，国家医疗卫生政策和医院制度与管理对他们影响甚大。同时他们还要处理好组织、同事、患者和社会各方面的关系，工作压力大、风险高、常常有职业倦怠和焦虑的困扰。高职称医生有 56.8% 更加倾向认为制度是权利的重要保障，远高于初级职称和中级职称医生的 30.8%、25.4%（见表 5 - 8）。随着工作年限的增加，大多高资历的医生希望得到政策和制度上的保障，比其他医生对

---

① 张昱等：《南京地区医生职业认同现状调查》，《南京医科大学学报》（社会科学版）2013 年第 8 期。

工作安全、职业保障有了更深层次的理解和感悟。

四　对策和建议

（一）加大投入和监管：政府营造医生权利运作环境的保障

1. 投入有保障

多年来，我国政府对卫生总投入比例变化不大，在世界排名明显靠后。新医改以来，各级政府对卫生领域的投入成倍增加，但并没有解决好医患之间的利益冲突问题，在很大程度上影响了医院和医生的价值观、行为以及权力运作。[①]

2. 政策应配套

政府应该在医生的职业化培训与发展、基层医生资源的倾斜、医生合法权利、医生安全保障的法律化与制度化等方面多作为，应该还权于医生。同时，将医生权利的内涵、内容具体而明确，鼓励医患互动、互惠和合作。

3. 监管要到位

目前，我国政府对医生的监管主要包括技术准入、认证培训、医疗服务价格、薪酬调整等内容，且监管职能分散在多个行政职能部门，造成管办不分、医防不分、医卫不分、医药不分，这种政府行为与市场行为的混淆，导致政府常常在医疗服务领域内出现越位、错位和缺位现象。[②] 因此，我们可以借鉴其他国家的经验做法，对医生以警戒主导型方式进行政策导向，建立一个社会多方参与互动的医生监管模式。

（二）进行制度规范：医院对医生权利管控的落脚点

1. 实施民主管理

参与管理是一种管理思想，是行为科学的实践应用。由于医院的内外环境、领导体制、管理模式不断调整，所以，在涉及医疗服务、费用、质量、成本以及医患关系等工作中，如何进行制度规范、激励和约束医生这一最关键群体，让医生积极参与管理，实现组织目标显

---

① 刘平安：《推进医改政府要做四件事情》，《健康报》2014 年 12 月 12 日第 8 版。
② 顾昕：《全球性医疗体制改革的大趋势》，《中国社会科学》2005 年第 6 期。

得尤为重要。

2. 帮助医生维权

由于复杂因素导致医患冲突或医疗暴力频频发生。虽然医疗冲突与暴力行为有双向性，但是，单向性特征十分明显，即暴力行为几乎都是患方向医方主动发起，医生很容易受到精神和肉体的伤害。[①] 因此，医院作为医生工作和活动的归属单位，应主动帮助医生维护合法权益、消除医患误解和矛盾，而不是像有的医院那样，把医生个人推向第一线，让医生流血又流泪。

（三）提升职业素养：医生塑造自身权利权威的关键路径

医生应努力提升自己的医术水平，这是患者的信任与尊重的前提，也是降低医患冲突和暴力的先决条件。一方面，市场经济转型下医生权利滥用情况凸显，非理性因素如情感、意志、欲望、动机、信念、信仰、习惯、本能等意识有更为突出的蔓延趋势，医生遭遇前所未有的信任危机。[②] 医生不仅运用权力，更应恰当运用权威力量，策略性引导患者服从和遵从。另一方面，由于认知、自身利益考虑，患者就医的态度、行为和方法等与医生有分歧，加之主体意识增加、维权意识提高，患者的服从与遵从、参与与合作悄然发生变化。因此，医生不仅要加强专业素养，而且要提升权威人格，增强其权威、感召力和影响力。[③]

（四）强化互信和沟通：医患双方互动的两大基石

1. 构建医患双方的互信

众所周知，正是病人对医生信任的态度才成就了医生的权威。一旦病人不能确定医生的主要动机是为其治病还是为其自身谋利益，信任危机的出现将是必然的。所以，要建立信任，必须改变逐利倾向。[④]

---

① 徐昕、卢荣荣：《暴力与不信任——转型中国的医疗暴力研究：2000—2006》，《法制与社会发展》2008 年第 1 期。

② 伊焱、陈士福：《医患关系中的非理性因素及其优化探讨》，《中国医院管理》2014年第 5 期。

③ 刘瑞明等：《医生权力（利）认知存在的问题及对策分析》，《中国农村卫生事业管理》2017 年第 3 期。

④ 张洁：《只有改变逐利机制才能建立医患互信》，《全球商业经典》2014 年第 9 期。

医患信任关系的实质是医生与患者间"人"的关系，构建医患双方的互信是系统工程，尤其需要医生和病人的道德修养，并且发挥医生的主导性作用。① 在这样的关系格局中，医生张扬治病救人的美德是人类社会处理医患关系的第一要务，这与汤姆（D. H. Thom）等在《医生行为：患者信任的先决》中，阐释医生践行诚信待人的誓言而赢得患者信任是非常一致的。②③

2. 加强医患沟通

医生应主动增强服务意识，积极参与患者的照顾，因为当前医患关系的主导性已经发生了重要变化。④ 但需要强调的是，沟通并不意味着一定要达成共识，而很多时候是发现差异，这也就是安东尼·吉登斯（Anthony Giddens）所谓的"积极信任"，"敢于用差异来作为发展积极情感沟通的手段"。比如患者向医院和医生提出意见和建议，甚至包括把负面的绩效反馈给医院和医生，并期待问题的诊断与解决，这种积极的干涉行为，是患者主动互动与沟通的主要表征。⑤

总之，应兼顾医患双方的关切：确保患者合法的权利，给予医生权利足够的尊重。让医患双方的权利在政策、法律、情感、伦理框架下有序运作，也唯有如此，医生权利权威才能有效运作，和谐医患关系才能真正建立。

---

① 徐渊洪：《人际关系运作对建立医患互信作用的思考》，《江苏卫生事业管理》2003年第5期。

② 向玉乔：《"信任与医患关系"国际学术研讨会综述》，《伦理学研究》2014年第2期。

③ Thom, D. H. and Physicians, S. T. S., "Physician Behaviors that Predict Patient Trust", *Journal of Family Practice*, Vol. 50, No. 4, 2001, pp. 323 – 328.

④ Arnet, Z. J. E., Arnet, Z. B. B. and Petterson, I., "Violence in the Nursing Profession: Occupational and Lifestyle Risk Factors in Swedish Nurses", *Work and Stress*, Vol. 10, No. 6, 1956, pp. 119 – 127.

⑤ ［英］安东尼·吉登斯：《超越左与右：激进政治的未来》，李惠斌、杨雪冬译，社会科学文献出版社2000年版，第131页。

第六章　医生权利的异化与控制

　　我国推进医改多年，党和政府提出了公立医院公益性质，并通过对医院、医生的政策引导和激励的一系列指导性意见，解决"看病难、看病贵"等群众最直接、最关心、最现实的利益问题。然而，医改的进展不顺，出现了不少困难和问题。一个重要原因是对医生的重视不够、研究不深、定位不当。首先，对医生的激励管理欠缺。只有将"三医"问题（医业、医院、医生），特别是医生问题提升到顶层设计的高度，才有可能解决医改问题、推进医改成功。毕竟医生是医改的实施主体，他们的主观能动性是医改成功的关键和保障。其次，对医生的约束机制不健全。由于诸多原因，医生的权利和权威、安全感和社会地位呈相对下降趋势，而医生诱导性需求、拿红包、吃回扣等违法行为时有发生。医生权利异化凸显，医生遭遇严重的信任危机，广受社会诟病，已引起政府、业内和社会各界的广泛关注。因此，如何系统地分析我国医生权利所面临的问题，探索其根源，并建立对医生权利激励和约束的体制机制，已成为当前医改与卫生事业发展的重要课题。

第一节　医生权利的异化

一　权力异化

（一）何谓权力异化

　　异化，经历了由黑格尔到费尔巴哈，再到马克思的一个历史发展过程。黑格尔以"异化"概念构筑了一种以唯心主义世界观为核心的思想体系与哲学观念，其基本观点可以理解为"外化"，即主体（绝对精神）在一定发展阶段向它自身外化出来的客体进行转化的一种过渡过程。费尔巴哈认为，无论是上帝还是宗教的存在都不外是人们把自己幻想的本质从自己身上分离出来并加以神化后所形成的一种脱离了人的客观存在，这种客观存在一方面产生于人们的幻想，但却作为一种人的本质的异化力量，反过来支配着人们的行为。马克思在《1844年经济学哲学手稿》中首次创造性地提出了"劳动异化"概念。虽然他们在论述异化问题上存在较大差异，但不可否认，他们都将"异化"理解为主体在一定的历史条件下，由于某些因素或某些活动而在历史发展过程中不可避免地形成了一个对立面，与此同时，"这个对立面又作为一种外在的和异己的力量而支配、反对，甚至压迫着主体自身"。① 因此，所谓的公共权力异化是指用来维持社会秩序稳定，用来维护社会共同利益不受侵犯的公共权力，却演变为剥削和压迫社会共同利益的"特殊公共权力"，演变成侵犯社会成员公共权利的私人工具，而丧失了其应有的"公共性"与"服务性"的本质特征。② 虽然处方行为等是医生的技术行为，不包括公权力的内容，处方权或者处方资格，是《执业医师法》授予的一项权利。③ 法国哲学家、社会思想家米歇尔·福柯（Michel Foucault）却独辟蹊径，借用后现代技术分析的手法，采取微观社会的个体研究视角，提出通过"规训"的方式实现权力对人的控制的"微观权力论"。这种职能应该扩展到政治领域的所有层面，也被广泛纳入教育、医疗、生产和惩罚等职能领域中。④ 微权力是指依附于具体岗位职责和职能之上的裁量权、审批权、操作权等具体细微的权利，实际上却处于权利的实质

① 张美：《列宁防范公共权力异化思想研究》，硕士学位论文，南京师范大学，2017年；参见潘宁、丁丽丽《马克思的异化劳动理论及其当代意义》，《江西社会科学》2010年第3期。

② 张美：《列宁防范公共权力异化思想研究》，硕士学位论文，南京师范大学，2017年。

③ 杨威：《"从事公务"问题刍议——由医生利用处方权收取回扣行为定性问题引发的思考》，《中国刑事法杂志》2004年第6期。

④ 唐旭昌：《大卫·哈维城市空间思想研究》，人民出版社2014年版，第54页。

性关键环节，处在单位职能与服务对象的直接交互界面，能够直观地体现单位权力系统的运作生态。当前，医生部分微权力的异化现象是客观存在的，也是必须面对和解决的一个现实问题。

（二）权力异化的原因

公共权力异化的原因。一是行政主体内在的自利性。权力主体是"人"，正如亚当·斯密所言，社会中的人总在追求一定的利益。因此，权力主体在公共权力行使过程中，难免会利用权力为自己谋利。二是缺乏监督和制约。对公共权力行使缺乏监督和制约，使权力进一步扩张。三是传统社会环境的影响。我国传统的官本位思想浓厚，民众顺从习惯延续了数千年，公共权力容易蜕变成私有权，导致权力腐败。

舒坤尧（2017）对单位微权力异化的原因进行了归纳，主要包括五个方面：①法治"管不全"。目前，我们规范权力运行和行为的法律制度还不够健全完善，相关法律法规的制定也存在滞后现象，对发展中出现的新情况、新问题回应缓慢，还有一些法律规定过于笼统、量纪过宽、不易操作，有些还存在很多局限和漏洞，给微权力的滥用提供了可乘之机。②监督"看不细"。微权力一旦游离于制度和监督之外，就会为个人所掌控，最终会向着失控状态发展靠近。监督制度和机制还不够健全，对权力缺乏有效制衡的具体规定；存在监督意识欠缺、宣传不到位等问题。③职权"理不清"。我国法治社会、法治政府建设还处在由相对粗放管理模式向精细化、法制化管理模式转变中，存在缺乏现代先进的管理理念、制度设计不完备、管理机制不健全、操作流程不系统、具体措施不到位等问题，造成对具体岗位权力的梳理认定不系统、不清晰、不精细、不合理、不透明，使权力在行使中容易偏离公共利益方向，最为突出的表现就是权力缺位、越位、错位。④诱惑"挡不住"。现实社会中存在各种各样的诱惑因素，手中稍微有点权的人都可能会成为被"围猎"的对象。强烈的个人利益导向性容易导致权力行使走向个人化，把权力变成满足一己私利的工具。就如恩格斯所说："为了追求自己的特殊利益，从社会的公仆变成了社会的主人。"⑤自律"靠不住"。美国宪法之父麦迪逊说："如果是天使统治人，就不需要对政府有外来的或内在的控制了。"自私是生命存在的必然要素，追求个人幸福快乐或利益最大化而不希望被限制是人的本性。因此，把杜绝以权谋私的希望建立在以道德自律为基础的自我约束机制上，显然是不牢靠的。①

二 医生权利异化

（一）何谓医生权利异化

医生权利既是一种微权力，又是一种私权利（是指医生参与社会团体、参与医院等的不以公权身份组织的活动，用于执行医生个人所有的权力。）判断医生权利是否异化，首先要看医生运用权力的目的，是否秉承"治病救人、救死扶伤"的宗旨，是否有利于患者身心健康的基本目标。但现实是，我国少部分医生权利运用已背离医学宗旨，撕裂医患关系，以致医患间的分裂、对立。医生毕竟是具体的、有各种需求的人，他们也有人性的弱点，有时候他们滥用权利而形成膨胀的权力，或者滥用权力而形成不恰当的权利，或者扩张滥用手中的权力，扩大自己享有的权利②，甚至迫使或者诱导患者服从，进而获取个人利益。

在医患关系中，医生与患者共同成为能控制权力的行使者，与患者并处于同一权力关系网络，同时又是被动权力的施与对象。但是，由于医学知识的高度专业性、信息的不对称性，医生在医患关系中拥有绝对的权威，但这种权威的实质是由看得见的权力场——医疗机构、医院和看不见的场——现代医疗体制机制所共同构成与行使的，医生成为这个权力关系场域的一个节点。患者为了治疗自身病症没有太多自主选择权，这就使医生很容易通过自身的权力优势诱导病人的需求，产生诸如过度检查、过度用药与过度治疗等不合理的诊疗方式，加重患者的负担，从而导致微权力异化。③

（二）医生权利异化的原因

由于城乡医疗资源配置不均、医院和医生的服务日益市场化、医

---

① 舒坤尧：《单位微权力异化原因与应对措施探析》，《领导科学》2017 年第 28 期。
② 漆多俊：《论权力》，《法学研究》2001 年第 1 期。
③ 刘鹏飞等：《从福柯微观权力理论看中国医患矛盾》，《北方论丛》2017 年第 1 期。

疗腐败、药价虚高等现象饱受百姓诟病，导致医生权利异化。

1. 政府投入不足和监管缺位

我国卫生筹资有政府、社会和个人三个主要渠道，政府筹资起着非常关键的导向作用。统计资料显示，1978 年至今，我国卫生总费用占 GDP 的比重多在 3%—5% 上下波动，政府卫生支出占卫生总费用的比重，1978—2008 年一直是逐年递减的，2009 年（新医改）开始稍有增加。2009—2011 年政府卫生投入分别占卫生总费用的 27.5%、28.7% 和 30.4%。投入力度的波动变化，明显反映出政府卫生投入的摇摆性和不确定性。这与发达国家美国、德国、英国、澳大利亚等国的广义政府卫生支出（2010 年）占 GDP 比重分别为 9.5%、9.0%、8.1%、5.9%，政府卫生支出占卫生总费用比重分别为 53.1%、77.1%、83.9%、68.0% 相比仍然有相当大的差距。[1] 由于政府卫生投入下降，医生教育培训机会成本高，加之职业的高强度、高风险，而服务价值却被严重低估。因此，医院和医生便有动机通过权力运作损害患者的利益和健康诉求，来改变非市场化的价格扭曲机制，获取自身的利益。另外，为了弥补财政投入的不足，政府出台政策进行补救，如以药养医、非营利性公立医院市场化，甚至公立医院私有化等，在政府职能部门监管不力或缺位的政策导向下，再加上管理体制不顺和利益关系的复杂性，导致医疗的公平性、可及性以及医生权利"寻租"等问题频频出现。[2] 专家坦言，导致"医患关系"长期紧张的"病根"在于政府投入不足，医院只能"以药养医"，以致出现"候长队看病，三分钟搞掂；大处方一印，荷包就掏尽"的"怪症状"。[3]

2. 信息不对称的诱因

医患关系是一种复杂的社会关系，既是一种具有较强道德价值的

---

① 应亚珍：《政府卫生投入：国际经验与中国实践》，《卫生经济研究》2013 年第 7 期。

② 张奇林：《制度的逻辑：中美医疗保障制度比较》，《社会科学辑刊》2007 年第 4 期。

③ 张英姿等：《众专家把脉医患关系"病根"在于政府投入不足》，金羊网—新快报，2012 年 5 月 9 日。

"信托"关系，又是一种具有特殊性法律意义的"契约"关系。在医患的委托—代理关系中，具有信息优势的医生成为代理人，患者成为委托人。正是因为医生和患者在资源占有的量和质方面存在差异，使他们的角色关系呈现出非对称、非平衡状态。在医患关系中，医生是主体，即权力的施行者，患者是客体，即权力的服从者。毕竟医生获取信息较为容易，尤其是当有些医生认为其报酬与其所付出的努力不一致时，他们就会利用信息的不对称，想方设法为自己谋福利。有的医生容易产生侥幸心理，试图利用权力钻空子、投机取巧，可能会诱导患者需求或采取防御性的医疗行为，进而破坏游戏规则，导致医院变成某些医生以岗位权谋私利的场所，医生权利开始异化。

3. 人性固有的弱点

英国哲学家霍布斯说："人类共同的爱好，就是对权力永恒与无止境的追求，这种追求至死方休。"① 众所周知，医生除岗位权力外，还有患者对医学领域的"不知情"的盲从和出让的权力。作家六六在电视剧《心术》中说医生有三重境界：第一重叫治病救人，能够看好患者的疾病；第二重叫人文关怀，不仅看好患者的病，还有悲天悯人之心，对待患者要像亲人一样；第三重，给患者以生的希望，进入患者的灵魂，成为他们的精神支柱。作为医生，最为重要的是仁心，其次才是仁术。然而，医生毕竟是具体的、有各种需求的人，他们也有人性的弱点，有时候他们滥用权利而形成膨胀的权力，或者滥用权力而形成不恰当的权利，或者扩张滥用手中的权力，扩大自己享有的权利，甚至迫使或者诱导患者服从，进而获取个人利益。②

（三）医生权利异化的表现以及危害

1. 自我授权，将职责和义务"权力化"

救死扶伤本是医生的职责，但有的医务人员一味地将自己的权力扩大化，如向患者索要红包、向药商索要回扣、以掌握病患隐私相要挟、医疗事故得不到及时公正的处理等。有的医生禁锢于传统医学思

---

① ［英］托马斯·霍布斯：《利维坦》，商务印书馆 1986 年版，第 72 页。

② 漆多俊：《论权力》，《法学研究》2001 年第 1 期。

想与行为，如过分强调医生的权力，认为有关治疗方法、用药、检查、手术都是医生权利范围内的事，只能由医生决定，患者无权参与。

2. 权力"经济化"

无论东西方的文化背景，医学之初就包含道德和政治动机的内涵，都是与宗教、政治、伦理和经济互动的，甚至扮演着宗教、政治与道德教化的角色，其目的是维护和增进人类的身心健康，促进人类和谐生活。我们以前过分强调医院的公益性，过分强调医生无私的公益性付出。比如经常用白衣天使、悬壶济世等来美誉医生，但这种没有或很少考虑医生的个人需求的舆论导向模式，其不足是显而易见的。随着市场经济体制改革的逐步推进，原有的经济利益结构发生变迁，个体利益意识迅速强化，利益调整成为必然。同样，我国医改进入深水区的关键时期，随着对公共权力的变相渴求与使用急速上升，个别医生医学精神背离、人文精神沦丧、职业道德滑坡、医患关系物化、个人利益意识膨胀与扭曲。医生权利已走向其反面，成了人们和谐生活的异己力量，导致医患双方的猜忌和不信任，形成医患对立与冲突。

3. 医患合谋大行其道

如前所述，由于医患间委托—代理关系和信息不对称，容易导致诱导需求。如果存在第三方（如保险公司）付款，尽管住院统筹有封底线，以及由患者自付小部分费用，但医生通过大处方、大检查、自费项目擅自改为医保内项目等手段实现自身最大化的利益，同时患者享受"医疗免费"或"搭便车"（获得自付费用数倍的医疗服务或利益）。这时医患双方角色发生改变，医生从服务提供者对需方（患者）的制约变成需方的"同伙"，即实现医患合谋的重大转变，从而逃过保险机构对医院、医生和患者的监督。① 医患合谋行为是经济利益的驱动下的机会主义行为，不仅增加医疗保险的负担，造成保险基

---

① 刘欣怡、刘俊荣等：《卫生经济学视野中的医患合谋》，《医学与哲学》2013年第8期。

金的浪费，容易导致诱导需求的道德风险险，而且将很可能阻碍医疗保障制度改革的进行。①

4. 医药合谋愈演愈烈

医药合谋是指通过处方和检查，让患者购买和使用药品，医院或医生从药品供应方获利的行为。由于我国政府对医院实行监管，一是医药合业（但是政府补助很少，政府给予医院以药养医政策），二是医疗服务的价格管制（但是对药品价格、医疗服务价格的监督和约束缺位），现有的监管政策给医疗机构带来的扭曲激励，加之患者的弱势地位和信息不对称形势并没有改变，使医院或医生获取天然垄断地位。为了弥补财政补偿的不足和医疗服务价值过低的困境，医院（医生）就会利用其垄断地位获取更多的利益，压低药方供应价或索要更多的回扣率，或者多开药、开贵药（这是医药双方利润最大化的"双赢"合谋模式），这样，医药合谋在体制内长期存在便不足为奇了。②医药合谋不仅败坏了制药业（医药企业）以及医院（医生）的名声，而且降低了医疗可及性，造成了医疗资源的浪费和医疗费用的快速增长，最终严重损害了患者的利益。③④

第二节　医生权利的控制

一　权力模式：以权力制约和监督权利

孟德斯鸠说："从事物的性质来说，要防止滥用权力，就必须以

① 涂丹、何中臣等：《医患合谋诱导医疗保险消费的道德风险及其规避》，《医学与哲学》2014 年第 4 期。

② 黄丞等：《"医药合谋"内在机理的数理分析》，《武汉理工大学学报》2005 年第 5 期。

③ Dong, H., Bogg, L. and Rehnberg, C. et al., "Drug Policy in China: Pharmaceutical Distribution in Rural Areas," *Social Science & Medicine*, Vol. 48, No. 6, 1999, pp. 777 – 786.

④ 蒋天文等：《中国医疗系统的行为扭曲机理与过程分析》，《经济研究》2002 年第 11 期。

权力制约权力。"① 以权力制约权力是对权力进行制约和监督最为有效的方式，关键是通过分工科学配置权力。就医生权利而言，可以实施纵向和横向的权力控制。

（一）纵向硬控制

硬控制是通过建立一系列明确、具体、规范，且必须遵守的制度来控制组织活动的总称。本书所说的纵向硬控制即科层体制，也称为等级纵向控制，是指通过层层委托—代理关系，遵照命令完成企业内部交易的组织形式，是企业内部形成的一种上下级之间控制与被控制的关系。目前，我国对医生进行的科层制管理控制，主要表现在外部控制系统和内部控制系统两个方面（见图6-1）。

1. 外部控制系统

外部控制系统又分为外部重要控制系统和外部次要控制系统。外部重要控制系统部分侧重对医生实施"以权力控制权力"，包括医疗卫生系统的直接主管部门——卫生行政部和其他密切关联的部门，如财政部、人力资源社会保障部、发展和改革委员会、食品药品监督管理总局、组织部、民政部等单位。外部次要控制系统侧重"以权力制约权力"（将在后面进行分析）。

从卫生行政部门来看，从中央、省、市、县以及乡镇，均配备机构和专职人员对所辖地区的医院进行制定政策、实施管理。如医院和医生的发展规划、准入制度和基本药品目录的决策权、药品招标采购的审批权、人才流动、激励和监督。很显然，卫生部门与医院有着深厚的人事、财政等共同利益和历史渊源，对医院和医生的权力和利益有很大的决策权和影响力。它不仅代表国家行使对医院所有权，与医院形成委托—代理关系，而且对医院领导人的选拔和任命有很大的话语权。

而与医院和医生有着密切关联的其他部门作用不容小觑。诸如社会保障部门以费用支付者的地位影响供需结构的各方（通过不同费用分担机制、制定药品目录、规定药品使用的补偿范围、转向预付制等

---

① ［法］孟德斯鸠：《论法的精神》（上册），商务印书馆1982年版，第154页。

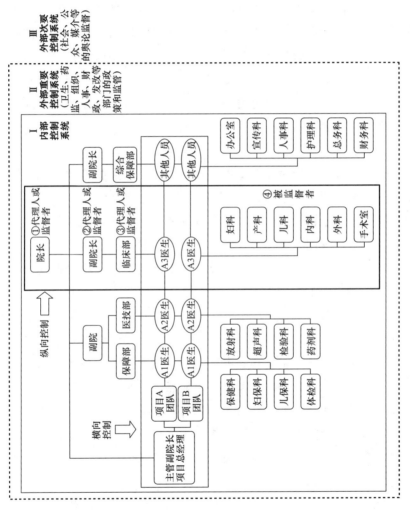

图 6 - 1　我国对医生的科层制管理控制

措施影响提供者的处方权力）。药监部门有审批权、质量监督权；财政部门对卫生部门有预算管理、财政补助、财政收支监督的职能，从而加强对医生权利的控制。发改部门对医疗机构的基础设施建设、大型设备购买、项目审批权、服务以及基本药物目录定价权等方面进行监管。组织、人事部门就医疗机构的组织关系、人事任免权实施影响。各级编办对医院编制标准、医院法人治理结构工作、编制内员工统一招考等具有一定的话语权（见图 6 - 2）。

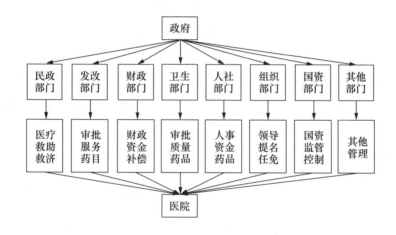

图 6 - 2　主要政府部门与医院的关系示意

2. 内部控制系统

我国医院资产所有权归国家所有，卫生行政主管部门代表国家行使对医院所有权，对医院和医生实行监管。当前我国医院正尝试实现所有权和经营权分开改革，主要是突出其市场主体的角色，使医院享有独立的法人治理结构，充分享有人权、财权、物权和决策权。在院长负责制模式下，院长有决策权，对医院业务组织系统进行控制。以临床医生的组织结构为例，按职务分，可以有院长、副院长（业务院长）、科室主任、医疗组组长、主管医师、医师等梯度。如图 6 - 1 纵向控制（实线部分）所示，院长集多重角色于一身，他既是政府各级职能部门的监督对象，又是各级职能部门的代理人，代表政府对医院进行经营管理。其他副院长、科室主任等受院长委托进行代理和监管，直至各科室的临床医生都是被监督者角色（同时也是监督者）。

因此，医院内部管理体系是从高层到低层呈现逐级递减的权力序列，不仅层次分明，而且执行力强，容易监控到位。

（二）内部纵向软控制

内部纵向软控制主要是指医院通过精神层面强化对员工的控制。一方面，要在医院发展战略、医院文化、领导风格等方面进行引领和管理。提高对内部控制的认识并营造内控文化；在医院战略发展、医院文化制度建设，尤其是价值观塑造上下功夫。医院内部控制应一视同仁，杜绝控人不控己、控下不控上现象。另一方面，医院领导要善于利用"倚同效应"实行权威控制。所谓倚同效应，是心理学的概念，是指当一个人自认倚同于某一群体（某一领导人或某一项原因）时，就把这一群体（领导人或原因）的目标和价值当成他自己的目标和价值。他就会有意识地朝着这些目标和价值努力，并因目标和价值的实现而感到内心的满足。医院领导者如果借助于这种倚同效应，就可以实施对医生的控制和影响。具体做法为：一是医院领导通过树立自身良好形象、友善对待医生、关心医生的冷暖。二是制定切实可行的奋斗目标和正确的价值观导向，并为这一目标和价值提供保障，就会让医生产生倚同感。自然地，领导者对医生有巨大的影响力，医生自愿信服领导的权威。

（三）横向硬控制

横向结构是按照权力所担负的任务或担当的职能而进行的分工。在医院内部，可以在横向上实施制约和监督。它可以分为两个层面进行考察分析。

第一个层面：组织层面或团队层面，也叫组织宏观层面或团队宏观层面。如图6-1横向控制部分所示，医院主管副院长（项目总经理）是矩阵组织结构中的负责人，负责项目A团队和项目B团队的专项任务，把保障部、医技部、临床部等部门的医生集中起来，有助于组织职权与专业知识相结合，有很大的灵活性和适应性；但是，该矩阵组织结构复杂，A团队和B团队的专项任务与医院各职能部门关系多头，协调困难；专项任务组织负责人的权力与责任不相称，如果缺乏医院高级管理层强有力的支持与合作，工作将难以顺利开展，对医生权利的监督与控制也难以如意。

　　第二个层面：各职能部门或人员层面，也叫部门微观层面或个人微观层面，即医院的某个职能部门（人员）可以对处于同一层级或其他部门（人员）拥有监督的权力。具体到对医生的横向硬控制，可以从三个方面展开。（1）医药监督机制。比如药剂师可对医生处方"评头论足"，药剂师和医生互动，进行提醒指正，从而减少差错，确保医疗质量控制，控制医疗风险。（2）医护监督机制。例如，外科医生手术时，麻醉师、护士等作为团队人员，负有相互监督、提醒的责任，以确保手术顺利进行。我国的《护士条例》（2008）规定，护士不再只是服从医生，还有监督的义务就是明证。（3）其他监督机制。医院其他部门（人员），比如财务的会计、审计科的审计员、院办的办事员、后勤的材料管理员等，也对临床医生形成制衡和牵制。其他部门的人员和医生之间存在清晰的职责分工，两者需要紧密合作，相互监督、相互制约，权责共担，力争做到事前预防和事中、事后堵漏。医生负责患者的治疗，而其他人员除提供维护和支持外，以规范诊疗、用药、检查、收费行为等为重点，加强对医生执业行为的实时监控。部门（人员）之间的互相监督，既是权利，也是义务。只有如此，才能建设和经营好自己的共同体——医院，才能维护医院和自身的利益和声誉。如前所述，要想药（剂师）、护（士）等其他部门或岗位的员工对医生实施监督，必须要有一个前提，即医院组织管理制度的支撑和民主保障。确切地说，其他岗位的分权制衡是手段方法，组织制度是根本保障。虽然医院在内部控制方面有着比较严格的制度规范和标准，但是，监督的效果并不理想。由于医院内部控制制度存在漏洞；内部控制环境薄弱；医院的监督都是上级对下级的监督，互相监督缺乏且乏力；缺少合理的问责制，导致在日常工作中执行也很难得到有效监督，大部分制度都流于形式，未发挥应有监督作用。[①]

　　（四）横向软控制

　　1. 行业协会的监督

　　中华医学会（Chinese Medical Association，CMA）是中国医学科

---

　　① 郭靖：《公立医院内部控制研究》，硕士学位论文，华中科技大学，2011 年，第16—18 页。

技工作者自愿组成并依法登记的学术性、非营利性社会组织，是全国医学科技工作者之家。中华医学会的宗旨是团结医务工作者，通过组织学术会议、出版学术期刊、开展科普活动、发展网络媒体和开辟医生论坛等形式，传播医学科学知识，弘扬医学道德，崇尚社会正义；积极承接政府交办的工作，向政府部门建言献策。

中国医师协会（Chinese Medical Doctor Association，CMDA）是由执业医师、执业助理医师自愿组成的全国性、行业性、非营利性组织。发挥行业"服务、协调、自律、维权、监督、管理"职能，促进职业发展，加强行业管理，团结组织广大医师，贯彻执行《中华人民共和国执业医师法》，开展对医师的毕业后医学教育、继续医学教育和定期考核，提高医师队伍建设水平，维护医师合法权益，为我国人民的健康服务。

中国医院协会（Chinese Hospital Association，CHA）是由依法获得医疗机构执业许可的各级各类医疗机构（不含农村卫生院、卫生所、医务室）自愿组成的行业性非营利性群众团体，主要以行业自律和维权为主体开展工作，对协会成员实行约束和管理，是促进医疗机构社会责任履行、保证产品质量（如医生的服务技术和服务质量）不可替代的社会力量。他们能代表一定范围内协会的主体——医院和包括医生在内的医务人员等的意见和心声，也有一定的权益和反映医生的利益与要求的权利，并对医生有批评权、建议权、监督权、参与权和决策权。

总之，上述三个学会（协会）是在国家卫生和计划生育委员会（现在改为国家卫生健康委员会）这一行政主管部门的领导下开展工作的，对医生开展管理、服务和监督等工作。

2. 医生同行的监督

医生同行评议是指在医疗卫生系统内的若干同行（专家），按照一定的评议准则（评价目标、评价方法、指标体系等），对评价对象的学术论文、科研项目、职称评定、学术荣誉等项目进行评价并得出结论的活动。这种制度不依靠有形的媒介物，不属于宏观控制，是一种非形式化的控制，在一定程度上控制了医生权利的实施，也是当前国内外科学评价过程中采用的最普遍、最重要的方式，我国很多医院都在实行。

3. 团队的监督

医院要营造"共生效应"，打造医生团队。共生是指企业所有成员通过某种互利机制，有机组合在一起，从而获得比单独生存更多的利益，即有所谓"1＋1＞2"的共生效益。医院首先应当大力倡导和发扬组织和团队的优良传统，加强医学、医术和医德建设，批评打击种种不正之风，为医生建立良好的诊疗环境和发展机会。医生专业发展中的"共生效应"表现形式主要有：共同开展医学科研、会诊、医术沙龙、共建团队，互信机制，共赢思维；求同存异，相互尊重；建立共同愿景，实现共同目标。通过团队让医生凝聚在一起，发挥更大的效能。

综上所述，对医生"以权力制约和监督权力"的控制模式包括医院外部政策环境即Ⅱ外部重要控制系统和内部制度安排即Ⅰ内部控制系统两个方面，它们相互依存、密切联系、不可分割。外部政策环境为医院内部制度安排即内部控制系统提供了基础、背景和条件，同时为医生权利控制提供资源支持和政策保障，内部制度安排深化了政策环境，是对政策环境的延续和体现。总之，医生权利的横向控制系统和纵向控制系统中的各职能部门及其人员在权力行使上既分工又合作，需要互相制衡，以便协调一致，以更好地完成各自职能活动。

二　权利模式：以权力制约和监督权力

医生权利的外部次要控制系统涉及的组织和人员非常广泛，我们根据他们与医生关系的紧密程度，分为患者、除患者外的其他社会公众两类进行说明。

（一）患者赋权

赋权，又称为充权、增权和赋能增权，是指通过法律、制度等赋予对象平等权利，挖掘或激发或维护其自身利益的能力。就医患关系而言，患者权利是指患者在医疗服务过程中享有的法律、道德和习俗所认可，并借以维护自身健康的各种正当利益。它包括平等医疗权、生命健康权、知情同意权、自主权、隐私权、求偿权、对医生的评议权等。在医患关系中，权力让渡者（患者）对权力行使者（医生）进行制约与监督。具体来说，患者权利有两个来源。一个是患者权利的理论基础是人民主权论，它也是权利制约权力的逻辑起点。① 医生权利本质上来源于人民，即以国家法律形式赋予有职业资质的医生相应的岗位权力，具体通过颁布《中华人民共和国执业医师法》等进行规范，医生权利服务、服从于患者权利，确保人民健康。另一个是医师权力是病人部分权利（生命健康权、知情同意权、自主权、身体权、隐私权等）的让渡。国内有学者提出，为了确保患者权利能够制约医生权利，首先应该以立法形式保障患者的权利，从宪法到民法，再到与医疗相关的各种单行本法律法规等"硬法"，如《中华人民共和国执业医师法》《中华人民共和国药品管理法》《医疗事故处理条例》等，都强化医疗规范，主要对医患双方的权利与义务、医疗行业、医疗行为、医疗损害（赔偿）等进行具体而明确的规范。还可以通过先例、格言、习惯等政法惯例"软法"控制医生的权力。② 国外有专家认为，赋权是让患者这一"弱势群体"参与医疗过程中的权利，表现为赋予患者主观权力感（意识、自尊、重要）；自我决策；参与医疗过程、监督与评价医生；获取技能与发展。③ 这与增权可以看作一种理论和实践、一个目标或心理状态、一个发展过程、一种介入方式是高度一致的。④ 赋权运动的推行，不仅推动了健康促进和患者自我管理，而且正逐步成为新的医患模式下对医生权利实施控制的主要范式之一。⑤

（二）社会公众舆论监督

患者之外的家人、亲属、邻舍、朋友以及其他社会公众和新闻媒

---

① 林喆：《权力腐败与权力制约》（修订版），山东人民出版社 2009 年版，第 254 页。

② 李子云：《通过软法的权力控制》，《唯实》2008 年第 8 期。

③ Arneson, H. and Ekberg, K. , "Measuring Empowerment in Working Life: A Review," *Work*, Vol. 26, No. 1, 2006, pp. 37 - 46.

④ 陈树强：《增权：社会工作理论与实践的新视角》，《社会学研究》2003 年第 5 期。

⑤ Anderson, R. M. and Funnell, M. M. , "Patient Empowerment: Reflections on the Challenge of Fostering the Adoption of a New Paradigm", *Patient Education & Counseling*, Vol. 57, No. 2, 2005, p. 153.

体运用各种媒介（报纸杂志、网络等）对医生滥用权力等不当行为进行制约与监督，它体现的是一种权利，而不是权力。社会舆论如网络比以往任何一种舆论监督都更容易形成强大的社会合力，以强大的影响力把问题推到"台前"，促使"权力对权力"监督资源的启用。①尽管社会舆论的权利有消极和积极的双重制约作用，但是，毕竟提供舆论制约与监督医院医生的医疗行为，一是对医生的违法违规行为进行昭示；二是对医生防患于未然起到很好的警示作用。它是以权利制约权利这一机制的重要组成部分，是对医患关系中患者用权利制约医生权利的有益的、必要的补充。

三　道德模式：以道德制约和监督权力

以权力制约权力机制，侧重于事后的阻止或惩罚，侧重于制约外部的行动；而以道德制约权力是希望通过制约灵魂而制约行动，侧重于事先的预防，期望将问题解决在可能出现之前。②医德是医生在工作中形成的道德意识、习惯和行为准则，它主要调整医生与患者、医生与同行（同道）、医生与社会三方面的关系。以道德制约权力，就是通过医生道德自律和他律来制约医生的权力。医德自律是医德行为主体的自我约束机制，即行为主体通过自我道德教育、自我道德修养和自我道德评价等形式把道德规范内化为自己的内心信念，自知、自觉以及自行地遵循医德规范，增强抵御诱惑、减少滥用权力的可能性。③医德他律是外部条件对道德行为的约束机制，医德他律主要表现为医德教育、医德评价和医德监督等外在方式。

首先是医德教育。树立"以病人为中心"的服务理念，把患者的健康权益放在第一位；对执业医师法、药品管理法、医疗事故处理条例等进行学习；规范诊疗行为；设意见箱、意见簿、开座谈会，接受

① 冯英：《论网络舆论对政府权力的监督》，《北京科技大学学报》（社会科学版）2009年第4期。
② 侯健：《三种权力制约机制及其比较》，《复旦学报》（社会科学版）2001年第3期。
③ 谢志青：《提高医务人员医德素质的基本路径——自律与他律》，《中国医院管理》2004年第4期。

患者和社会的监督；典型榜样和警戒教育相结合等。

其次是医德评价。医德评价应该明确其内容。它包括核心内容和一般内容。核心内容有服务态度、医疗收费、医疗效果（医疗质量）、廉洁行医（有否拿回扣和红包）等；一般内容有医疗环境、教育制度（包括岗前培训）、服务礼仪、人际关系、安全等医德建设方面。对医生的医德评价可以细分量化，合理赋予每个要素及要素等级分值，以百分制考核。医德评价应该选择评价方法。主要采用自我评价、同级评价、上级考评、患者考评和社会考评相结合的 360 度考评方法，合理确定各类人员测评的权重。

最后是医德监督。当前医患纠纷频发、医德危机凸显，医德制约与监督多大程度上发挥作用，取决于这些制度是否得到了包括医患双方在内的各方充分沟通和协商。

总之，权力模式、权利模式和道德模式三种机制存在不同的内在制约原理。在制度建设中，我们要注意使三种制约机制相互配合和相互支持。因为对于有效制约和监督医生权利这一目的而言，这些机制是相辅相成、共同作用的。但是，我们也要清醒地认识到，权力的相互制约机制无法最终解决如何监管监督者的问题。因此，为保证权力的相互制约机制正常地运行，就要建立、健全以权利制约权力的机制，使患者和社会公众承担起监督医生权利的责任。[1]

---

① 刘瑞明：《医生权利的异化与控制》，《重庆医学》2016 年第 10 期。

第七章　医生角色认同危机与出路*

20 世纪，美国等西方国家，医生在医疗卫生政策中占据"领导"
地位。特别是在第二次世界大战结束后所谓的"医学的黄金时代"，
医生受到公众和社会的广泛尊重。但后来随着卫生法律的建立与完
善、医疗保险的兴起、政府管理式医疗的实施、纳税人和其他利益团
体意识的觉醒，人们的认知发生了重大改变，医生角色遭遇质疑和挑
战。[1][2]当前，我国处于推进新医改的关键时期，我国医生的职业环境、
经济收入、职业声望、权力权威不断受到挑战，医生角色出现地位、
身份、心理和价值观等的认同危机。本书试图借助社会学理论，主要
以质的研究方法，分析医生角色认同危机的表现形式、实质，探究其
成因，希冀为改善医院管理、提高医生角色认同，并为构建和谐的医
患关系提供决策依据和管理建议。

第一节　角色认同危机概述

一　角色认同

自 20 世纪中期以来，尤其是自 20 世纪 70 年代起，认同和认同

---

　　* 本章的主体内容是在刘瑞明等《我国医生角色认同危机与出路》［发表于《西安电
子科技大学》（社会科学版）2017 年第 3 期］基础上修改而成的。

　　① Furrow, B. R., "From the Doctor to the System: The New Demands of Health Law,"
Health Matrix Clevel, Vol. 14, No. 1, 2004, pp. 67 - 90.

　　② Laugesen, M. J. and Rice, T., "Is the Doctor in? The Evolving Role of Organized Medicine
in Health Policy", *Journal of Health Politics Policy & Law*, Vol. 28, No. 2 - 3, 2003, pp.
289 - 316.

危机逐渐成了哲学和社会学等人文科学领域一个重要话题，来自社会学、人类学、心理学、哲学、政治学、民族学、宗教学、文化学、地理学和历史学领域的研究成果都以丰富多样的形式呈现，并以各自的研究领域为依托，拓展对当代认同和认同危机问题的探究。同一性的概念化已导致了一系列有效的研究。[①] 20 世纪 90 年代至今，随着全球化和市场化的发展，特别是随着中国政治、经济、社会和文化不断走向世界中心，认同和认同危机也成了跨学科、综合性的热门研究课题。诸多理论研究工作以这个问题的研究为切入点并向周围不断延伸。我们很快就会发现：人们到处谈论认同问题，而且，认同问题的研究热度似乎还在升高，但是，我们至今没找到哲学家从哲学和人学研究的高度为我们提供的一个为大家基本接受和认可的认同的定义。

（一）认同

认同（Identification），译自英文 Identity，起源于拉丁文（Idem 即相同）。最早是由弗洛伊德提出的。Identity 既包括相似性或相同特性，如相同的身份、相同的表现，又包括心理认识上的一致性及由此形成的关系。它遍及哲学、心理学、政治科学、社会学、精神分析学、人类学、管理学和历史学。由于学科领域的不同，学术界对认同的概念界定并未一致，但集中形成了心理学与社会心理学和社会学两大研究路径，即自我认同研究取向和社会认同研究取向趋同。

（二）角色认同

角色认同理论认为，角色才是认同的基础。角色是在社会中形成的，没有社会就没有角色的产生。对个人即角色扮演者来说，角色是连接个人和社会关系的纽带，个人通过角色在社会上行走；但个人并不是被角色牵制的木偶，角色担当者的主体性，如主观的价值认识和心理活动等对角色同样具有重要意义。也就是说，个人通过角色来实现自己的目的、自我价值；而社会通过角色来培养合适的成员，维持社会的稳定和发展。

麦克尔和西蒙斯（McCall and Simmons，1978）的角色认同定义。

---

① Jenkins, R., *Social Identity: Key Ideas*, Routledge, 1996.

即一个人作为一个特定的社会位置的占有者为自己所设计的角色。角色认同包括规范维度和特质维度。前者即"角色"，是与社会位置相联系的期望；后者即"认同"，是人们对其角色的独特解释。① 达西·克雷伊·斯特伯等（Darcy Clay Steber，1999）认为，角色认同是一种知觉，即我们如何看待在一个特定社会位置上行动的自我。② 黄希庭等认为，角色认同亦称角色同一性。指与角色一致的具体态度和行为。③ 基于上述理解，不同学者提出了各自关于角色认同概念的不同理解。归纳各个学者关于角色概念的定义，主要包括三种界定法：一是角色认同是一种个体对处在特定角色位置上的自我的知觉；二是角色认同是个体人格中一个复杂的、多侧面的特征；三是角色认同是个体与角色一致的态度和行为。

（三）认同理论

1. 斯特赖克的角色认同理论

斯特赖克（Stryker）的角色认同理论包括三个方面的内容。（1）对自我与认同关系的认识。自我是在复杂的、有组织的不同社会中通过社会互动形成的。因此，自我也是复杂的、有组织的、各不相同的，即"自我反映社会"。总的自我是由不同的部分自我（角色身份）组成的，而这些角色身份与相应的社会结构是联系在一起的。作为"父亲"的自我是一种角色身份，作为"朋友"的自我也是一种"角色身份"，等等。一个人扮演不同的角色，就相应地呈现出不同的自我。认同是自我的一部分，是个体所在不同的社会背景中与所占据的位置相关联的自我标定的内在化。这样，认同就成了连接个体和社会结构的关键纽带，因为认同是人们关于自身的标定，它与社会结构中的地位及在其中所扮演的角色紧密相连。（2）角色认同的显著性等级。由于自我有大量的角色身份，许多不同的角色身份是按照其重要

---

① MeCall, G. J. and Simmons, J. L., *The Role - identitymodel*, *Identities and Interactions*: *An Exanunation of Human Associations in Everyday Life*, New York：The Free Press, p. 68.

② ［美］埃里克·H. 埃里克森：《同一性：青少年与危机》，浙江教育出版社1998年版，第2页。

③ 黄希庭等：《简明心理学辞典》，安徽人民出版社2004年版，第196页。

性等级来进行建构或组织的。认同的显著性来自个体获得他人支持的程度；对这种身份保证或承诺的程度；从角色身份中所获得的内在或外在的奖赏。一个角色身份越重要，人们在相应情景中就越可能扮演该角色，因而更可能影响人们的行为。（3）承诺。承诺作为阐述个人与社会纽带连接的工具，承诺表明个体与他人及社会组织的关系，以及对某一特定角色的承担程度。个人承诺某种角色程度越高，就会越多地承担相关责任，对此角色的认同水平也越高，该认同在他的总体角色显著性等级中也就居于越高的位置。

2. 伯克的角色认同理论

伯克（Burke）关注启动任何一个角色认同的内在动力，提出认同过程的控制论模型。其关键点在于，它不是将行为视为严格受情景的引导或受内在自我意义的引导，而是将行为视为两者之间互动的结果。伯克在吸取前人研究成果的基础上，提出了认同控制模型。认为角色认同包含多重意义。并借助学究式的学生和社交型的学生打比方，来说明角色身份与角色里的自我相联系。对个体而言，自我意义就成为角色认同启动的标准或参考。在某种情景中，一个角色认同被启动，则一个反馈环就建立了。这个反馈环包括四个部分：（1）认同标准（自我意义）；（2）输入（根据对他人评价的反馈）；（3）比较者（将知觉输入与标准对比）；（4）输出（向环境输出）。该机制是通过向社会情景的输出（行动者），希望通过改变输入，使之与内在标准相匹配发挥作用。这种运用到角色认同中的控制机制是一种自我调节机制。

3. 安东尼·吉登斯的自我认同理论

安东尼·吉登斯（Anthony Giddens）的自我认同认为，自我认同并不是人们与生俱来的素质，而是个体在不断反思自我经历的活动中形成的对自我较为稳定的认识和感受，是个体在后天发展过程中不断延续个体生命经历的结果。① 现代性条件下的自我认同是一个动态的

———————

① ［英］安东尼·吉登斯：《现代性与自我认同》，赵旭东等译，生活·读书·新知三联书店 1998 年版，第 13 页。

持续进行的自我形塑过程。现代性并非是历史随着某一既定的发展线索自身演进的结果，反而是非延续性、碎片化构成了现代性的基本特征。现代性所带来的生活形态，以前所未有的方式破坏了人们的日常生活秩序，造成了个体与他人的对抗、个体对自身的质疑，使个体的自我认同处于越来越危险的境地。一方面，现代性的不断侵袭，造成个体日常生活秩序的碎片化，致使人们过度关注自我，消解了自我认同中个体与他者的关系。这种消解最核心的体现就是个体本位至上，逐渐忽略了对他人、社会的关心和责任，产生了个体的孤立。另一方面，随着现代性对个体日常生活的不断侵袭，特别是工具理性的发展，人们片面追求眼前利益的最大化，造成人类可持续性生活的断裂。人们对物质利益的追求虽然满足了个体的自我成就感，同时也为人们带来了许多的不确定感和不安全感，使人们陷入对自身行为的不断质疑之中。

4. 艾力克·埃里克森的认同理论

美国心理学家埃里克·H. 埃里克森（Erik H. Erikson）认为，自我认同是个体把自己对自我现状、生理自我、社会期待、过去经验、现时经验、未来希望等多层面的内容统合成完整和谐的结构，形成人格发展中臻于社会成熟和自我肯定的状态，人并不是生下来就具有自我意识，而是从对社会情景中的语言、文字、手势、表情等的学习中来掌握和理解自己和他人分别扮演的角色，逐渐具备了把自己作为客体来分析的思维，从而产生了自我，社会塑造了心智与自我、自我源于社会的相互作用，理论重点在于社会环境对个体人格发展的作用。埃里克·埃里克森指出，自我认同有两个极端的情况：第一，自我同一性过剩。是指一个人过分地卷入特定团体或某种亚文化中的特定角色中而绝对地排他，坚信他的方式是唯一的方式，将自己的信念和生活方式强加于人而不考虑其他人的感受，这种"过于自我"状态，容易导致自我中心个人崇拜、狂热主义等不良社会态度。第二，自我同一性缺乏。是指一个人拒绝自己在成人社会中应担任的角色，甚至否定自己的同一性需要。

5. 马克思主义的自我认同观

马克思主义的自我认同观包含三个层次：作为身体存在的自我、作为意识存在的自我和作为社会关系存在的自我。作为意识存在的自我是人的意义视界的丰富展现，也是人区别于动物的重要依据。"一个种的整体特性、种的类特性就在于生命活动的性质，而自由的有意识的活动恰恰就是人的类特性。"① 作为社会关系的存在，最具代表性的是在《关于费尔巴哈的提纲》中，"人的本质不是单个人所固有的抽象物，在其现实性上，它是一切社会关系的总和"。② 马克思认为："人对自身的关系只有通过他对他人的关系，才成为对他来说是对象性、现实的关系。"③ 马克思认为，全部人类历史的第一个前提无疑是有生命的个人的存在，但不是处在某种虚幻的离群索居和固定不变状态中的人，而是处于现实的、可以通过经验观察到的在一定条件下进行的发展过程中的人，并且个人不是自然的产物，而是历史的产物。在马克思主义人学研究中，自我认同从对自我的界定开始起步。自我的三层界定为现代性社会中研究自我认同问题提供了有利的参考范式。人来到世界上，必须确认"我是谁""我到哪里去""我的地位如何"等一些人生本源性的问题。如果说自我认同是指评价的"我"和行动的"我"的同一，作为规范性的评价的"我"并不是先定不变的，而是随着实践及社会关系的发展而变化。马克思指出，人不仅像在意识中那样在精神上使自己二重化，而且能动地、现实地使自己二重化，从而在他所创造的世界中直观自身。马克思主义自我认同观决定着马克思主义自我认同方式，对现代自我认同问题有借鉴意义，值得深度挖掘和思考。

二　认同危机

埃里克·H. 埃里克森（1998）认为，人在成长或者社会化的各个阶段都会遇到各种心理问题，如果成功地解决这些问题，就会表现出积极的反应，如果不能很好地解决这些问题，就会出现危机，这种

---

① 马克思：《1844 年经济学哲学手稿》，人民出版社 2000 年版，第 57 页。
② 《马克思恩格斯选集》第 1 卷，人民出版社 1972 年版，第 8 页。
③ 马克思：《1844 年经济学哲学手稿》，人民出版社 2000 年版，第 60 页。

危机就称为认同危机。"认同"这个术语已经为我们耳熟能详了，同样地，"认同危机"这种说法也已为我们所熟悉。"每个人都听见过'同一性危机'，并且唤起一种好奇、高兴和不安的混合感。"① 自我身份感的丧失，对人的自我评价、自我实现和自我发展都有非常致命的影响。从某种意义上说，认同危机是人的自我身份感的丧失，如同罗洛·梅（1991）所指出的，是自我价值感、自我意义感的丧失。② 安东尼·吉登斯认为："在晚期现代性的背景下，个人的无意义感，即那种觉得生活没有提供任何有价值的东西的感受，成为根本性的心理问题……个体的反思规划创造了自我实现和自我把握的方案。但只要这些可能性被理解为主要是自我的现代性控制体现的拓展，那么它们就缺乏道德意味。"③ Cheng – Ju Chang（2013）对中国台湾人的心理压力、职业认同进行了调研，发现工作压力对我国台湾临床医生的心理压力有显著影响，职业认同是临床工作稳定的重要因素。④ 王成兵（2004）从人学视野对当代认同危机进行考察，并对当代认同危机做了一些解释：当代认同危机是"我"的危机，当代认同危机是一种双向的危机；当代认同危机是核心认同危机和边缘认同危机的统一，当代认同危机是一个过程，总体而言，当代认同的形成可以分为放大、合并、延伸和变形四个主要阶段。接着，作者对当代认同危机多样的表现形式进行了概括：认同危机是一种当代现象；当代认同危机的主要表现有个人语言的丧失、方向感的丧失、定位的偏差、创造性的日渐衰竭、焦虑感的增强、英雄主义、悲剧感的丧失、价值核心的丧失、道德框架的四分五裂、与主流意识形态的格格不入。还对当代中国人认同危机的独特表现进行了总结：对权威的怀疑和依赖，对个

① 埃里克·H. 埃里克森：《同一性：青少年与危机》，浙江教育出版社1998年版，第2页。

② 罗洛·梅：《人寻找自己》，贵州人民出版社1991年版，第45页。

③ ［英］安东尼·吉登斯：《现代性与自我认同》，赵旭东等译，生活·读书·新知三联书店1998年版，第9页。

④ Cheng – Ju Chang, "Work Stress and Professional Identity in Taiwanese Clinical Psychologist and the Effects on Psychological Distress, Turnover Intention, and Intention to Change Professions", *Chung Shan Medical Journal*, No. 24, 2013, pp. 37 – 48.

性的张扬与自卑共存；对自我认同和集体认同之间应当具有的合理关
系的模糊认识；对认同中的非理性成分的欣然接受，对认同中的差异
性成分的放大；我不知"我"是谁了——暴发户的心态。最后对导致
当代中国人独特认同危机的复杂原因、对策提出了深入的思考。[1]

　　显然，当代认同和认同危机之间存在一种肯定和否定的关系。认
同与认同危机之间所具有的这种关系表明，两者之间是可以相互转化
的。简单地说，当代认同和当代认同危机是一个问题的两种状态。如
果说认同是肯定的状态，认同就是一种包含差异的认同，那么，当代
认同危机是认同发展和演化到一定阶段所必然出现的一种否定性状
态。从认同危机的角度看，认同危机也是一种认同，它是成熟了的、
对自己的认同进行否定的认同。认同危机绝对不是一种简单的断裂，
它标志着认同即将进入一个新的建构阶段，是新的认同形态的开始。
认同作为一个过程，总是在认同—认同危机—新认同之间的螺旋式的
运动之中。当代认同危机在整个认同过程中扮演了一个承上启下的角
色。认同是潜在的认同危机，认同危机是成熟了的认同的必然走向，
认同危机是"认同"中否定的"种子"的发芽和成长。[2]

第二节　医生角色认同危机的主要表现

一　医生角色身份危机

　　中国新医疗制度的建立和医生职业的变化，都深受近代西方医疗
体系的影响。在西方医学理念的推动下，中国医界开始寻求新的独立
的社会身份与社会地位。医生角色，实质上是围绕医生的地位而产生
的权利、义务、行为规范和行为模式，是人们对处在一定地位的医生
的行为期待。尽管医生角色要研究医生和病人以及其他人群的相互关
系，但是，如何处理好医患关系，很大程度上直接决定医生的角色定

---

① 王成兵：《当代认同危机的人学解读》，中国社会科学出版社 2004 年版。
② 同上。

位和角色发展，也是新医改必须触及的关键问题。因此，我们拟重点从医患关系的视角进行考察和分析。

（一）传统以"病"人为中心模式

16 世纪文艺复兴以后，特别是工业革命以后，科学逐步分化，推动了自然科学的发展。同样，医生用大量的临床研究和科学实验去探索疾病的微观机制，使医学的分支越分越细，医生的关注中心也自然而然地从病人转移到了疾病。以疾病为中心是生物医学模式：把人作为生物体进行解剖分析，力图寻求每一种疾病特定的生理、病理变化，研究相应的生物学治疗方法。该模式以疾病为中心来解释病人的健康问题，视疾病为独立于社会行为的实体。该模式的主要典型特征是，将疾病从病人的社会文化环境中抽离出来，医院和医生服务的对象是"疾病"而不是"人"，即只针对生病的个体提供服务。该模式的缺点是忽略了病人的主观感受和需求，致使诊疗过程机械化和失人性化；病人被动地接受医师的检查和处理，医生的关注重点在于疾病的病理生理变化，对疾病的热衷和对病人的冷漠，致使医患关系疏远，必然导致病人依从性的降低；强调症状、体征和实验室检查的客观意义，而忽略了与病人密切相关的人格、个人经历、经济情况、家庭和社会支持等因素，导致促进健康的措施成效受限、医生思维的局限和封闭。医生凭借其岗位权力和个人影响力，针对疾病帮助病人祛除病痛，有病治病。这时的医患关系比较单纯和直接，医生处于医患关系的中心，以专家或家长式的权威，拥有绝对的垄断地位和话语权。作为唯一的话语生产者，医生处于主动的、有自由决策权的支配地位，而患者常常处于被动的、次要的遵从地位。

（二）现代以病"人"为中心模式

我国卫生部于 2005 年开展了"以病人为中心，以提高医疗服务质量"为主题的医院管理年活动，旨在探索建立医院科学管理的长效机制，不断提高医疗服务质量和水平，使医疗服务更加贴近群众、贴近社会。医生在医疗服务过程中，强调以"病人为中心"，更注重"人性"服务，医患关系的内涵变得更加生动、丰富和多元化，实现向以病"人"为中心模式的转变。新模式的特点是，医生和患者应该着力建立起互信、互谅、互尊、平等的关系。医生尝试进入患者的世界，从患者的眼中了解疾病，建立"以患者为中心"的和谐互动关系。①② 很显然，该模式下患者的话语权和选择权加强了。但是，由于双方不信任，导致医疗纠纷、冲突暴力频繁发生，医患关系不断恶化，已成为转型时期的一个突出特征，严重影响社会秩序的稳定，引起了广泛关注。③ 新医改中医生扮演何种角色？医患应该是怎样的关系？很多人在问，但始终没有搞清楚。实际上，医生也是医改的主体，我们在关切患者权益的同时，也要保障医生的权益与尊严。回扣、红包、大处方等毕竟只是少部分医生的行为，医生整体也是管理体制机制扭曲与偏倚的受害者。但是，当前情形下，医生权威地位动摇，优越感消失，却是不争的事实。医生优势话语权遭受严重削弱，甚至产生"我究竟是谁"的困惑，其实质却深刻地体现了医生被剥夺感和失落感的角色身份危机。

二 医生角色地位危机

社会地位，是指社会成员在社会系统中所处的位置，一般由社会规范、法律和习俗限定；它常用来表示社会威望和荣誉的高低程度，也泛指财产、权力和权威的拥有情况，其实质就是社会资源在各群体中的分布和分配。随着西学东渐，近代中国医界开始以各种方式对自己的社会身份重新定位，"医之责职至重，地位至高，事关至大，攸关于国力民生者巨"，医生职业具有其他职业不可替代的重要性。④ 但如今，由于患者"高期望、低信任"倾向突出，医疗风险压力大，医

① Kabaa, R. and Sooriakumaran, P. , "The Evolution of the Doctor – patientrelationship", *International Jorunal of Surgery*, Vol. 5, No. 1, 2007, pp. 57 – 65.

② Quill, T. E. and Brody, H. , "Physician Recommendations and Patient Autonomy: Finding a Balance between Physician Power and Patient Choice", *Ann Intern Med*, Vol. 125, No. 9, 1996, pp. 763 – 769.

③ 徐昕等：《暴力与不信任——转型中国的医疗暴力研究：2000—2006》，《法制与社会发展》（双月刊）2008 年第 1 期。

④ 尹倩：《身份寻求与角色冲突：近代医生诊金问题探析》，《华中师范大学学报》（人文社会科学版）2012 年第 1 期。

生"疲劳高危"的工作状态没有改观①，这种具有独立超然地位的医师职业却面临巨大的执业压力。本书拟根据德国社会学家马克斯·韦伯从财富、声望和权力三个维度的社会分层理论，对医生角色地位危机进行剖析。

（一）经济标准：财富

医生的财富（经济收入或薪酬）是各界包括医生在内都长期关注的话题。2002—2014 年，中国医师协会在 2002 年、2004 年、2009 年、2011 年和 2014 年分别进行了五次医师执业状况调研，并于 2015 年 5 月 27 日在北京发表《中国医师执业状况白皮书》，该白皮书主要对 2009 年、2011 年、2014 年三次调查的结果进行了综合分析。调研结果发现，50% 以上的被调查医师对自己的收入不满意。

复旦大学封进教授对近 9000 家公立医院和近 3000 家非公立医院进行研究，医院类型包括综合医院、中医医院、中西医结合医院、民族医院和专科医院等。结果显示，在现行薪酬体制下，医务人员，尤其是大学以上学历的医生，所获得的工资远低于通过劳动所产生的价值；甚至医生的比例远低于护士群体；医务人员最不满意的是薪酬问题，工资偏低是影响他们离职意愿的主要因素。② 而这与美国、英国、日本、新加坡等国家医生的薪酬高，也是备受尊敬的职业形成巨大的反差。如果技术和能力与经济收入不匹配，则势必影响医生的形象和地位。此时的医生，尽管仍自恋式地保持着思想上的某种优越性，但其社会地位的优越却荡然无存，生计变成了一种操劳与纷扰。③ 甚至出现一些奇怪的现象，越是恪守优秀的职业标准和操守的医生，也就越没有"出路"，越发相对贫困。

（二）社会标准：声望

韦伯认为，"我们希望指明'地位情景'是一个人生活机会的重

① 陈晶等：《两家三级医院临床医师职业认同现状分析》，《中华医院管理杂志》2012 年第 12 期。

② 赵琪等：《我国医护人员职业满意度及身心健康状况调查》，《中华医院管理杂志》2016 年第 6 期。

③ 周宪：《当前的文化困境与艺术家的角色认同危机》，《文艺理论研究》1994 年第 12 期。

要组成部分，并取决于声望的一个具体的、积极的或消极的社会估计"。① 医生的职业声望包括社会评价和自我评价两个维度。社会地位的高低，最终还要看社会成员（媒体、其他机构或个体）对医生群体是否支持、是否尊敬，这种社会评价的研究方法可以通过调查、统计得到的职业声望等级表去分析，因而具有较高的代表性和权威性。从针对中国医生职业声望少有的几次研究来看，有两个明显的特征：一是尽管医生职业声望排序有变化，但医生的职业声望（高知识、高技术、高教育）总体较高，各阶层的看法具有很强的一致性。② 二是医生的职业声望呈现下降趋势。当大多数医生失去了职业尊严感时，医生承受前所未有的巨大压力就可想而知了。

职业声望的自我评价，是指被调查者对自己所从事的职业及其他属于同类性质职业的社会声望位置的主观判断。职业声望的自我评价比较复杂，它受到职业的财富权力特性、职业分工状况、一定时期的社会职业价值观念以及个体差异的影响。③ 一般来说，人们在进行职业声望评价时常以自己的职业地位为参照，大多对自己的职业评价有较高的向上攀附倾向现象。然而，我国医生对职业声望的自我评价却并不乐观，这与很多西方国家的医生是一个让人羡慕的职业形成鲜明对比。2012 年，重庆市、山西省、贵州省等卫生纪检部门和北京大学医学部纪委开展联合调研，74.29% 的医务人员认为没有得到患者和社会应有的尊重和信任，83.88% 的医务人员认为付出和回报不成比例。2015 年 4 月 20 日，《中国青年报》就医生满意度低的原因进行调查时，68.1% 的受访医生直言医生执业环境差，79.0% 的受访医生首选 "收入和付出不成正比"，后面依次是工作时间长、压力大（66.4%），医患矛盾突出（61.0%），职业发展受限（37.7%），社

---

① Weber, Max and Gerth, H. H. , *Wright Mills From Max Weber: Essays in Sociology*, New York: Oxford University Press, 1946.

② 李强：《转型时期冲突性的职业声望评价》，《中国社会科学》2000 年第 4 期。

③ 高顺文：《我国职业声望研究二十年述评》，《华中科技大学学报》（社会科学版）2005 年第 4 期。

会声望有所下降（35.3%）。① 此外，还有72%的受访医生不希望自己的子女当医生。丁香园的调查显示，91%的医生强烈赞同"如果不改善医生的社会和经济地位，中国的医改将不会成功"。

（三）政治标准：权力

韦伯指出，权力意味着在一定社会关系中哪怕是遇到反对也能贯彻自己意志的任何机会。因此，我们完全可以把权力看作一种影响力、一种能够把自己的意志力强加给他人的能力。在医疗卫生领域，医生的权力有两个来源：一是职业权力，即岗位权力；二是个人影响力。② 医生的权力和影响力，为他们获得"垄断"地位打开了方便之门；加之新医改处于市场转型期，导致有的医生权利异化现象。表现为：将职责和义务"权力化"，以索取不当利益；权力"经济化"，将知识和技术蜕变成权力工具，违背了医生的初心和本真。医患合谋、医药合谋大行其道，医生对患者的仁心与关爱明显减少，患者对医生的尊敬和服从也在减少。双方受困于不信任的"心灵沙漠"，医生角色地位陷入了危机。

三　医生角色心理危机

当一个人面临困境时，其先前处理危机的方式和惯常的支持系统不足以应对眼前的处境，即他须面对的困难情景超过了他的能力时，这个人就会产生暂时的心理困扰，这种暂时的心理失衡状态就是心理危机。③ 这种心理困扰和失衡状态会暂时干扰或破坏医生惯常的生活模式，其特征是高度紧张，典型的情绪反应是焦虑、失控感、挫折感和流行率高的抑郁症。这种心理危机主要表现在以下四个方面：

（一）由于医患关系（模式）发生改变，医患间的"心理契约"也随之变化

医生从主宰治疗的权威变成了患者的合作伙伴，而且这种变化的

---

① 王琛莹等：《夹缝中行医：68.1%受访医生直言医生执业环境差》，《中国青年报》2015年4月20日第7版。

② 刘瑞明等：《医生和患者权利（力）的来源、内涵及特点——互动视域下医患权利（力）运作形式一》，《中国医院管理》2015年第10期。

③ Caplan, G., *Support Systems and Community Mental Health Lectures on Concept Development*, New York：Behavioral Publications，1974.

天平还在继续向着患者一方倾斜。对此，医生还没有足够的心理准备，从而产生角色心理危机。

（二）失去归属感

近些年来，医患关系紧张，尤其是暴力冲突发生时，医生往往被推向怒火万丈的患者面前。而关键时刻政府和医院并没有作为医生的"代言人"，站出来维护好医生的权益，让他们很受伤，导致其组织承诺降低，进而影响彰显其归属感的持续职业行为，从而为危机埋下了隐患。

（三）失去特殊身份

如前所述，由于患者权利意识的觉醒，维权能力的提升，医生已经从专家权威的主角蜕变成真正服务患者的一方，医生角色身份有种"被剥夺感"的忧虑。

（四）产生焦虑、不公平感、抑郁等心理问题

首先，焦虑。挪威对 522 名医生进行了长达 9 年的前瞻性研究，发现医生特别是年轻的医生心理压力巨大，焦虑最为严重[1]，这与我国医生目前最突出的心理问题是焦虑的结论（周冀英，2006；黄丽素，2011）非常一致。

其次，不公平感。医生工作风险高，工作量大，付出了时间、精力和情感，心理上会期待自己有更高的收入。但是，收入的不满意可能是引发医生不公平感的主要诱因。这种不公平的心态的发展，必定会导致惰性行为，不积极、不主动、不愿意承担风险，工作质量下降等连锁反应。

最后，抑郁。医生由于工作超负荷，心理压力大，常有负面心情反应。据统计，国内医生患抑郁症的概率为普通人群的 4 倍多（李京力，2006）；患抑郁症自杀的男医生为普通人群的 3.4 倍，女医生则高达 5.7 倍（沈峥嵘，2005）。总之，医生执业环境和心理健康状况令人担忧。[2]

---

[1] Røvik, J. O., Tyssen, R. and Hem, E. et al., "Job Stress in Young Physicians with an Emphasis on the Work – home Interface: A Nine – year, Nationwide and Longitudinal Study of Its Course and Predictors," *Industrial Health*, Vol. 45, No. 5, 2007, pp. 662 – 671.

[2] 冯同强：《对医师执业环境的思考》，《中华医院管理杂志》2005 年第 4 期。

四　医生角色价值观的危机

价值观是基于人的一定的思维感官之上而做出的认知、理解、判断或抉择，也就是人认定事物、辨别是非的一种思维或取向，从而体现出人、事、物一定的价值或作用，对人的态度、观点、行为等均有影响。价值观具有稳定性和持久性、历史性与选择性、主观性的特点。价值观对动机有导向的作用，同时反映人们的认知和需求状况，因而备受关注。我国医改 40 年以来，特别是随着市场经济的推进和深化，少数医生未能摆正角色位置，出现价值观偏移和失位，甚至部分价值观发生激变，总体呈现以下三个特点：群体本位取向向个体本位取向偏移；单一取向向多元取向发展；世俗性的价值目标正在取代理想主义的价值目标。

（一）价值观自由化和多元化

当前全球化、市场化、信息化对医生的思想文化产生潜移默化的影响，医生价值观呈现自由化和多元化趋势。由以前过于强调集体主义、公益与奉献、社会与责任等核心价值观，逐步向现代个人主义、自我与索取、价值与实现转变，或者两者兼而有之。

（二）强化并突出关系取向

杨国枢（1963）、何友晖（1991）、翟学伟（1994）、金盛华（2003）等认为，传统的中国人强调在人与人的社会关系中来界定自己的身份，这种取向称为关系取向（社会取向或情境取向）。为了得到更好的医疗资源和服务，患者一般都愿意首先选择认识或熟悉的医生就医，而绝大多数医生能够理解和接受关系就医（86.6%），并希望通过关系获得更多的病源（73.8%）。[1] 在医院组织中，与领导建立良好关系，容易获得有价值的信息资源、更多的晋升机会；与同事维系某种程度融洽的关系，利于开展工作。反之，如果与领导、同事的信任缺失，关系价值观错位、畸形发展，就可能引起医生改变工作态度、行为和质量，降低组织忠诚度，甚至离职。

---

[1]　屈英和：《"关系就医"取向下医患互动的错位与重构》，《社会科学战线》2010 年第 2 期。

（三）更加关注个人利益

医生愿意在工作中证明自己的价值，得到认可和尊重，注重自我价值的实现。在市场经济条件下，有的医生把"个我"取向和私利取向作为角色探讨和思考立论的起点，导致权力异化。

（四）医德医风淡薄削减

医学是科学，也是"人学"，需要大力倡导救死扶伤、服务患者的医德医风。但是，有的医生过于强调价值回报，注重物质实惠，忽视了传统优良医德医风的传承。

（五）英雄主义丧失的悲剧感

医生，这个让人尊重和敬仰的职业，超乎常人的知识和技术，具有优越感和权威感，获得英雄般的荣誉和地位。但是，在市场转型过程中，医生的认同危机恰恰表现为英雄主义丧失的悲剧感。具体表现在：地位下滑、医患关系物化；有的医生权利已走向服务对象的反面，成了人们健康、和谐生活的异己力量。"它倾向于把丰富多彩的、有深度的和有意义的生活空虚化……激情失落了……生命除了'可怜而又可鄙的舒适'，没有留下任何渴望"。①

第三节　医生角色认同危机的实质

一　个体自我评价的困境

（一）医生评价主体的"自我"与角色丛的矛盾

在个体的存在本质中，包含着"大我"和"小我"的双重内容。个体的"大我"和"小我"的双重存在本质，使个体总是生活在一定的群体组织和社会之中，承担着各种社会角色。② 比如医生，既是职业化的医疗诊治者、专家、技术人员，又是医学生的带教老师和实

---

① ［加拿大］查尔斯·泰勒：《自我的根源：现代认同的形成》，韩震译，译林出版社2012 年版。

② 尹岩：《论个体自我认同危机》，《湖南师范大学社会科学学报》2007 年第 5 期。

习指导教师，还是药剂师、护士等人员的同事，在家里又是家庭成员。由于多重角色身份，扮演的标准和要求也有差异，因此，角色扮演者的个体立场和社会（他人）的立场与期望可能不一致。也就是说，个体如果不能执行对角色提出的要求（期望）就会引起矛盾的情景，即角色冲突，进而可能爆发角色认同危机。一般而言，医生在承担社会角色中能够实现自我和角色的统一，诸如爱岗敬业、尽职尽责、与患者"和谐共处"，赢得社会的认可和尊重，实现价值和梦想。或者说，医生能够将自我期望和角色社会期望结合，实现自我价值和社会价值的统一。但是，"自我"和"角色"也会产生矛盾和冲突。由于政府投入过低，医院有生存压力和趋利动机，规定了医生的指标和任务。也许是体制和制度的束缚，也许是生存压力使然，有的医生可能违背良心和职业道德实施大处方、采取诱导需求措施、收受红包和回扣。加之医患关系紧张，信任缺失，医生不得不实施防御性医疗，这可能与有的医生个人价值观、人生观、世界观相悖。各种个体自我与社会角色关系的扭曲，使医生不停地否定自我，处于矛盾之中。

（二）医生个体自我评价标准的矛盾

唯物主义价值论认为，价值是主体性体现，主体需要就是价值标准。正如美国心理学家马斯洛（A. H. Maslow, 1943）需要层次理论所言，人的需要按重要性和层次性进行排序，而且不同国家不同时期的人的需要也是变化发展的。因此，确立评价标准其实就是"在某种程度上认识这些矛盾、处理这些矛盾，以达到一种适当的整合的过程"。① 我国传统舆论导向是过度宣讲医生的无私奉献，积善德、行公益。这种追求整体社会的发展为理念，个体的价值和自我实现难以彰显；为了实现整体的利益，往往容易牺牲个体利益。个性的解放和价值实现依然是一个难题。在市场经济条件下，个体不再受无私的、大一统的价值束缚，而是以个体自我的标准与规范，建立以"私我""小我"为典型特征的价值体系。就医生而言，当其人生的全部价值

---

① 李德顺等：《价值论原理》，陕西人民出版社 2002 年版。

和意义沦落为"物化""工具"的奴隶时，医生个体自我评价体系必然是否定的。

二 社会评价的困境

社会评价本意是识别、监测和评价投资项目的各种社会影响，分析当地社会环境对拟建项目的适应性和可接受程度，评价投资项目的社会可行性，其目的是促进利益相关者对项目投资活动的有效参与，优化项目建设实施方案，它是规避投资项目社会风险的重要工具和手段。社会评价研究内容包括项目的社会影响分析、项目与所在地区的互适性分析（分析当地的社会环境、人文条件对项目的接纳程度）和社会风险分析三个方面。在本书中的社会评价是指社会公众对医生职业活动、身份、地位、价值、道德、技术、服务、成效等内容的一种综合性的主观评判，具有广泛性、客观性和权威性等特点。在现有的卫生管理体制机制下，如果没有社会评价的约束，医生自我评价将难以持久。当前多数医生在职业角色和医德情感上不能满足社会尤其是患者的需要，其职业操守和修养的主动性与能动性未能达到理想的标准和境界，必须用社会评价来引导、约束和管控，调整其角色意识、角色心理和角色行为，从而形成和谐的医患关系。因此，社会评价是医生角色评价中最关键、最重要的内容。但是，目前的医生角色的社会评价存在问题。一是评价标准。医生的社会评价除财富（经济收入）、职业声望（主要指社会评价）和权力（排除异化的权力）外，还有社会资源的获取与掌控。医生评价的高低，还取决于社会对他们的情感、支持和尊敬。但是，很多貌似客观的标准常常为人们的主观因素所左右，一定程度上影响了评价的公平性、公正性和客观性。二是评价人员多元化。医生（尤其是公立医院）虽然属于医院管理编制，但是，其工作既要接受上级有关部门的监督、同行的考评，更要接受社会人员（尤其是患者）的评价。评价主体的不同层次、不同角度的多元性，很容易陷入相互矛盾的主观评价的误区。如果没有一个具体的标准和尺度，对同一位医生的评价甚至可能会出现截然相反的结论。

第四节　医生角色认同危机的成因

一　客观因素

（一）现代性的侵袭

当代认同的直接对象是对人自身意义的反思。当代认同危机在很大程度上说是一种价值认同的危机。在现代社会，人的生活的意义感遭到了史无前例的摧毁和破坏，人的认同发生了前所未有的危机。[①] 如同安东尼·吉登斯提及的现代性，即人们过度关注自我，人的主体意识、权利意识与自我意识觉醒，消解了自我认同中个体与他者的关系。加拿大知名学者查尔斯·泰勒（Charles Taylor，2001）提出了所谓的"现代性之隐忧"：当代西方社会的首当其冲的隐忧就是意义的丧失和道德视野的迷茫。也就是说，由于个人主义的强势，它导致了以自我为中心。而这样的态度所导致的后果是，现代人的生活被狭隘化和平庸化。"我们受害于激情之缺乏。"[②] 医患关系互动中，首先，有的医生对患者缺少责任、仁心与关爱，患者给予医生应有的遵从和敬畏也削减许多；患者主体意识、权利意识的觉醒，对医生权利权威的遵从也不如前。另外，医疗技术物化和工具性日益普遍，它增强了就诊的便利和效率，但是，容易导致医患关系物化；同时限制了医生的选择和自主权，医生日益成为马尔库塞笔下的"单向度的人"。[③] 在困顿和迷茫中，他们不断思考：我究竟是谁；我从何处来，将到何处去。

（二）政府政策的偏倚

新医改取得了不少成绩，但是，也面临诸多困难和问题，政府投

[①]　王成兵：《当代认同危机的人学探索》，博士学位论文，北京师范大学，2003 年，第51 页。

[②]　［加拿大］查尔斯·泰勒：《现代性之隐忧》，中央编译出版社2001 年版，第4 页。

[③]　所谓单向度的人就是那种对社会没有批判精神、一味认同于现实的人。这样的人不会去追求更高的生活，甚至没有能力去想象更好的生活。马尔库塞认为，正是发达资本主义社会造成了单向度的人。源自［美］赫伯特·马尔库塞《单向度的人》，刘继译，上海译文出版社2006 年版。

入不足一直是争论的热门话题。尽管有的学者认为，卫生医疗系统中深层次问题不能简单看作"投入不足"的结果，而应把政策的重点转向"管理的有效和投入的公平"。① 但是，把政府卫生投入不足视为医药卫生改革陷入困境的主因，却是很多专家和学者的共识。不管怎样，这源于计划性体制向市场体制转轨过程中卫生事业的补偿机制扭曲，其中政府职能缺位是根源。②

（三）医院管理等问题

如前所述，由于政府政策规定投入的数量和重点的偏离等诸多原因，医院的地位和处境十分尴尬，只好采取市场化的运作方式来维持。在制度和管理上，医院增加了需要医生完成的任务，并借此作为培训、考核、薪酬和晋升等人力资源管理的依据。此时的医院首先要考虑的是如何维持生存与发展，病人的利益只能退而求其次，从而导致市场经济条件下医生权利异化、医患关系恶化、医生角色危机。很多医生在完成任务的同时，内心也经受着道德的考问和心灵的煎熬。在医患信任缺失的情形下，加之部分媒体"选择性报道"，有些医生产生焦虑、强迫症和抑郁等种种心理问题。

二　主观因素

社会公众特别是患者，对医生角色有一定的要求与期望。现实是，有的医生由于能力不足、角色不清或外部干扰等原因，在角色扮演的过程中，可能会产生角色不清、角色冲突、角色固着及角色失败等角色失调现象。

（一）角色不清

医生不清楚自己的角色职责，或者即使明确，但不知道如何履行；对自己该承担的职位角色责任的理解有别于组织或团队其他成员的期许；出于私心或经济利益的考虑，将医生职责和医业道德伦理混同于其他行业角色或者商人角色，表现为角色混同，甚至角色错乱，

---

①　王俊：《中国政府卫生支出规模研究——三个误区及经验证据》，《管理世界》2007年第 2 期。

②　冯同强等：《对医师执业环境的思考》，《中华医院管理杂志》2005 年第 4 期。

即忘记作为医生应该承担的责任和义务，违背医药卫生行业的道义和宗旨，行为严重偏离医生身份，角色迷失了方向。

（二）角色冲突

不同情景下，医生往往有多重身份与角色，如医学专家、沟通者、合作者、管理者、健康倡导者、专业人才、带教或指导老师等。假如医生不能满足角色要求就会引起冲突，使其角色扮演难以持续。格罗斯（N. Gross，1958）等指出，角色一致性的缺乏程度越高，角色地位占有者之间潜在冲突的可能性就越大。[①] 出现角色冲突，角色承担者一般会首先启用"自我防御"机制，其自我表现形式有愤怒、投射、文饰、退避、压抑、否认、补偿等几个方面，其功能主要是通过改变、削弱或消除引起不快情绪的根源以调节情绪的负极——悲伤、忧愁、憎恨、愤怒等，使他们得到暂时的缓和。[②] 就医生来说，一方面会有焦虑、不公平感和抑郁等心理情绪的反应，另一方面也表现在防御性医疗上。从实际病情来看，没有必要的各种化验、检查，回避收治高危病人，回避高危病人手术及难度较大的特殊处置，带有推脱责任性质的转诊及会诊等。因此，尽管自我防御机制有一定的积极作用，但其消极影响显而易见，如果不能管理和控制好，就有可能导致严重的角色危机。

（三）角色固着

有些医生依然习惯于过去的制度规范、管理模式，沿袭传统的心态和行为，诊疗时强化对患者的权利权威，采用固有的沟通交流范式。之所以出现角色固着现象，是因为有的医生是基于成本或利益的考量，有的是人的惰性、惯性（路径依赖心理）使然，也就是法国学者古斯塔夫·勒庞所说的"广场效应"。[③] 所谓广场效应是指一种群众心理，即在人群聚集的公开场合，人们往往会表现出与日常生活大

---

① Andersson, M., Oscarson, S. and Öberg, L., "Explorations in Role Analysis: Studies of the School Superintendency Role", *American Journal of Sociology*, Vol. 127, No. 6, 1958, pp. 979 – 980.

② 秦启文、周永康：《角色学导论》，中国社会科学出版社2011年版，第118页。

③ Gustave Le Bon, *The Crowd: A Study of the Popular Mind*, Authorhouse Press, 2008.

相径庭甚至完全相反的言行，这种心理多数时候使群众的群体道德水平比个人道德水平低下。而这种畸变就是奥地利心理学家洛伦兹所说的社会感应。角色固着是新医改背景下医生个体实现角色转换、满足角色期待、实现自身价值的主要障碍。

（四）角色失败

由于各种原因，造成医生无法继续扮演角色，如医患沟通困难、医患关系紧张、职业倦怠、离职倾向等种种困境，甚至出现社会对医生角色偏见加重、医院管理难以为继的现象，导致角色失败。

第五节　医生角色认同危机的调适

每一次危机本身既包含导致失败的根源，也孕育着成功的种子（诺曼·R. 奥古斯丁，2001）。如果处理得当，医生角色认同危机也有可能转化为"契机"。

一　医生主体的自我调适

当医生发现自己有角色认同危机时，要客观看待、勇于面对、主动适应以及积极化解。

（一）角色调整

《现代汉语词典》对调整解释为：重新调配整顿，使适应新的情况和要求。一个人的主要社会角色主要随工作岗位、任务、年龄等内外部环境变化而不断变化。比如人到了一定的年龄要退休，离开自己的工作岗位，这是自然现象，也是自然规律。调整到位，适应新的环境、适应新的角色，就能够安度晚年。否则，由于环境和生活习惯的突然改变，而出现情绪的消沉和偏离常态的行为，有的引发其他疾病，影响身心健康。医生角色调整可以理解为：医生可以根据职业技术特点和自身发展情况，充分认识和明确哪些是基本角色、派生角色和临时角色，哪些是主要角色和次要角色，做好角色转换，学会自我调节，对角色进行动态调整，妥善合理安排自己的学习、工作和生活，适时、合理地通过适当途径宣泄消极情绪，经常保持愉悦的心态，逐渐培养和增强心理适应能力和心理承受能力。美国心理学家顾迪（William J. Goode，1960）在《角色紧张》一文中提出了解决角色冲突的具体方法：从各种互为交叉的角色中挣脱出来，把有限的时间和精力用到那些对自己更有价值的角色上。因此，医生可运用社会学及企业管理中的"二八定律"（80/20 法则），通过区分和调整角色，采用授权、参与、合作等形式，将主要时间和精力放在职业和自身发展上来。在医院人力资源管理实践中，需要针对不同类型的医生实行分类管理，特别是对医院的核心员工，要结合 80/20 法则，从岗位安排、薪资设计以及离职管理等方面做好核心员工的各项人力资源管理工作。[①]

（二）角色建设

关于角色建设，有的认为，角色建设，主要是指角色规范建设，即由社会确立符合社会期望的角色行为规范，并使之化为社会成员认同的个体行为准则。[②] 也有的认为，角色建设是指社会或组织引导个体按照社会期望与要求，加强自身担当角色所具有的意识、规范、形象、机制及方法等方面的建设，并使之内化为自己的行为模式。并认为，正确理解和把握角色建设的含义，应注意以下三点：一是角色建设的主体是个体，是实施角色建设的出发点和立脚点，提高其主动性和自觉性仍然是个体。二是角色建设是一个涉及多方面内容的概念，包括角色意识、角色规范、角色形象、角色机制等。三是角色建设是一种有计划、有目的的思维活动与实践活动，这种活动以角色意识为核心，以角色规范为重点，以角色形象为关键，以角色机制和角色方法为手段，切实有效地加强角色建设。[③] 结合社会角色理论以及我国医生角色冲突的现状，医生角色的自我调适应该注意以下四个方面。

1. 角色意识

角色意识又称角色观念，是指个体在特定的社会关系中对自己所

① 二八定律又名80/20法则、帕累托法则，也叫巴莱特定律、最省力的法则、不平衡原则等，被广泛应用于经济学、社会学及企业管理学等领域。参见［美］克里斯·安德森《长尾理论》，乔江涛译，中信出版社2006年版。

② 丁水木、张绪山：《社会角色论》，上海社会科学院出版社1992年版，第164页。

③ 奚从清：《角色论——个人与社会的互动》，浙江大学出版社2010年版，第174—177页。

扮演的角色的关系、地位、作用、规范、权利、义务、形象、行为等方面的认知、态度、情感的综合反映。① 就医生角色而言，增强角色意识，至少应该包括以下四个方面的内容：一是角色服务意识。服务意识就是医生对服务相关因素的看法和态度，转变服务意识就是要转变医生对服务相关因素的看法和态度。正确认识医生所扮演的角色，医生是艺术家，其作品就是为病人提供的服务。对于病人来说，医生的技术之外的关爱是最好的药物。医生是帮助者，病人是需要医务人员帮助的人，但首先是人。病人需要的服务是需要医生把病人看成一个不可分割的整体，了解病人的完整背景和关系，在了解病人的基础上，全面评价病人的健康状况，厘清健康问题的来龙去脉，协调利用各种资源，帮助病人有效地解决与健康相关的问题，维护病人的健康。二是角色责任意识。在特定的医疗服务和医患关系中，尽职尽责，以病人的健康为首要的顾念。医生的责任心，首先要做到"慎独"，即在个人独立工作、无人监督的时候，也能够坚持自己的医学职业操守，自觉履行义务，不做任何有损病人、有损医务人员形象的事，出色地完成本职工作。这表现在各个方面，如诊疗前的准备，诊疗过程中的认真、细致，耐心地与病人沟通，诊疗后的医嘱与提醒等。三是角色道德规范意识。遵守道德原则、行为规范和行为模式，要凭良心和尊严从事医业，尽力维护医业的荣誉和高尚的传统。医生职业道德规范内容很多，如以病人为本，即应时刻为病人着想，千方百计为病人解除病痛；文明礼貌服务，即语言文明，同情、关心和体贴病人；遵纪守法；钻研业务技术等。四是角色尊重意识。尊重病人的人格与权利，对待病人不分民族、性别、职业、地位、财产状况，都应一视同仁；尊重患者的利益、人格、隐私以及对健康和生命的选择。还有其他如角色质量意识，即提高服务质量、保障医疗水平。

2. 角色规范

角色规范是指社会根据需要而期待角色应该达到的行为模式或行为标准。它是在长期的社会生活中形成的，并在个体的社会实践活动

---

① 奚从清：《角色论——个人与社会的互动》，浙江大学出版社2010年版，第178页。

中表现出来，规范与个体在一定社会关系中所处的位置紧密相关，并成为调节人的行为的控制器。角色规范包括不同的形式，从范围来看，可以分为一般规范和特殊规范；从具体要求来看，可以分为正向规范（扮演者可以做、应当做和需要做的行为规范）和反向规范（扮演者不能做、不应当做的各项行为规定）；从表现形式来看，可以分为成文规范（法律、法规、制度、纪律等）和不成文规范（风俗习惯等）。

角色规范意识是指个体在特定的社会关系中对自己所遵循的法律、法规、制度、纪律以及风俗习惯、相关行为等方面的认知、态度、情感的反映。[①] 就医生而言，其角色规范领域宽泛，内容丰富，如尽职尽责、尊重患者、医技精湛、慎言守密等。再比如廉洁奉公，医生应该自觉遵纪守法，不接受患者红包、宴请，不向患者或家属借钱、借物。正所谓"国无法不治，民无法不立"。遵纪守法是医生作为社会主义公民的基本道德底线，也是构建和谐社会、实现健康中国梦的基本前提。医生应以患者和社会公众对其角色的合理期待为标准来要求自己，严格自律，规范用权，为病人提供优质服务。

3. 角色形象

角色形象是指角色扮演者的精神面貌、个性特点、行为风格、言行习惯、思想品德、文化素养、价值观念、生活方式以及身体条件等方面的总和。[②] 也有人认为，医生角色形象是指患者、患者家属亲友及其社会公众对医生一切内在品质与外在表现的综合认识和评价。我们这里所谈及的医生角色形象塑造，除外部认识和评价外，还包括在医生进行角色定位的基础上，学习和提升医学专业知识及业务技能，达成组织目标，实现自我价值的过程。可以说，良好的职业形象既是医生职业发展的手段，又是其职业发展的目标。

角色形象是由丰富的内容和多样的形式构成的，包括内在要素和外显要素等一系列不同的要素。内在要素是角色形象中最重要的方

---

① 奚从清：《角色论——个人与社会的互动》，浙江大学出版社2010年版，第181页。
② 同上书，第201页。

面，包括承担者的角色责任感、角色认知、角色心理特征和角色技能等，它是角色形象的内涵。外显因素包括角色承担者在角色行为过程中的衣帽服饰、仪表仪容、言谈举止、姿态动作等，它是角色形象的外显。① 好的医生形象也有利于患者的生命健康和医患关系的和谐发展。而在日前医患关系紧张、危机加剧的背景下，强化医生形象的塑造尤其必要。

综合来看，医生形象重塑需要注意三个重点：一是人格形象。高尚的人格形象应该涵盖医生"善"的价值取向和职业规范、职业操守的遵循。二是专业形象。医生的专业形象应该涵盖其"真"的专业知识、专业技术和专业水准，体现在优质服务与良好效果上。实证研究发现，患者所感知到医生的技术能力对其后续推荐意向和再诊意向均有显著影响。② 三是沟通形象。医生的沟通形象应该涵盖其"美"的内容，包括仪容、仪表、仪态等举止风度的外在形象美；耐心、爱心和责任心的沟通交流之美；并波及内心的愉悦舒适之美。总而言之，医生形象中的人格形象是根本，专业形象是保障，沟通形象是关键。

4. 角色机制

戈尔曼早就意识到了研究何种机制才能避免角色冲突的问题。对于角色冲突的价值和调适问题，他提出了自己的看法："对这种烦恼的认识并不是角色分析的一种局限，而是它的价值之一，因为它迫使我们去研究何种机制才能避免这种冲突，或处理不可避免的冲突。"③ 所谓医生角色机制，是指医生为了实现个体自我和社会对其要求和期望，避免由于担当多种角色而造成的角色紧张、角色冲突和角色失调，建立的系统协调的各种关系和工作方式的总称。医生角色机制具体包括角色的个人机制建设和角色的社会机制建设两个方面。

医生角色的个人机制建设有着丰富的内涵。主要包括：一是用心

---

① 秦启文、周永康：《角色学导论》，中国社会科学出版社 2011 年版，第 350—351 页。

② 汪新建等：《医患信任关系的特征、现状与研究展望》，《南京师范大学学报》（社会科学版）2016 年第 2 期。

③ ［美］丹尼尔·戈尔曼：《日常接触》，徐江敏等译，华夏出版社 1990 年版。

领悟机制。作为医生，只有用心感受、体会和思考角色的职责、义务和权利，以及患者、患者家属亲友和社会对医生角色的期待，才能准确把握角色的定位，有效实施角色的行为，这是角色机制建设的关键。二是自律行为机制。在角色扮演过程中，医生应该以社会主义核心价值观和职业道德的高标准来规范及约束自己的思想和行为，对损坏患者和社会的权力异化行为坚决说不。三是技能提升机制。包括医生的专业技术能力，如基础医学知识及诊疗技能等；其他方面的技能，如临床执业相关法律法规、疾病诊断思维、危机处理等的理解和运用。四是自我评价机制。现代社会中，个体社会角色的多重性、片面性和流变性加深了自我与社会的矛盾冲突，个体自我认同危机的实质是个体自我评价的困境。①

如前所述，医生既是自然人，又是社会人。因此，医生在进行自我个人角色机制建设的同时，也要关注医生的切身利益，应该强化医生角色的社会机制建设。总体思路是：进行管理体制与社会机制创新，强化包括医生在内的医药卫生人才的投入机制、培养开发机制、使用评价机制、流动配置机制、激励保障机制、管理机制等的建设。如激励保障机制建设，深化收入分配制度改革，建立以服务质量、服务数量和服务对象满意度为核心、以岗位职责和绩效为基础的考核和激励机制；医生的收入分配要坚持多劳多得、优绩优酬，重点向关键岗位、业务骨干和做出突出成绩的医生倾斜；合理调整公立医院医疗服务价格，体现医生的劳务价值；探索高层次卫生人才协议工资、项目工资制等多种分配形式；加大对基层医生专业培训和专业教育的支持力度；健全以政府奖励为导向、用人单位和社会力量奖励为主体的人才奖励体系，建立多层次医生人才激励制度。

总之，医生应该积极塑造自我，如认识自我、自我定位和实现自我，让自己积极投身于社会实践中，充分发挥个体主体能动性。同时，应建立合理的自我评价机制，不仅要认识到自我评价，是自己的权利和义务；而且要用客观、公正的评价标准来评价，以最大限度地

---

① 尹岩：《论个体自我认同危机》，《湖南师范大学社会科学学报》2007年第5期。

消弭自我角色认同危机。

二 客体的调适

前面已经分析了医生角色建设中的个人机制建设，下面重点讨论医生角色社会机制建设的内容。

（一）价值观

正视医生角色的价值观。一是关注医生的个人利益。美国心理学家亚伯拉罕·马斯洛于 1943 年在《人类激励理论》一书中将人类需求从低到高按层次分为五种，分别是生理需求、安全需求、社交需求、尊重需求和自我实现需求。[1] 正如马斯洛需要层次理论所说，医生既是"经济人"，又是"社会人"，还是"自我实现人"。医生都愿意在工作中证明自己的价值，注重自我价值的实现，希望得到社会和他人的认可和尊重。二是满足医生合法、合情、合理的诉求。在市场化背景中，医生在保证自身利益的条件下，要兼顾各方的关切，良性互动。通过法律、制度以及各方自我约束实现有效管控，明确规范各方的权力和权利，让互动各方在法、情、理框架下有序运作，是解决医生角色价值观冲突的基石和重点。[2]

（二）身份

化解医生角色身份认同危机，主要从两个方面进行。一是消除体制障碍。当前我国医院属于事业单位编制，医生都是"编制内"身份，大多参照公务员管理进行。即政府财政部门根据医院级别、机构设置及其人员数量来拨款（尽管财政拨款所占比很低）。在这种模式下，医生对政府执业准入等资源的依赖，对医院事业单位编制及其附着其上的薪酬福利、稳定以及安全感等利益的依赖，使其独立性和创新性远远不够。医生的自由、自主以及多点执业等职业化之路目前难以实现，这是核心问题在于，又是未来新医改的重点和方向。自由执业不但赋予医生对自己的生存、发展和前途负责的使命感，而且为他

---

① 刘烨：《马斯洛的人本哲学》，内蒙古文化出版社 2008 年版。

② 刘瑞明等：《医疗冲突与暴力的缘起、发展与消弭——互动视域下医患权利（力）运作形式三》，《中国医院管理》2015 年第 10 期。

们更深入地反思历史、批判现实提供更为广阔的自由探索空间。可以预见，届时医生编制内的许多"垄断特权"将会不断地被剥夺，新的"自主、自由"以及多重角色将取而代之。二是医生要多运用权威力量影响患者。虽然医生权威不是医生自封的，也不是社会和患者授予的，但是却离不开社会的认可和尊重，离不开患者的遵从、参与和互动。因此，医患双方如何兼顾对方的关切，良性互动，彰显医生的角色身份和价值不仅必要而且紧迫。

（三）地位

医生角色地位危机的消解，可以从以下三个方面进行。

1. 保障医生的经济收入

我国实行的是政府主导型的医疗卫生体制，政府的主导作用十分重要。首先，政府应为新医改创造良好的政策环境，确保医疗卫生的投入。这种投入不仅是财政拨款金额的增加，而且还要就投入的总量、类型、方向以及重点等方面，进行更到位、更精细的战略规划、统筹调配与监管；同时，杜绝用创收等经济指标作为医院考核的基本标杆，重点转向对医生"人力资本"的激励。其次，医院应该建立和完善内部的考评机制、分配机制，让医生能够通过这些制度从另一个角度客观地评价自身职业的价值和意义，从根源上消除医生的补偿心理和创收冲动。①

2. 提升医生的职业声望

通过加大对医生的规范培训，培养其应对成长性危机的能力以及应对方式；通过关心医生成长与发展的氛围，提升医生工作的职业声望和社会地位，降低医生的负面情绪，增强其责任感、归属感和职业自豪感；通过对社会和媒介的引导、管理和监督，正确地评价医生，传递正能量。

3. 建立和完善法律和制度保障医生的权力

首先，通过法律法规明确界定和规范医生的岗位权力。超越工具

---

① 陈晶等：《两家三级医院临床医师职业认同现状分析》，《中华医院管理杂志》2012年第12期。

理性认识，真正赋权医生，如赋予医生专业自主权、尊重医生的自由选择权、自主医疗决策权。正如斯蒂格利茨所说，"政府的特殊责任是建立市场有效运作所需要的制度"。[①] 同时，对严重影响医生的工作和身心健康的医疗纠纷、冲突和暴力事件给予政策和法律管控，变医患对抗为依法治理，以法制切实保障医生的权益和安全。作为医生的单位或组织的医院，应该在组织架构中创造空间，营造医生赋权的支持性环境，构建优化医生赋权的医院文化。只有医生的权力问题解决了，其主体能动性和创造性得以发挥，才能真正担负起治病救人的责任，保障患者的生命权、健康权，推进医疗卫生事业的发展，进而获得职业的价值感、意义感和成就感。在专业发展上，把专业发展、技能攻关的自主权交给医生，重视精神文化引领，真正激励医生的愿望和动力。

其次，在保障医生权利的同时，要防止其权力异化，损坏患者和其他人的利益，防止破坏新医改的成果。

（四）心理

医院应关注并改善医生的工作条件、工作关系、家庭以及生活，医院应重视创造支持性工作环境来增加医生的组织支持感。对医院管理者来说，可以采取有效措施，例如，了解一线医生的困苦，组织人员互相沟通交流，并为他们建立减压机制，运用职业生涯咨询、放松技巧训练、增设压力和情绪管理等内容，施加自我效能培训，尽可能解决困难和心理问题。[②] 同时，患者及其家属要理解并关心医生这个特殊群体，给医生营造一个宽松的环境，以减少医生的焦虑感、不公平感和降低抑郁症状水平。

---

① 杨天宇：《斯蒂格利茨的政府干预理论评析》，《学术论坛》2000 年第 2 期。

② Demerouti, E. and Eeuwijk, E., Snelder, M. et al., "Assessing the Effects of a 'Personal Effectiveness' Training on Psychological Capital, Assertiveness and Self – awareness Using Self – other Agreement", *Career Development International*, Vol. 16, No. 1, 2011, pp. 60 – 81.

第八章　医生与病人角色互动

　　西方社会学家从功能论、冲突论、交换论等不同视角对权力问题进行了探索和思考。英国社会学家、政治思想家安东尼·吉登斯在批判地分析主体主义与客体主义对立权力观的基础上，以结构二重性方式阐述他的权力观：权力是行动者个人所具有的"转换能力"，是行动者自主性的表现，是人类行动的普遍特征和人之为人的基础；权力是行动者行为互动过程中存在的支配能力，是行动者依赖性表现，是资源不对称分配带来的结果。资源是沟通权力两个方面的媒介。"控制辩证法"是权力两个方面的有机统一，是社会关系的本质特征。[①]福柯在批判性地分析各种权力理论的基础上，采取了片断性、非连续性、多样性的方式，相对主义地解释了权力问题；认为权力是一种关系、网络和场，也是弥散的、无主体的、非中心化的，并用微权力学解构以统治权力为核心的宏观权力学传统。[②]韦伯、米尔斯及达伦多夫等冲突论学者一致认为，权力是个人或群体人在社会行动中不顾参与该行为的其他人的反抗而实现自己意志的一种能力。[③]

　　近些年来，我国医疗纠纷愈演愈烈，医患关系紧张恶化，医患关系已经持续成为研究的热点和焦点。由于医疗纠纷影响广泛，已成为

---

　　① ［英］Anthony Giddens, *A Contemporary Critique of Historical Materialism*, London：The Macmillan Press Ltd. , 1981.

　　② ［法］米歇尔·福柯：《权力的眼睛》，上海人民出版社 1997 年版；［法］米歇尔·福柯：《必须保卫社会》，上海人民出版社 1999 年版；［法］米歇尔·福柯：《规训与惩罚》，生活·读书·新知三联书店 1999 年版。

　　③ 陈成文、汪希：《西方社会学家眼中的"权力"》，《湖南师范大学社会科学学报》2008 年第 5 期。

各国医疗卫生工作的重点和难点之一。[①] 一方面，市场经济转型下医生权利滥用情况凸显，其权利广受社会诟病，医生遭遇前所未有的信任危机。另一方面，由于认知、自身利益考虑，患者就医的态度、行为和方法等与医生有分歧，加之主体意识增加、维权意识提高，患者的服从与遵从、参与与合作悄然发生变化。但是，患者离不开医院、医生，医生因患者而存在，我们需要弄清楚医生和患者有什么需求。[②] 因此，如何借助社会互动理论中的权力观，对医患双方的权利运作形式进行深度分析；并在合法互信条件下，对医患权利进行制度设计，实现共同愿景目标，已成为当前医疗卫生改革的重要议题。

第一节　社会互动理论

一　社会互动的含义

学者对社会互动的概念和内涵的认识和理解并不完全一致。[③] 米德的符号互动论、梅里尔（F. E. Merrill）等的沟通互动论认为，社会互动是指通过符号使人以及人与群体之间的相互影响。路透（E. B. Reuter）和哈特（C. W. Hart）在《社会学导论》中指出，社会互动是指人与人之间以及人与群体之间的相互影响。龙冠海在《社会科学大辞典》一书中，将社会互动理解为社会过程，即社会过程是人类文化或团体生活的有连续性的或有交互作用的动态关系。[④] 百度百科将社会互动阐释为：社会互动即社会相互作用或社会交往，是指在一定的社会关系背景下，人与人、人与群体、群体与群体等在心理、行为上相互影响、相互作用的动态过程。社会互动是以互为条件和结

---

① 冯俊敏等：《418 篇医疗纠纷文献回顾性分析》，《中国医院管理》2013 年第 9 期。
② 王仲：《对新医改下病人就医需求的认识与思考》，《中国医院管理》2014 年第 4 期。
③ 龙冠海：《社会科学大辞典》（社会学）第 1 册，（台北）商务印书馆股份有限公司 1973 年版，第 74 页。
④ 龙冠海：《社会学》，（台北）三民书局股份有限公司 1966 年版，第 315 页。

果的社会行动为基础的。当相关双方采取社会行动时就形成了社会互动。它是人们对他人采取社会行动和对方做出反应性社会行动的过程，即我们不断地意识到我们的行动对别人的效果，反过来，别人的期望影响着我们自己的大多数行为。它是人类存在的重要方式，是个体层次和社会结构层次以及文化层次的中介，是由个体走向群体甚至更大社会组织制度的转折点。因此，社会互动是社会学基本分析单位，不仅是微观社会学研究的主要课题，也是宏观社会学研究的主要课题。①

现代西方社会学的互动理论，正在从过程理论向结构理论转化。帕克和克鲁默是这一转化的倡导者。"过程理论"强调的是"自我"，是"主客互动"；而"结构理论"强调的则是"角色"，是"角色互动"。所谓"角色互动"，就是由复杂的社会地位所决定的角色之间和角色之内的互动。人是自然人，也是社会人。每个人在社会中都拥有自身的位置，并担当一定的角色。梅奥说过："人是独特的社会动物，只有把自己完全投入到集体之中才能实现彻底的自由。"② 通过社会化，使自然人在适应社会环境、参与社会生活、学习社会规范、履行社会角色的过程中，逐渐认识自我，并获得社会的认可，取得社会成员的资格。人们的角色扮演或角色互动是在一定的具体情景规定条件下展开的，"人在情景中，是根据身份使用自身的理论，也只有如此，他的理论和能力才得以发展。不进入社会情景中去跟不同角色身份的人进行能量交流，那么，人的需要就根本得不到满足、人的力量与能力就得不到发展、人的创造力就得不到发挥；同时，人也不可能体现他的最高价值和得到自由发展的机会和条件"。③ 这种情景主要由相关他人、文化特质、特殊意义与关系、行动的过程、时间、地点等

---

① 奚从清：《角色论——个人与社会的互动》，浙江大学出版社 2010 年版，第 41 页。
② 刘铁芳：《从自然人到社会人：教育人性基础的现代转向》，《华东师范大学学报》（教育科学版）2010 年第 4 期。
③ ［保加利亚］尼科洛夫：《人的活动结构》，转引自黄枝连《社会情境论》，（中国香港）中华书局 1992 年版，第 145—147 页。

组成。① 这种条件、状况和态度"可以是客观存在，也可以是主观臆想，关键是个人如何赋予它意义"。② 正如托马斯所说："人们一旦被情景所限定，他们的行动也就随之而确定了。"③

角色互动中，一个人的角色行为是否遵从了社会期望，就成为是否获得另一方信任的标准和依据，而这种依据某人所处的角色地位和角色定位而做出的信任判断就是角色信任。角色信任可以从角色信任给予者和角色信任被给予者分析。从角色信任给予者角度而言，这种信任常常与具体的角色扮演者无关。例如，在医患关系中，医生角色就是一个凭借其专业知识和技能令病人信任的角色。正是因为病人信任医生，病人才能将自己的生命和健康相托。病人的很多资料都属于隐私，病人可能一辈子都不愿意与旁人甚至亲人提起，仅仅出于诊治疾病的需要和对医生的信任，才毫无保留地告诉医生。这种信任是一种有生命的感觉，也是一种高尚的情感托付，更是一种连接医生和病人之间沟通、协调与合作的纽带。但是，人们之间对不同角色的信任并不是一成不变的，而是随着社会背景和不同时期（时代）动态演变的，角色信任呈现出复杂性和脆弱性特点。"随着社会角色的转型和角色分化的发展，当社会发展出以系统的方式依据角色期待的内化界限时，风险就变成了角色期待所固有的属性。"④ 例如，在市场化转型时期，由于信息不对称、补偿机制不健全、技术劳务收费标准偏低等复杂原因，医生出现逐利的"经济人"特征，医生诱导需求现象增多，医患信任遭遇重大危机越发引人关注。因此，要构建医患信任关系，首先，要加强医生角色的道德伦理建设，呼唤医生"良心"或做"道德人"，这种没有强制性的伦理约束，其实还更多地依赖于医生角

---

① 秦启文、周永康：《角色学导论》，中国社会科学出版社 2011 年版，第 290 页。

② ［美］W. I. 托马斯：《不适应的少女》，钱军、白璐译，山东人民出版社 1988 年版。另参见宋林飞《西方社会学理论》，南京大学出版社 1999 年版，第 268 页。

③ ［美］科塞：《社会学思想名家》，石人译，中国社会科学出版社 1990 年版，第 584 页。另参见于海《西方社会思想史》，复旦大学出版社 1993 年版，第 365 页。

④ Adam B. Seligman, *The Problem of Trust*, NJ: Princeton University Press, 1997, p. 170. 另参见［波兰］皮奥托·斯托姆普卡《信任：一种社会学理论》，程胜利译，中华书局 2005 年版。

色自身的道德伦理修养。其次，医患双方注意情感互动。医生关注病人的情感关切，有些病人也可能采取"关系就医"。最后，建立制度信任。在国家、社会和组织等不同层面，营造有利于构建信任互嵌式的正式规则，如国家法律、政策法规、管理制度等，从而降低互动成本，减少互动风险，建立以法律为基础的契约保障制度。

二　社会互动的理论渊源

德国社会学家齐美尔（Simmel）早在 1908 年所著《社会学》一书中曾使用"社会互动"一词。德国社会学家马克斯·韦伯也是较早就强调"互动"的社会学家之一。后来美国有米德、布鲁默、库利等主要代表人物形成了相关的系统理论。他们的基本观点是：人的自我意识来源于社会互动，在社会互动中学习和使用语言符号，通过角色扮演和他人对自己扮演角色的反馈，逐步形成自我意识。社会是一个舞台，全体社会成员是在这个舞台上按照特定规则扮演不同角色的演员。社会互动的重要特征就是"印象管理"或"自我呈现"。社会互动理论的核心内容是互动方法。以方法不同为标准，理论界形成了常人方法论、符号互动论、拟剧论、社会交换论和参照群体论等主要观点。

（一）常人方法论

常人方法论又称为本土方法论、民族方法论。该理论由美国社会学家加芬克尔创立，旨在研究人们在日常生活互动中使用方法的理论。其假设在现实生活中社会成员依据一定的规则和程序进行互动，这些日常生活中不成文的、大家公认的互动规则是一切社会生活的基础。加芬克尔研究发现，人与人的互动是以一定背景知识和常规为基础的，如果忽视了这种内隐规则，互动就无法进行，进而也不能实现预期目的。鉴于此，各主体能达成对所认定"规则"的共识是有效开展互动的前提。

（二）符号互动论

符号互动论以美国心理学家米德和库利为代表。认为符号是社会互动的媒介，互动是通过符号进行的，是一种"符号运动"；人的行为具有意义，要理解这个意义即必须设身处地、站到对方立场上加以阐释；有时这个意义会随着情境变化而变化，这就需要互动各方通过不断协商来达成共识以重塑其意义；从别人对自己的评价和态度中认识自己，可以提高自身素质，进而决定行为选择和行动方向。构成社会互动，应具备三个要素：（1）应有两方以上主体。既然是相互作用，主体必然不能少于两方，至于每方人数具体是多少则没有明确限制，其既可以是个人，也可以是群体。因而不论在个人与个人、个人与群体还是群体与群体之间，互动都可发生。（2）主体间应有某种形式的接触。这种形式既包括语言，也包括非语言，如身体感官或其他媒介等。（3）各方主体都能意识到互动赋予的含义。对于一方主体做出的意思表示或行为，其他主体不仅能清楚认知，而且能对此积极回应。

（三）拟剧论

拟剧论也称为印象管理理论。该理论是一种用表演和比喻说明日常生活中人的互动的理论，其代表人物是美国社会学家艾文·戈夫曼。他认为，社会是一个舞台，每个人都按照社会剧本的要求在其中扮演一定角色，并且个体的表演要接受观众的评判。这种角色表演的一个重要方面就是印象管理或自我呈现，即向别人表现我们自己，以便他们能够按照我们的愿望看待我们，诱导他们做出我们期望的行为。从本质上说，该理论强调变通，即在不同场合应变换不同角色，从而适应互动环境的变化性。

（四）社会交换论

美国社会学家霍曼斯等建构了社会交换理论。他认为，互动实际上是奖赏与惩罚的交换运用。若使某人继续一行为即应对行为加以奖赏，让他认识到此行为对他是有意义和有价值的，从而推动其自愿把这一行为实施下去；若不想其做某事，就不要给予奖励或进行惩罚，那么行为人就能意识到自己的行为存在问题，而不会再做出类似行为。这种奖惩机制对互动效果有着深刻的影响，应恰当运用，否则会适得其反。

（五）参照群体论

参照群体论由美国社会学家海曼首创，后来诸多学者在此基础上又加以发展，最终形成了一个内容丰富、效果显著的理论。其最大的贡献就在于提出了一种间接互动观点，即非面对面人际接触，而以参照群体（榜样）的价值和规范作为塑造自我价值观与行为准则的依据。这一理论强调榜样的规范和比较作用，旨在通过模范和典型的强大感染力来引导人们行为。

三　社会互动的主要形式

互动是一种最基本、最普遍的日常生活现象。根据互动情景、互动维度、互动方式等标准，可以分为多种主要互动类型。齐美尔曾深入分析了个体数对互动形式的影响，即根据参与互动个体数为标准，将互动分为两个体互动、三个体互动和多个体互动等多种形式。根据互动主体的类型划分为个体间互动和群体间互动；根据互动社会交往的情景划分为熟悉情景、社交情景和工作情景互动；根据互动中的个体间关系及其性质划分为情感性互动、工具性互动和混合性互动；根据社会互动主体间的利益、权力关系及其性质，可以分为交换、合作、冲突、竞争、强制、顺从与顺应。本书拟进一步分析和探讨最后一种互动类型。

（一）交换

个体或群体采取某种方式彼此交往，这种交往旨在获得报酬或回报，这样形成的关系就是交换。回报并不一定是有形的，也不一定有明确目的，有时更多的是无意识地期待别人的感激。但多数社会交换都遵循一个基本原则——互惠，即通过创造持续的相互间的义务来维持交换的平等。

（二）合作

合作是这样一种互动形式，即由于有些共同的利益或目标对于单独的个体或群体来说很难或不可能达到，于是个体或群体就联合起来一致行动。功能主义理论认为，在广义上讲，所有社会生活都是以合作为基础的；如果没有合作，社会就不可能存在。成功的合作应具备几个条件：目标一致；对如何达成目标有基本共识；行为配合；讲信用。合作的形式：（1）自发合作和互相援助，直接产生于某种情景下的实际需要和可能；（2）传统合作，逐步稳定被制度化了的习惯；

（3）现代社会由于专业分工而需要的指导与协调；（4）契约合作，即通过契约形式正式界定彼此职责义务的合作。

（三）冲突

冲突是合作的对立面，是一个过程。《现代汉语词典》有一种解释：心理学名词，冲突指两个或两个以上相互对立的需要同时存在而又处于矛盾中的心理状态。从管理学角度来看，广义为一种过程，即当对方感觉到另一方对自己关心的事情产生了不利影响或将要产生不利影响时，这种过程就开始了。它描述了从相互作用变成相互冲突时所进行的各种活动，包括目标不一致、对事实解释存在分歧以及对行为预期不一致等。狭义上可以涵盖所有冲突水平，从公开、暴力的活动到微妙的意见不一致。冲突包含两个必要因素：被双方感知；存在意见的对立或不一致，并带有某种相互作用。① 美国社会学家科瑟解释说，冲突是价值观、信仰以及对于稀缺的地位、权利和资源的分配上的争斗。冲突产生于社会报酬的分配不均以及人们对这种分配不均表现出的失望，只要不直接涉及基本价值观或共同观念，那么，它的性质就不是破坏性的，而只会对社会有好处。科瑟从齐美尔"冲突是一种社会结合形式"的命题出发，广泛地探讨社会冲突的功能，并修正和补充了帕森斯的冲突理论。可见，学者对冲突的定义、内涵有着不同的标准和理解。社会学家指出，冲突有其正面的积极作用，可以成为一种促进组织变革的力量和对方紧密团结的动力，提高决策的有效性，可能形成一种竞争气氛，促使员工振奋精神、更加努力。因此，管理者要维持一种冲突的最低水平，从而使群体保持旺盛的生命力。② 冲突也可能带来严重的后果：冲突不仅可能分散资源，而且有损员工的心理健康，可能对群体效率产生不良影响。

（四）竞争

竞争是指个体或群体间为了共同的目标而展开的较量、争夺，力

---

① 武洪明、许湘岳：《职业沟通教程》，人民出版社 2011 年版，第 83 页。

② ［美］罗宾斯、贾奇：《组织行为学》（第 12 版），李原、孙健敏译，中国人民大学出版社 2008 年版，第 428 页。

图胜过或压倒对方的心理需要和行为活动。它是社会互动的一种普遍可见的方式。如经济竞争（争夺市场份额）、政治竞争（总统竞选）、地位竞争（争夺某个职位）、声望竞争（争夺某项荣誉、争夺他人对自己的敬重），等等。这是遵循某些规则的一种合作性冲突，在这种形式的互动中，达到追求的目标要比彻底打败对手更重要。其积极作用是能使人振奋精神，努力进取，提高劳动生产率，促进社会进步。其消极作用是挫伤双方积极性，使有限的资源难以发挥最佳效益，造成个体间或群体间的不团结，不利于人际关系的建立与发展。

（五）强制

强制是个体或群体将其意志强加给别人的一种倾向。这也是一种互动形式。在本质上讲，所有形式的强制都是以使用物质力量或暴力的威胁为最终基础的。但是，强制的表现要微妙得多。像冲突一样，强制通常也被看作一种负面社会互动形式，但也有正面的社会功能。

（六）顺从与顺应

顺从与顺应是一种与强制相反的互动形式，但意义上还是有区别，不像强制中一方被迫按照另一方的要求行事。在顺从中，一方自愿或主动调整自己的行为，顺应比顺从的范围更广，除顺从外，它还指双方或各方都调整自己的行为，以实现相互适应。顺应的种类包括和解（友好）、妥协（暂时平息）和容忍（克制）。大多数成员对于群体的要求是顺从的，没有顺从，任何群体、社会都将无法运行。

四 医患互动

帕森斯（1951）在《社会系统》一书中系统地研究了病人—医生关系的不对称性。在医患关系中，医患双方都提供了一系列的行为期待，其焦点集中在医生角色和患者角色的相互影响上。双方的地位和权利却是不平等的，在权利和专业技术上医生角色获得更多；由于医患双方的地位和权利不平等可能导致认知冲突，但这种不平衡是必要的。[①] Thomas S. Szasz 和 Marc H. Hollender（1956）提出，患者症状的严重程度是影响医患互动的决定因素，并将医患互动分为主动—被

① Parsons, T., *The Social System*, Free Press, Collier Macmillan, 1964.

动模式、指导—合作模式、相互参与模式三种模式:① Hayes – Bautista
和 E. David (1967) 研究证明,医患互动改变了过去患者机械地听从
医生命令的状况,转而变成协商的方式。② 后来,奥尔曼 (Allman,
1993)、克莱尔 (Clair, 1993)、科 (Coe, 1978) 等进一步意识到医
患沟通交流的重要性,认为医生与患者在地位、教育程度、职业训练
和权威方面均有差异。③

Hague 和 Lavin 在《医疗方面的保护消费者利益主义:对医生权
威的挑战》中探讨了医生和患者之间的权利关系。Coe (1978) 研究
发现:医生运用特殊策略促进老年患者的交流和服从,第三者 (家
属) 对医患关系的影响。Stewart 和 Buck 从医方主体角度出发,对医
生对病人的了解和反应进行研究。Sheman Folland 等 (1993) 以及
Akira Kurinoto (2004) 指出,医患双方在某些程度上都存在信息不
灵,但是,患者处于劣势和不利地位。Edwand Shorter (1991) 认为,
美国近年来的医患关系遭到很大的破坏,医患互动中的距离越来
越远。

侯卉芳认为,医生和病人分别作为一种社会角色,暗示了医疗过
程中的互相期待和行为标准。当人们成为某种角色时,便要在社会交
往中表现自己的特定身份,显示自己所具有的职能,在一定范围内充
分行使自己的权利,履行自己的义务并得到一定的利益。④ 张超英从
医患的心理互动、行为互动和语言互动三个方面阐述了医患互动的内
容及其道德内涵。屈英和从社会学理论视野,论述中国人在"关系就
医"取向下的医患互动。为了得到更好的医疗服务,患者一般都首先
选择认识或者熟悉的医院和医生就医。尽管医患双方对"关系就医"
中"照顾"的理解存在很大的差别,但是,仍有 70.16% 的患者希望

---

① Szasz, T. S. and Hollender, M. H. , A Contribution to the Philosophy of Medicine: The Basic Models of the Doctor – patient Relationship, *A. M. A. archives of Internal Medicine*, Vol. 97, No. 5, 1956, pp. 585 – 592.

② Hayes – bautista and David, E. , "Modifying the Treatment: Patient Compliance, Patient Control and Medical Care", *Social Science & Medicine*, Vol. 10, No. 5, 1967, pp. 233 – 238.

③ Coe, Rodney M. , *Sociology of Medicine* (2nd ed.), New York: McGraw – Hill, 1978.

④ 侯卉芳:《"医生"与"病人"角色的分析》,《医学与哲学》1983 年第 9 期。

通过"关系就医"，86.16%的医生接受"关系就医"。① 2013 年，中国医学科学院和北京协和医学院联合开展了一次针对医务人员从业状况的调查。调查选择北京、辽宁、陕西等 9 省市 45 家医院，主要调查对象是医务人员，也包括部分患者。结果显示，46.4%的患者表示信任自己的医生，而仅有 26.0%的医生认为患者信任自己；医务人员认为医患关系紧张的比例均为 77.4%。说明医患关系紧张，双方的满意度不高，彼此的互信度更低。

总之，关于医生和病人间的互动研究，国外学者大多立足于西方文化和社会现实开展研究，而立足于中国本土文化和情景模式的医患互动进行深度研究的尚不多见，特别是结合社会互动理论，把医患双方的权利运作形式纳入中国"关系情景"下，并进行系统研究的则少之又少，而这正是本书研究的目标和方向。

第二节　医生权利权威的建构

医疗机构对处于精神病等紧急情况下的患者依法行使医疗强制权利，这种基于《中华人民共和国精神病防治法》《中华人民共和国执业医师法》和《医疗机构管理条例》的授权，是对百姓生命和身体健康的维护，也是医患关系的重要组成部分。另外，医疗服务是需要患者高度参与的活动，患者参与水平及其参与有效性直接影响医疗效果。② 因此，本书拟对医生和患者之间的强制与服从、权威与遵从关系作为主要研究对象，对互动情景下双方的权利运作形式进行思考，并希冀对改善医患关系、促进卫生健康有所裨益。

一　强制与服从

（一）强制与服从的内涵

强制，是以某种无形或者有形的力量强力约束人或者物。或者是

---

① 屈英和：《"关系就医"取向下医患互动关系研究》，吉林大学出版社 2011 年版。

② 李家伟等：《患者就医参与行为研究：维度、动机及其对策》，《医学与哲学》（人文社会医学版）2014 年第 8 期。

以这种力量来使人（物）执行（被执行）某项行动（操作）。通常这种行为是执行（被执行）的人（物）不情愿的（非自然化的）。本书所说的强制，即非自愿的强制治疗，是对患者（精神病、性病、吸毒、传染病等病人，尤其是精神病人）实施强制医疗。国家为了避免公共健康危机，基于对国民生命健康的维护，在法律上强制医疗权表现在强制留置、强制隔离、强制观察和强制治疗等各个方面，具有强制性、义务性、非自愿性、公益性的特点。服从，是个体在社会要求、群体规范或他人意志的压力下，被迫产生的符合他人或规范要求的行为。从心理学角度看，个体服从有两种：一种是在群体规范影响下的服从；另一种是对权威人物命令的服从。社会生活要求每一个体都要服从基本规范，任何一个群体，无论其规模大小与层次高低，都要求其成员遵守一定的规章制度，完成其承担的工作任务，以实现群体目标并维护团结。患者对医生的服从，是基于医患间的某种契约关系。一是因为医生权威影响患者的服从；二是医生的权利（包括患者自愿让渡的部分权利）与其岗位、单位组织、主管部门等结合，形成相对稳定的社会意志，从而规范和影响患者服从。

（二）强制与服从关系的性质与特点

《中华人民共和国刑事诉讼法》《中华人民共和国精神卫生法》《中华人民共和国执业医师法》和《医疗机构管理条例》等文件，就强制医疗关系中的医生的权利和义务均有详细规定。（1）医生有权按照诊断标准和治疗规范的要求，开展卫生服务。包括制订方案，并向精神障碍患者或者其监护人告知治疗方案和治疗方法；有权就心理健康、精神卫生知识宣传、各种教育活动等对患者提供技术指导。而基于患者的知情同意权、人格尊严权，医生有义务向患者及其家属讲明医疗的目的、潜在的风险以及可能产生的后果等情况，以保障患者获得良好的精神卫生服务。（2）在强制医疗关系中，患者享有国家监护、免费治疗的权利，也有自觉受诊的义务（法定义务）。医患双方在强制医疗上的合作，其目的是保证国家安全稳定与社会平稳有序。

事实上，强制医疗主体并不平等。（1）主体不平等。双方的法律地位不平等，医者强势，患者明显弱势，双方没有平等协商。因为医疗机构和医生拥有国家赋予的特殊权力，履行特殊的职责，属于公权力的行使范畴，行使其行政权力。① （2）内容不对等。医患双方的权利与义务不对等：强制医疗与公民的人身自由权、健康权及隐私权之间存在紧张的冲突关系，患者更多的是履行服从义务。虽然理论上强制医疗对真正患者的健康有好处，但患者的隐私权诸如身体隐私权、通信隐私权、信息隐私权经常会受到侵害，难以得到保障。② 更何况这种权力使用不当也会对患者身心健康产生很大的伤害。

（三）尚须厘清的问题

1. 强制医疗主体

强制医疗主体究竟是国务院卫生行政部门还是医疗卫生机构，权责界定尚不清晰，这关系到医疗卫生机构是否有自由裁量权（处方权、转院决定权等），也关系到医疗卫生机构的法律地位与责任（医疗机构本身具有行政主体地位，还是受行政机关委托实施强制医疗）。③

2. 治疗患者的标准

治疗患者的标准不明确，对强制医疗的实施和成效带来一定的困扰。

3. 强制医疗权力的性质

强制医疗权力的性质虽然涉及公安、司法、民政、卫生行政部门以及医院等多个部门，但在决定是否给予强制医疗方面，警察权、司法权、卫生行政权并不具有决定性，而以医院的判断为依据，且作为社会救助、社会保障的范畴来运作，由民政部门去实施，这与西方强制医疗权力的运作形式有着一定的差异。④

二　权威与遵从

（一）权威与遵从的内涵

权威是建立在正当性、合法性以及必要性的基础之上自愿地服从

① 柳经纬等：《医患关系法论》，中信出版社2002年版。
② 房国宾：《精神病强制医疗与人权保障的冲突与平衡》，《中国刑事法杂志》2011年第7期。
③ 马辉：《再论医患关系的性质与类型》，《中国医院管理》2014年第1期。
④ 时延安：《中美精神病人强制医疗制度之比较》，《法学评论》2009年第4期。

的制度化。人们对权力安排的服从可能有被迫的成分，但是，对权威的安排的服从，则属于认同。反对者可能不得不服从权力做出的安排，但是，服从不等于认同。权威就被认为是一种正当的权力，也可以说是极具公众影响力的威望。医生权威是指医生将医学科学、技艺、经验与人文等凝聚起来而让患者认可和遵从的人格、医技和道德的统称。

遵从，按照《现代汉语词典》的释义，是指遵照并依从。即遵照正式或官方的规定或古时的礼制，采取服从或依从或顺从的心理和行为。服从是按照社会要求、群体规范或他人意志行事而放弃自己意志的社会心理现象。这种行为一般来自外界的影响，带有被迫性，并不完全是个体自觉自愿的。应该把服从与"遵从"加以区别。如果完全同意社会要求、群体规范和他人意见，即是"遵从"，两者性质不同。遵从没有心理矛盾。服从有两种情况：一种是对法令、政策和组织正式规范的服从；另一种是对权威人物命令的服从。从医患共同的目标和他们之间关系的角度看，患者对医生专业知识和技术权威方面，理应更多的是遵从意愿而不是单纯地服从，但事实上可能不如想象的简单。

（二）权威与遵从的关系

医生权威是医生凭借国家赋予的医疗诊治权力以及社会和个人因素而产生的被认同、被尊重、被信任的影响力，表现为医疗过程中患者对医生发自内心的、自愿的信赖与遵从（包括不情愿的遵从）。目前社会对医生权威的认识在多个层面非常一致，即医生通过高尚的情操、大爱的精神、渊博的学识、精湛的医术、丰富的经验等多方面的素养来影响患者；得到认可。虽然患者一直不服从的情况很少见，但一直服从的患者也不多，仅占 18.5%，有时服从的高达 81.5%，一直不服从的为 0。[①] 这与世界卫生组织得出不遵医行为比例高的结论比较一致，说明遵从的程度不容乐观。

---

① 汪晓凡等：《中医医疗服务患者服从的现状与影响因素分析》，《现代商贸工业》2012 年第 1 期。

要正确认识权威与遵从的关系，应分析医生权威基础的来源。（1）患者的需求。患者自愿选择某个医疗机构或医生就诊，甘愿向医生让渡自己的部分权利，牺牲部分个人的隐私和资源，服从医生的权威，其目的是获得自己的生命和健康。这种由需求引致的交换关系是医生权威的重要渊源。（2）医生的专业知识和技能。经过若干年的教育、训练、强化、规范的锻造，医生才能担当岗位职责。这些专业知识和技能是医生权威的基本条件和存在的基础。没有足够的专业水准，不可能有医生的权威。① （3）医生的权威人格。医生的权威人格是指形成医生权威的尊严、名誉、价值、品德和操守的总称。它主要包括医生的职业道德（基于利他原则为患者的健康服务）和人文情怀（对患者有三心：爱心、耐心、责任心）两个方面。这是医生赢得患者和社会公众信服与认同的重要保障。（4）医患双方的差异性和不平等性。尽管当前患者的话语权和选择权加强了，但是，医生的专业知识、职业素养、资源禀赋、技巧能力的权威优势依然存在。这种权威方的命令、支配或影响，势必会让另一方服从、认可和遵循。

（三）权威与遵从的运作

1. 自身素质提升：塑造医生权威之根本

医生应恰当地运用权威力量，策略性引导患者遵从行为。（1）提升权威人格，增强医生权威和感召力。一个好的医生，不仅要有精湛的业务直接影响患者，更重要的是要有人格的感召力，包括态度、心理、语言和行为等方面的优秀品质。（2）加强专业素养，强化医生专业影响力。医生的专业素养是医生权威运行的专业基础，这种专业素养是通过现实医疗情景表现出来的，它也是医生权威运行的核心和支撑点。（3）关爱和尊重患者，注意沟通技巧。一是内心关爱和尊重患者。医生应注意自身的服务态度，增强亲和力，让患者感受到医生对他的尊重与关爱，跟患者建立良好的关系。二是注重医患沟通技巧。医生应解答患者的疑问，打消他们的顾虑，及时告知他们所患疾病的

---

① 杜治政：《医师的权威与病人自主——三论医师专业精神》，《医学与哲学》（人文社会医学版）2011年第6期。

情况、治疗方案及方法，为其提供最为详细的说明，满足其知情需求。医生可以在治疗过程中采用不同的方式，反复强调遵从与不遵从带来的结果，可以为患者举例描述遵从带来的种种好处，诸如更快地痊愈、更少的痛苦、更多的医生建议，等等，并在治疗的不同阶段用患者的亲身经历对之前的描述进行印证，从而获得更高水平的遵从。但需要强调的是，沟通并不意味着一定要达成共识，而很多时候是发现差异，这也就是安东尼·吉登斯所谓的"积极信任"："敢于用差异来作为发展积极情感沟通的手段。"在信任逻辑支配下，这些沟通行为所传达的认真、负责、关心、同情、亲和等情感道德信息，成为患者及其家属判断医疗行为合理性的重要标准。① 医生通过说服、咨询、赢得同意、鼓励参与等助推遵医行为影响患者，将法定性权力和专家性权威结合，比直接利用强制权来控制患者，赢得患者的信任、支持和依从更加有效。如交代医嘱时加重语气，提醒病人注意，可提高遵医率的6%—38%；语言应通俗、精练，尽量避免使用医学专业术语，可提高遵医率5%—30%。②

2. 关联制度的变革：保障医生权威之条件

（1）健全法律法规，保障和规范医生制度权威。

（2）完善医生管理体制。对医生进行激励管理，为医生权威打造提供组织支持。既要强化管理，提升医生权威，又要树立权威榜样，示范医生同道、引导患者选择。

（3）提高医生的社会地位。从制度上提升医生的政治地位，如医生参与医疗卫生体制改革，听取他们的心声；提高医生的经济地位，如加大财政投入、减少医院生存之压力下种种"谋求生存发展"的可能的利益驱动，提高医生的阳光收入；提高医生的法律和社会地位，如倡导遵医新风尚、对医疗暴力等损医行为坚决制止提供制度保障。

① ［英］安东尼·吉登斯：《超越左与右：激进政治的未来》，李惠斌、杨雪冬译，社会科学文献出版社2000年版，第131页。
② 齐向红：《心理护理中病人角色转换及遵医行为的强化策略》，《中国公共卫生管理》2014年第2期。

3. 正确的舆论导向：强化医生权威之路径

（1）正确认识医生权威。医生运用权威的目的不是为了炫耀知识和技术专长，而是为了患者的健康，促进人类的进步，应该将患者视为值得尊重的与其平等的人格主体。

（2）树立正确的舆论导向，形成尊重医生、强化医生权威的良好风尚。必须承认，我国医疗体制改革中出现了一些问题，我国的医疗卫生发展离人们的期望还有较大差距，但也不能因此否认我国医改和医生在我国经济发展和科技进步中的巨大作用。我们必须正确认识医生权威传递的正能量。一是有利于提升患者和社会对医生的信任度，重塑医生形象。医生权威与患者和社会的信任度是一种线性关系，医生权威越高，患者和社会的信任度就越高。二是有利于增强医生专心和尽心于医疗活动，促进医疗卫生事业发展。只有患者和社会高度信任，医生才能潜心于专业领域，尽力帮助患者诊治，免除后顾之忧，也有利于医生甘冒风险、献身科研创新，从而促进卫生发展，确保人民健康。

患者应遵从医生的诊疗决策并积极参与。第一，对医生的医德和医术要有信心，不能疑神疑鬼、戒备就医；第二，对医生要有遵从心，遵从医生的权威，服从医生的决定；第三，要有互动心，对医生的诊疗要参与，坦诚地交流自己的顾虑、问题、用药治疗情况等看法。

第三节　医患冲突与暴力的缘起、发展与消弭

多年来，医患冲突和暴力中伤医生事件不仅牵动着医患双方的神经，而且成为世界性的难题备受关注。2011 年，美国大约有 2600 起针对医务人员的非致命性袭击事件，78% 的急诊科医生至少经历过一次言语或肢体上的暴力事件；2012 年，法国发生涉医案件 1.1 万起；

总人口只有 800 余万人的以色列平均每年发生涉医案件也达 3000 多起。① 中国医院协会 2012 年的调查显示，全国 96% 的医院有医生遭到过语言暴力，受到身体暴力的有六成之多。因此，医患双方在冲突和暴力前后的权力运作有哪些互动？应该怎样互动？这些问题都亟须我们思考并解决。

一 医患冲突和暴力的内涵和性质

医患冲突也叫医疗冲突，现在比较多地采用医患（医疗）争议。医患冲突是医患双方在诊疗护理过程中，为了自身利益，对某些医疗行为、方法、态度及后果等存在认识、理解上的分歧而引起的抵触、争执或争斗的对立状态，以致侵犯对方合法权益的行为。医生和患者之间在观点、利益或对事件的理解方面可能存在差异，加之双方间信息不对称，可能发生冲突。医患冲突的核心问题是利益冲突，源于我国卫生资源的不平衡，医疗卫生体制改革不深入、不彻底，卫生法制不健全。

当前，我国医患冲突的表现和特点主要是：第一，疗效和患方的期望值反差大。第二，医疗成本居高不下，患者不堪重负。医生形象受损，医患间的敌对情绪严重。第三，我国医疗体制改革没有很好地考虑中低收入者的承受能力，医疗机构逐利动机增强，医患双方维权意识不断增强，医患间戒备心理严重。第四，医疗保障制度建设滞后，国家不能及时、有效地化解矛盾，冲突激烈化、复杂化和长期化趋势明显。冲突的形式有感觉不快、心理抵触、语言争执、肢体接触，甚至严重到双方的暴力斗争。

医患暴力，亦称医院暴力或暴力伤医，是指在医疗活动过程中，行为人为自己的私利，故意侵害医护人员的人身权益，扰乱医疗场所公共秩序和安全的违法行为。"国外的医生靠技术吃饭，国内的医生靠卖药吃饭。"钟南山院士的一句话道出国内医院的营利模式。在市民高呼"药价高，看不起病"的当下，医院既要做公益，又要面临如何生存显然是一个两难选择。医患暴力冲突加剧，实质上反映了医患之间的"代理困境"。医患暴力是医患冲突发展的极致，属于医患冲突中的最

① 王丹等：《"医患关系，我们将持续关注"》，《健康报》2015 年 3 月 6 日第 4 版。

严重等级，具有明显的违法性和危害性。它不仅严重干扰正常的医疗秩序，影响医生的工作和生活，极大地损伤医生的权威和权利，同时侵害其他患者的医疗权利，对社会形成巨大的冲击，因而是低质权利。①

二　医患冲突和暴力前期的权力运作

（一）理想的医患互动形式

最理想的医患互动情景是，医方秉承医学信条、职业操守和人文情怀善待患者，患者认同和服从医生的权力和权威。该时期医生主动展现利他互惠行为，患者有明显的遵医倾向。双方建立良好的互信互动关系，和谐共赢。

（二）一般常态下的医患互动形式

医生遵循着医学知识、技术、制度等规则去完成诊疗工作，同时兼备经济人、社会人以及复杂人的综合特征，并集医院和自身利益追逐的动力和压力于一身。该时期患者的维权意识虽然开始萌芽，但大多数会遵从医生权利和权威，就医行为仍有被动性烙印。此时的医患关系相对融洽。由于医学的复杂性、技术的局限性，以及双方缺乏有效沟通等原因，在医疗效果不尽如人意时，双方的芥蒂和矛盾开始出现，呈现出个体差异性、多点爆发性，但总体可控性等特点。

（三）深化、复杂化的医患互动形式

1. 关系就医

关系就医是指患者凭借其掌控社会关系资源的能力，获取医疗资源和服务，以满足自身特定医疗需求的一种社会现象。为了得到更好的医疗资源和服务，患者一般都首先选择（或通过社会资源找寻或建立关系）认识或熟悉的医生和医院就医。患者首选通过关系就医，其动机主要在于获取良好的治疗效果以及降低医疗成本等收益。② 具体包括：找权威专家（52.8%）、病房照顾（55.9%）、节省时间，其他诸如有较好的治疗效果、降低医疗费用（包括不开贵药、不做多余

---

① ［美］阿尔温·托夫勒：《权力的转移》，刘红等译，中共中央党校出版社1991年版，第22页。

② 崔香芬等：《农民就医过程中关系资本运作研究》，《南通大学学报》（社会科学版）2009年第6期。

检查）、方便就医、看病更认真（态度更好）等因素。① 绝大多数医生能够理解和接受关系就医（86.6%），并希望通过关系获得更多的病源（73.8%）。② 而患者（41.2%）能理解和接受关系就医，这虽然与崔香芬等（2009）68.2%的调查结论并不一致，也没有医生比例高，但有一点可以肯定，说明很多患者在已经发生的就医行为中，存在关系就医的运作经历。需要特别指出的是，某些患者之所以没有关系就医，其主要原因在于没有关系资本可以运作（并非不想），这从反面说明当前患者对医生的信任度不高，关系就医是无奈之举、被迫之选。另外，从关系就医的获取途径而言，患者倾向于先强关系（亲朋好友）后弱关系（其他关系或由中间人介绍）的差序排列。因为患者病情复杂多样，仅仅依靠资源有限的强关系往往难以破解，所以，很多情况下患者只好寻求弱关系来解决现实中的就医困境。

2. 送受红包

百度百科对红包的解释为：传统意义上的红包也叫压岁钱，是过农历春节时长辈给小孩儿用红纸包裹的钱。据传明清时期，压岁钱大多用红绳串着赐给孩子。民国以后，则演变为用红纸包裹。现在泛指包着钱的红纸包，用于喜庆时馈赠礼金。也指奖金、贿赂他人的钱。应该说，红包文化除体现中国人注重礼尚往来外，还有受惠不忘施予者，也有不敢忘恩负义的心态。但是，自20世纪70年代末开始，红包逐渐变味，从原先的庆贺压岁延伸到求助、感谢，范围从自家、亲友延伸到许多行业，送红包也渐渐有了"行情"，形成可怕的陋规。送受红包是我国医疗卫生领域多年来存在的不良现象。由于政府投入不足、医疗资源配置不平衡而导致相对紧缺、医疗行为失范、行业监管不力等因素，在医疗行业形成"卖方市场"，医生的非理性因素如情感、意志、欲望、动机、信念、信仰、习惯、本能等意识有更为突出的蔓延趋势。③ 当医患之间的信任关系难以凭借诸如"熟人社会"

---

① 屈英和：《"关系就医"取向下医患互动的错位与重构》，《社会科学战线》2010年第2期。

② 同上。

③ 伊焱等：《医患关系中的非理性因素及其优化探讨》，《中国医院管理》2014年第5期。

中的人际交往和关系得以建立时，人们就有可能寻求市场化的方式与途径。① 前面提到，关系就医环境下，患者关系就医获取途径有强关系和弱关系两种，对于强弱不同的关系，采取的回报方式有明显的差异。对于亲朋好友型的强关系，往往选择感情型回报方式，如平时串门、逢年过节走访等。对于其他类型的弱关系，则主要采取市场化的方式回报，如送红包、送礼物等。尽管患者谋求医生的信任有着迫切的需求，把送红包当成谋求信任的一种手段，并期待医生尽心尽责，降低医疗风险，从而获得内心的安全感，但这种方式弊端也不少，比如难以建立制度性的普遍信任；可能造成对医疗行业的整体性不信任；患者承担额外负担；对患者而言，送或不送红包都不公平。② 医生收受红包，除获利以弥补因体制和制度等因素导致的收入困境外，还有社会大环境和单位小环境的影响。比如不收红包反而显得"另类"，患者"无奈之举"引发医生的"无奈"，例如，不敢收是怕被说成自己没有水平。调查显示，54.4%的患者在住院或手术时给医生送红包，而有过手术经历的患者几乎都送过红包。③

3. 医患戒备

戒备是指警惕防备以应不测。一方对另一方的戒备，根源于自信心不足，或者双方的不信任感或者基于社会环境的影响。就医患关系的戒备而言，患者就诊前，注意浏览并下载相关疾病（病症）的诊断、处方、费用以及网友的评论。就诊时，将医生的处方和结论与网络版和亲朋好友版进行对比，力求找出其中的差异；同时注重收集化验单、拍片、药物等证据以防不测。由于患方的不信任，医方有风险担忧，被迫采取相应的防范措施。一是态度变化。患者病情严重者，医院拒绝接收；患者（家属或监护人）不签署手术风险责任书，则不进行手术；不缴纳住院押金，不让住院；对主治医生的诊断，如果患方提出不同的建议和要求，则要求患者签字、压手模，以备后患。二

① 李伟民：《红包、信任与制度》，《中山大学学报》（社会科学版）2005年第5期。
② 伍德志：《论医患纠纷中的法律与信任》，《法学家》2013年第5期。
③ 孔祥金等：《红包与医患诚信：全国10城市4000名住院患者问卷调查研究之七》，《医学与哲学》（人文社会医学版）2011年第5期。

是行为保守。不仅进行防御性治疗，而且对患者采取严密监控的措施。三是强化预防机制。如专设疏解机构、增设安保人员、强化预警措施等。双方不信任举措，为后面可能的医患冲突和暴力埋下隐患。

三 医患冲突和暴力中期的权力运作

（一）在现有合法正规的框架下解决问题的方式

一是平等协商。以自愿平等协商的方式，实现医患间的直接和解，甚至通过第三方（个人身份，但不是医院）居中调停。该方式平和、自愿协商、负面影响最小，是低等级的冲突。

二是投诉。患者向医院（科室）投诉，希望对当事人（医生）进行处罚。该方式的主要特点是患者利用批评权、监督权甚至声誉权对医生施加影响。由于向医生所在单位（科室）投诉，不管结果怎样，对医生的薪酬福利、晋升发展或者声誉等可能产生不同程度的影响。

三是医疗鉴定。包括医学会鉴定和法院委托司法鉴定机构进行鉴定。

四是行政调解。由主管的卫生行政部门居中调解。

五是诉诸法院。

除平等协商这种方式外，调查表明，医院和医生愿意选择后三种方式。该结果与拉默斯（Lammers）等（2009）的研究发现惊人一致。在启动被试的高权力感后，在道德两难的情景中，被试的道德思维方式主要是规则导向的，而对启动低权力感的被试来讲则主要是结果导向的。[1] 这里的权力感是指医生或患者认为拥有对自己和他人资源的影响和控制能力。实际上，医生的社会地位高，拥有对各种资源的影响和控制优势明显高于患者，医生胜诉的概率大得多，因此，他们倾向于"规则导向"。相反，患者愿意"结果导向"（补偿或索赔），主要是因为他们对各种资源的影响和控制处于劣势地位。加之患者不信任鉴定机构的结论，也不相信卫生行政部门的调解，也不愿

---

① Delbanco, E. L., "Enriching the Doctor - patient Relationship by Inviting the Patient's Perspective", *Annals of Internal Medicine*, Vol. 116, No. 5, 1992, pp. 414 - 418.

意诉诸法院去承受巨大的消耗战。

（二）其他方式

患者比较青睐"非正常途径"即冲突解决矛盾，达到目的（如索赔），自然与医方容易接受忍气吞声这种方式和结果分不开的。更有甚者，有的患者进而选择极端行为，发展到与专业医闹人员合谋，蓄意策划暴力行动，任由事态扩大、失控。面对越来越"非常态化"的医患暴力，医院和医生寻求各种私力救济措施，以维护自身的权益。

四 医患冲突和暴力后期的权力运作反思

（一）化解的反思：建立多管道预警机制

既然冲突与暴力不是医患双方预定的目标和结局，那么，我们能否在冲突和暴力发生前强化预警，如建立预警机制体系，从人员、经费、设备设施、方法等多管道入手？假使冲突处于"已然"状态中，我们是否该多倾听患者的声音和诉求，力求化解，而不是消极避让？如果暴力真的来临，我们的法律和国家机器能否对违法犯罪分子起到震慑作用，勿让小的医疗纠纷演变成大的暴力危机？

（二）化解的关键：提升技巧和方法

首先，医生应努力提升自己的医术水平，这是获得患者的信任与尊重的前提，也是降低医患冲突和暴力的先决条件。

其次，鼓励医生和患者面对个人的喜好和价值观，积极参与患者的照顾；[①] 多与患者沟通，增强服务意识，毕竟医患关系的主导性已经发生了重要变化。

再次，提高医生应对医患冲突暴力的能力。特别是政府、医院应该对医生进行暴力事件的预防、报告、支持系统流程的培训，教会医生如何评估和识别可能发生暴力的有关因素和信号，学会自我保护方法。[②]

最后，冲突发生时，首选对话这一基本途径，同时又不排除法律

[①] Arnetzj, E., Arnet, Zb B., Petterson, I., "Violence in the Nursing Profession: Occupational and Lifestyle Risk Factors in Swedish Nurses, *Work and Stress*, Vol. 10, No. 6, 1996, pp. 119 – 127.

[②] 王琳：《和谐医患关系的"经济理性"与"道德理性"思考》，《医学与社会》2009 年第 5 期。

和其他途径。

（三）化解的保障：兼顾医患双方的权利

如何通过法律、制度以及双方自我约束实现有效管控，明确规范双方的权力和权利，让医患双方的权利互动在法、情、理框架下有序运作，是解决双方利益的基石和重点。因此，确保患者合法的权利，同时给予医生权利足够的尊重。总之，应兼顾医患双方的关切，才是医患冲突与暴力消弭的关键所在。

第四节　合作与参与、患者成熟度与医生的领导方式

前面已经介绍了强制与服从、权威与遵从、冲突与暴力等几种医患互动中权利的运作形式，本书拟从行为方式、患者成熟度等角度，对医患互动中权力运作形式中的合作与参与、患者成熟度与医生的领导方式、患者权利运作形式引发的思考进行阐述。

一　合作与参与

（一）合作与参与的内涵

合作，是指不同个体为了共同的目标而协同活动，促使某种既有利于自己又有利于他人的结果得以实现的行为或者意向。成功的合作需要具备的基本条件有：①一致的目标。②统一的认识和规范。必须遵守共同认可的社会规范和群体规范。③相互信赖的合作气氛。创造相互理解、彼此信赖、互相支持的良好气氛是有效合作的重要条件。④具有合作赖以生存和发展的一定物质基础。医患合作就是医患双方为了战胜疾病，确保健康这一共同的目标，双方要基于一定的信任，共同遵守制度和规范而实现的一致行动。

《现代汉语词典》将参与解释为：参加（事务的计划、讨论、处理），参与其事，即加入某种组织或某种活动，意指个人的思想和感情都投入到一种鼓励个人为团队的目标做出贡献、分担责任的团队环境之中。参与在心理学中解释为一种民主的管理或领导方式，参加组

织或某种活动的计划、讨论、处理，包括目标、决策、措施和问题的解决等内容。患者参与是指患者在就医过程中对包括治疗方案、手段、风险、后果等内容，对医生的决策，陈述意见和建议的互动过程。患者积极地参与医疗实践过程，使其参与到自己的诊疗决策中来，不仅让医生的诊疗决策得到患者的理解、支持和配合，而且其焦虑、抑郁程度将会减轻，患者的人格得到尊重，这样，患者更加容易遵循治疗方案并获得满意的结果，增强了其康复的信心，有利于规避医疗风险，建立医患互信。2008 年，中国医院协会公布患者安全目标，"鼓励患者参与医疗安全"首次被纳入目标之一就是很好的例证。

目前我国医患关系的现代讨论中恰恰缺少对权利的讨论，所以，只有从权利角度出发，才能切实地理解医患之间互动，打破现有医生与患者之间不平等的权利格局（医生掌握权威和主动权）[1]，真正建立起"医生尝试进入患者的世界，从患者的眼中了解疾病"的"以患者为中心"（增强患者的自主掌控权和多元化的参与）的和谐互动关系。[2][3]

（二）合作与参与的维度

当前国内外尚无成熟的患者就医合作与参与的维度研究量表。凯洛格等（1997）采用"关键事件分析法"分析顾客参与的 4 种形式：事前准备、建立关系、信息交换行为和干涉行为。彭艳君（2010）以美发业顾客为研究对象，从事前准备、信息交流、合作行为和人际互动 4 个维度开发了顾客参与量表。李家伟等（2014）从参与患者安全行为、遵医配合行为、就医前信息收集行为和医患互动交流行为 4 个维度设计了患者全程就医参与行为。我们通过文献综述，对国内外专家学者"顾客（患者）参与的维度"进行了合并和叠加，并拟在事

---

① 陈倩雯：《国内外医患关系研究述评》，《医学与哲学》2014 年第 3 期。

② Kabaa, R. and Sooriakumaran, P., "The Evolution of the Doctor - patient Relationship", *International Jorunal of Surgery*, Vol. 5, No. 1, 2007, pp. 57 - 65.

③ Quill, T. E. and Brody, H., "Physician Recommendations and Patient Autonomy: Finding a Balance between Physician Power and Patient Choice", *Ann Intern Med*, Vol. 125, No. 9, 1996, pp. 763 - 769.

前准备、信息共享、遵医参与、医患互动 4 个维度对医患的合作参与进行分析。

1. 事前准备

虽然不同病症的患者就诊要求不尽相同，但相关准备工作还是相通的。首先，了解病症。初步了解自己患何种病（何种症状），有关疾病的信息，常用的治疗方法以及注意事项等。其次，了解医院和医生。我们可以在网上收集或通过熟人打听就诊医院、科室、医生等信息，并准备资料。最后，还可以对所需时间、费用、流程以及可能存在的风险等情况进行信息摸底。就诊前做好准备工作，患者不仅省心、安心和放心，还能让医生更好地为患者提供优质满意的服务。

2. 信息共享

面对疾病，医患双方应交流信息，做到知己知彼。首先，医院的医疗信息系统。它主要包括医院信息系统（医院总体信息、科室以及医生信息、预约系统、投诉监督）、临床信息系统、放射检验信息系统、档案管理系统、电子病历系统等，这些信息系统让医院高效运行、管理。其次，医生利用医疗信息系统对患者资料的存储与查阅，对患者进行诊治、检查、病历录入、处方，能及时就相关的信息（方案、方法、结果及后果等）与患者一起分析与分享，为医生诊疗、服务患者（查询、打印、复印等）打开了便捷之门。最后，患者本人的信息。患者就诊时，向医生提供自己的年龄、职业；就诊最主要的原因或最明显的症状或（和）体征、性质，以及持续时间；如有必要，还要将家庭成员病症、过去史、就诊的感受和要求等信息，比较客观地向医生讲清楚。

3. 遵医参与

患者遵医参与可以分为三个阶段。第一，前期阶段。患者就诊时的主诉，尽量客观完整，并对自己的期待和要求说明。医生要认真、耐心，同时应该表明自己的关心、同情、感受和责任心。第二，中期阶段。一是促进和引导讨论。与医生讨论治疗方案，积极配合医生完成相关检查和治疗；医生应该鼓励患者在讨论中多问，把患者想获取的信息告诉患者，让患者和家属进行评判。二是参与决策，达成一致。医生为患者提供清楚的信息和感情支持，对患者从心理到行为的配合进行指导和安排；医生和患者共同做出决定，医患对问题的实质达成一致。第三，后期阶段。医生告诉患者治疗疾病有关的知识，检查或治疗的情况、结果以及后续措施，了解服用药物的功效与副作用；患者应该按照医生要求按时服药，并努力改正不良生活习惯和行为，以确保双方的合作取得满意效果。

4. 医患互动

我们从情感互动、行为互动和沟通互动三方面对医患互动进行说明。第一，情感互动。包括认知、信任、支持等的互动，其核心是如何激发出患者的主体力量，使之能积极主动地与疾病做斗争，恢复健康。因为在医疗服务过程中，患者表现出的态度（是否信任、支持、配合、正面评价等）将影响服务的进行，还会影响其他患者对服务的认知和行为。第二，行为互动。医生的技术行为、服务行为与患者的遵医行为和参与行为的互动。一方面，医生尊重患者，想患者所想，是践行医德的重要环节。另一方面，患者向医院和医生提出意见和建议，甚至包括把负面的绩效反馈给医院和医生，并期待问题的诊断与解决，这种积极的干涉行为是患者互动的主要表征。第三，沟通互动。沟通交流包括语言互动和非语言互动。语言互动是医患心灵交流和行为互动的中介环节，因而要求医生须将人文情怀和语言艺术进行恰当运用，同时借助语境、语气和语调以及肢体语言等非语言沟通技巧，提高医疗服务质量和水平。患者则以友善的言辞、真诚的态度、微笑等方式互动，认识服务提供者、试图建立忠诚度，从而达到与医生建立良好关系的目的。

（三）合作与参与面临的问题和挑战

尽管从理论上说，我们都能对"合作与参与"进行阐述并达成很多共识，但是，现实与理论不是只有交集，甚至有时两者严重背离。首先，临床决策面临困难。由于临床的不确定性、信息的复杂性和有效证据的缺乏等因素，常常导致合作与参与临床共同决策遭遇难题。其次，医生缺乏足够的时间。特别是大城市的公立综合医院，由于患者过多，任务繁重，医生很难抽出时间与患者合作，让患者参与。患者就诊"三长一短"（患者挂号、缴费和等待就诊时间长，医生诊治患者时间短）的世纪难题仍然让双方苦不堪言。最后，患者专业知识的匮乏。患者对专业术语以及一些医学数据、符号缺乏理解，加之有些患者还没有从传统的被动消费模式转换过来，没有积极心理准备和知识储备参与决策制定（尤其是慢性病患者，他们即使学习和储备了相关知识，遵从率依然很低）。中国医生对患者参与医疗决策的理解的问卷调查表明，27%的困难为医生缺乏时间，15%为向患者表达不确定性，13%的困难为患者缺乏医学知识难以交流，12%的困难为琢磨患者的偏好，9%的困难为与患者建立起稳定关系。[①]

二　患者成熟度与医生的领导方式

（一）领导生命周期理论

领导生命周期理论，是由美国心理学家科曼（A. K. Korman）于1966年提出的，后由保罗·赫西（Paul Hersey）和肯尼斯·布兰查德（K. blanchard）在《组织行为的管理》（1977）中设计为"生命周期领导模式"。该理论也叫情景领导理论，是一个重视下属的权变理论。主要观点是：领导者的风格应适应其下属的成熟程度。在被领导者日趋成熟时，领导者的行为要做出相应的调整，这样，才能称为有效的领导。[②] 本书的患者成熟度是根据赫西—布兰查德的领导生命周期理论对下属成熟度（一种衡量下属接纳或拒绝领导者的命令，以及在完成领导下达的任务或指令时表现情况的指标）在医患关系中的引申和拓展。患者成熟度是指患者在就医期间各项要素的准备程度，包括患者类型、对医学知识的了解、就医经验、就医意愿、遵医行为、心理成熟等方面。不同类型的患者有着不同的特质和行为表现，据此，医生选择匹配的职业行为和领导方式。

第一阶段：不成熟。患者就医经验欠缺或没有就医经历、心理不成熟；他们既不了解医学知识又不能被医生信任；对于就医，患者就

---

① Zhang Ming - ming, Li Jing and Zhang Xiao - li et al. , "Doctor's Perceptions of Difficulties in Patient Involvement in Making Treatment Decisions: Questionnaire Study in Chinas", *Chin J Evid - based Med*, Vol. 6, No. 11, 2006, p. 784.

② 刘永中、金才兵：《英汉人力资源管理核心词汇手册》，广东经济出版社2005年版。

医意愿不强，被动就医；遵医行为不高，表现为既无能力又不情愿听从医生的建议和安排。

第二阶段：初步成熟。患者有一定的就医经验、心理逐渐成熟；他们也了解一点医学知识但被医生信任度不高；对于就医，患者能开始主动参与医生的决策，有一定的遵医行为，表现为患者能听从医生的部分建议和安排。

第三阶段：比较成熟。患者比较懂医药知识、就医经验相对丰富，心理比较成熟；医患间信任度较好；患者有比较大的自主能力和判断意识，就医意愿强烈，遵医行为比较好，表现为比较好地听从医生的建议和配合医生的安排。

第四阶段：成熟。患者懂医药知识、就医经验丰富，或者对医疗卫生行业的规定和程序等有相当深度的认知，心理成熟；医患间有着更高度的信任度；患者有自己的自治能力和判断意识，能很好地听从医生的建议和配合医生的安排；甚至这个阶段有的患者"久病成医"，或自己就是行业中人，能结合自身的经历和体验，跟医生协商，提出自己的看法和意见，并对医生的治疗进行评价。[①]

（二）患者成熟度与医生的领导方式

领导生命周期理论模型（见图 8 - 1）各项要素表明，当患者的成熟水平由不成熟到成熟转变、成熟度不断提高时，医生不但可以不断减少对患者活动和行为的控制，还可以逐步减少双方的关系行为。

在不成熟的第一阶段（M_1）中，医生需要采取高工作—低关系行为；患者最需要得到医生具体而明确的指导，此时医生应主动告诉患者应该做什么、怎样做、何时做，以及哪些不该做。同时应耐心倾听，并鼓励交流，以提高患者的满意度。

在初步成熟的第二阶段（M_2）中，医生需要采取高工作—高关系行为；高工作行为能够弥补患者医药知识不足和能力的欠缺；高关系行为通过医生对患者的说服解释，尽其所能为他们提供其所需的医疗

① 刘瑞明等：《合作与参与、患者成熟度与医生的领导方式——互动视域下医患权利（力）运作形式四》，《中国医院管理》2015 年第 10 期。

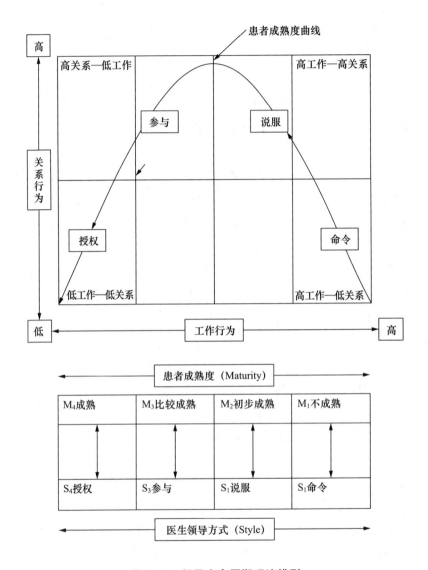

图 8-1 领导生命周期理论模型

知识，同时指导他们收集医疗信息的方法。不仅让患者在心理上领会医生的意图，而且融洽医患间的关系，构筑和增进双方的信任感。

在比较成熟的第三阶段（M_3）中，医生需要采取低工作—高关系行为；考虑到患者也是有经验和经历，又对相关知识有相当程度的了解，因此，医生运用支持性、非领导性的参与风格，即让患者参与诊疗过程、参与医疗方案的制订，双方营造合作、信任和尊重的气氛。

在患者成熟的第四阶段（M_4）中，医生需要采取低工作—低关系行为；医生可以提出自己的看法和意见，让患者自理，增强其主动性以及积极性，适当满足患者的个性需求，从而双方就诊治方案等达成一致。

三　医患权利运作形式引发的思考

（一）核心概念的厘清

1. 权力、强制、权威和遵从

"权威"一词由"权"和"威"组成，"权"指权力、力量，"威"指威望、威严，前者是后者的基础和保障，后者是前者的结果和体现。因此，权威有权力性影响力和非权力性影响力两种形式。我们认为，权威和权力都是影响力的一种方式，其目的都是将主体的意志施加于客体之上，通过客体的行动实现主体的意志，但它们又有区别，权力的最大特点是强制性，而权威则不但要使客体执行主体的意志，而且还要在主动信从的前提下执行（无抵抗或克服了抵抗的服从）。正如马克斯·韦伯所说，在正当性秩序信念的支持下，来自权威的命令都得到了遵从。[①]

2. 服从、依从、遵从、顺从和顺应

服从是强制的对应概念，命令者与服从者之间有着规定性的社会角色联系，服从的理由是外在的。依从则是对请求者有一定的认同，才会顺应其要求去行为，但请求者与依从者之间并没有规定性的社会角色规范，依从的原因是内在的。百度百科上把依从性解释为顺从性、顺应性，并指出病人按医生规定进行治疗、与医嘱一致的行为，习惯上称病人"合作"。这样，将依从与顺从、顺应、合作视为同一概念，这也与大多数专家和学者的观点趋于一致。需要明确的是，上述概念还是有一些差异的。比如顺从和顺应都是与强制相反的结合性互动，但顺从强调互动中的一方主动或自愿调整自己的行为以符合对

---

① 宇红：《论韦伯科层制理论及其在当代管理实践中的运用》，《社会科学辑刊》2005年第3期。

方要求。而顺应则比顺从的含义更加广泛，是指互动双方都调整自己的行为以相互适应。很显然，顺应包含顺从。按照《现代汉语词典》的释义，遵从是指遵照并依从，即遵照正式或官方的规定或古时的礼制，采取服从或依从或顺从的心理和行为。此处顺从与遵从、依从同义。因此，从医患互动的视角，权力与服从、权威与顺应应是相互对应的关系，因为在服从、依从、顺应几个概念中，不仅患者的主动性逐渐增强，而且医生也在相应调整。

（二）医生要多运用权威力量征服患者

大多数专家、学者对医生权威的认知，是从医生角度进行阐述的，讲述医生应然角色下的行为特征。医生权威不是医生自封的，也不是患者授予的，但是却离不开患者角色的认可、遵从、参与等互动。本书在医患双视角下就医生权威进行研究，丰富了医生权威的内涵，也对医生权威的基础认识更加全面和深刻。布劳认为，只有合法的权力（他将合法的权力称为权威），才能获得心甘情愿的服从，并强调把权力转化为权威，因为合法性使服从变得正确与合理。因为无论是医院组织还是个人的权威，都要通过为患者服务或患者的授权和认可而获得，权威的大小取决于为患者服务的态度、能力、工作绩效以及患者的认可程度。因此，在医疗过程中，如何紧扣医生的义务，如何提高患者的参与层次，强化患者知情同意的权利，以及致力于医生与患者关系的实质对等性，对患者这一弱者进行救济等问题，就成为调整医患关系的主要内容。[1] 总之，在市场化背景下，医生在保证自身利益的条件下，要兼顾对方的关切，良性互动，维护自身的权威显得尤为重要和紧迫。

（三）科学管控医患双方的权力

虽然医患的利益冲突不可避免，但是如何通过法律、制度以及双方自我约束实现有效管控，明确规范双方的权力和权利，让医患双方的权力互动在法、情、理框架下有序运作，是解决双方利益的基石和

---

① 管志利：《村庄医患互动的权力平衡》，《内蒙古农业大学学报》（社会科学版）2010 年第 2 期。

重点。

1. 确保患者合法的权利

目前国内关注医患关系的研究大多都以医护人员为主，未能或很少从患者的视野出发，深入透视医患关系恶化的成因，因而这些研究对真正解决医患之间的冲突并不能起到关键性作用。① 因此，确保患者权利，在法律范畴内保护患者的合法权益已是当务之急。

2. 尊重医生的权力

在优先考虑患者的权利设置的同时，对医生权利给予足够的尊重。让行业有尊严，让医疗有温度。尽管在新的医学模式中一再强调患者的权利，但帕森斯认为，这种不对称关系在任何治疗关系中都是必需的。虽然医患双方都知道彼此的角色和义务，并始终对结果承担共同责任，但患者还是希望医生在整个交往中行使更大的权利和权威。② 因此，我们依然有理由相信，当医生面临职业角色困境、道德两难局面时，他们的思维方式仍是倾向于"规则导向"的（源于医生在现存的社会制度规则和法律中扮演关键性角色的一种的信念），因为患者"结果导向"的思维意味着变通和讲求实际，而这可能导致命令与服从关系的动摇，并违反他们所认为的规则和法律是社会生活基本准则的信念。③

3. 引导医生对患者多实施影响力

影响力是指用一种为别人所乐于接受的方式，改变他人的思想和行动的能力。影响力又被解释为战略影响、印象管理、善于表现的能力、目标的说服力以及合作的影响力等。我们可以参考和借鉴领导影响力，构建医生影响力（或者说权力）的基础。一是权力性影响力，又称为强制性影响力，它主要源于法律、职位、习惯和武力等。权力性影响力对人的影响带有强迫性、不可抗拒性，它是通过外推力的方式发挥其作用的。在这种方式作用下，权力性影响力对人的心理和行为的激励是有限的。二是非权力性影响力，主要来源于医生个人的人格魅力，来源于医患之间的相互信赖，构成非权力性影响力主要包括品格、才能、知识、情感、形象等。

总之，一个好的解决冲突的方案应该既是基于规则的也是基于结果的，只有兼顾医患双方的关切，把两者结合起来，才能形成双方都能接受的解决方案，才能达到医患和谐共赢。

第九章　中国传统文化视域下的医生角色

——实证研究

第一节　集体主义与医生离职

一　医生离职问题的提出

雇员离职研究在西方组织行为学中是一个重要的研究领域，也是学术界研究的重点和热点。雇员离职是指从组织中获取物质收益的个体终止其组织成员关系的过程。[①] 雇员离职对组织有不利的影响，主要突出表现在离职带来的成本上：显性成本（招聘、培训、离职前后生产率的损失等）和隐性成本（低落的士气、企业声望的降低、职位链的损害、丧失的机会等）。有利的影响主要表现为：低素质雇员的替代和创新性、灵活性和适应性的提高方面。[②] 不同类型的雇员离职对企业有着不同的影响。雇员离职主要有主动离职和被动离职两种类型。主动离职是指离职决策主要由雇员做出，组织对这种离职行为往往难以事先预测，且不好控制。而被动离职则是可以控制的。一般而言，主动离职对组织是不利的，如何保留有价值的员工已成为人力资源管理研究领域的重要问题之一，人力资本管理已经成为企业发展成

---

① Mobley, W. H., "Intermediate Linkage in the Relationship between Job Satisfaction and Employee Turnover", *Journal of Applied Psychology*, Vol. 62, No. 2, 1977, pp. 237 – 240.

② 谢晋宇等：《企业雇员流失——原因、后果与控制》，经济管理出版社 1999 年版，第 102—111 页。

败的关键所在。① 资料表明，西方企业每年围绕员工离职问题而投入数十亿美元，而保留老员工能为小企业带来几百万美元的节省。② 毕竟过高的离职率不仅会增加成本，导致客户流失，而且还可能使企业的运作出现问题。

普赖斯和缪勒（Price and Mueller）等于 1977 年发布普赖斯—缪勒模型，此后该团队对此模型进行了多次修订，普赖斯—缪勒（2000）模型（见图 9-1）是最新成果。该模型主要建立在整体离职理论之上，这个理论的核心是由一系列的假设构成的。假设雇员是带着一定的期望进入组织的。③ 假设雇员和组织之间存在收益交换，组织对雇员的种种回报，用于交换雇员的服务。假设雇员追求净收益的最大化。普赖斯—缪勒模型④认为，工作满意度和组织承诺是连接外生变量和主动离职意图之间两个重要的中介变量。⑤ 已有的研究都认为，工作满意度是雇员离职意图的一个关键变量，员工的组织承诺和离职倾向是影响员工流动的两个重要因素，离职倾向常被认为是员工流动最直接的影响因素。⑥ 组织承诺是指个体认同并参与一个组织的强度。模型中的自变量是结构化变量，结构化变量被认为是工作满意度和组织承诺的决定因素，包括工作环境、工作状态、工作方式、工作压力、挑战性、工作中的人际关系。尽管普赖斯—穆勒离职模型在研究离职的影响因素时，考虑了社会学、心理学和经济学等学科的

---

① Holtom, B. C., Mitchell, T. R. Lee, T. W. et al., "Shocks As Causes of Turnover: What They Are and How organizations Can Manage Them", *Human Resource Management*, Vol. 44, No. 3, 2005, pp. 337-352.

② Podsakoff, N. P., LePine, J. A. and LePine, M. A., "Differential Challenge Stressor - hindrance Stressor Relationships with Job Attitudes, Turnover Intentions, Turnover, and Withdrawal Behavior: A Meta - analysis", *Journal of Applied Psychology*, Vol. 92, No. 2, 2007, p. 438.

③ Mowday, R. T., Porter, L. W. and Steers, R. M., *Employee - organization Linkages*, New York: Academic Press, 1982.

④ Price, J. L., "Reflections on the Determinants of Voluntary Turnover", *International Journal of Manpower*, Vol. 22, No. 7, 2001, pp. 600-624.

⑤ Ibid..

⑥ Griffeth, R. W., Hom, P. W. and Gaertner, S., "A Meta - analysis of Antecedents and Correlates of Employee Turnover: Update, Moderator Tests, and Research Implications for the Next Millennium", *Journal of management*, Vol. 26, No. 3, 2000, pp. 463-488.

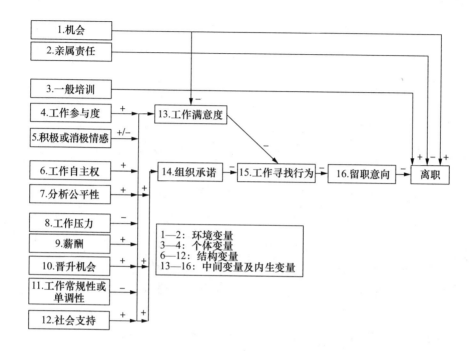

图 9 - 1 普赖斯—缪勒模型

资料来源: Price, J. L., "Reflections on the Determinants of Voluntary Turnover", *International Journal of Manpower*, No. 12, 2001, pp. 115 - 141。

研究成果,对西方雇员离职影响因素已经有比较全面的考虑。但是,由于中国的国情、制度和文化与西方国家存在诸多方面的不同,中西方企业雇员主动离职的原因也必然会有差异。特别是对离职倾向的一些中国情景影响变量,如集体主义、中庸、关系等调节作用的实证分析,目前却少见。所以,在中国组织背景下考察主动离职的影响因素,并探索性地发掘一些新的影响变量,自然有它的意义和价值。鉴于结构化变量对工作满意度和组织承诺有显著的积极作用,而工作满意度和组织承诺对离职意图有负向作用。[1] 因此,我们提出如下假设:

　　假设 9 - 1　结构化变量与工作满意度(H9 - 1a)和组织承诺

---

[1] Griffeth, R. W., Hom, P. W. and Gaertner, S., "A Meta - analysis of Antecedents and Correlates of Employee Turnover: Update, Moderator Tests, and Research Implications for the Next Millennium", *Journal of Management*, Vol. 26, No. 3, 2000, pp. 463 - 488.

（H9 -1b）正向相关。

假设9 -2　工作满意度（H9 -2a）和组织承诺（H9 -2b）与离职意图负向相关。

假设9 -3　工作满意度（H9 -3a）和组织承诺（H9 -3b）中介了结构化变量与离职意图的正向关系。

集体主义是主张个人从属于社会，个人利益应当服从集团、民族和国家利益的一种思想理论，是一种精神，最高标准是一切言论和行动符合人民群众的集体利益。集体主义强调每个人的相互依存的哲学、政治、宗教、经济或社会观点。集体主义人性中存在的反个人主义，并在某些情况下强调组织目标对个人目标的优先级和凝聚力的重要性。集体主义是一个基本的文化元素，是中国传统文化重要的特点之一，也是中国特色社会主义核心价值观的重要内容。关于什么是集体主义，专家并没有一致的结论。中国传统的集体主义，实质是传承了马克思主义精髓的集体主义。斯大林（1934）指出："个人和集体之间、个人利益和集体利益之间没有而且也不应当有不可调和的对立，不应当有这种对立，是因为集体主义、社会主义并不否认个人利益，而是把个人利益和集体利益结合起来。"[①] 然而事实上，在政策制定、学术争鸣、宣传教育和日常生活中，集体主义的内涵已经远远超出了道德原则和意识形态的界限。

中国传统文化是集体主义导向的，而且中国人比较注重"关系"，有自己的"圈子"，而且"圈内"和"圈外"是有明显区别的。[②] 高集体主义的员工更愿意同组织保持和谐与一致，更易得到组织或领导的重视；并且希望和同事形成相互依赖的关系。[③] 因此，他们在涉及自身是否离职时会观望事态的发展，会考虑自己的得失，一般不会因

---

① 《斯大林选集》下卷，中共中央马克思恩格斯列宁斯大林著作编译局，人民出版社1979 年版。

② Lockett, M. , "Cultur eand the Problems of Chinese Management", *Organization Studies*, Vol. 9, No. 4, 1988, pp. 475 – 496.

③ Triandis, H. C. , *Individualism and Collectivism*, Westview Press：Boulder Co. , 1995.

为纯粹的感情因素而跟从离职，从而确保其组织忠诚。[①] 这与低集体主义导向的员工有着显著的差异。鉴于此，我们认为，中国传统文化因素中集体主义变量对医生的离职起着间接或直接影响。由于集体主义能够加强或削弱工作满意度和组织承诺，从而对离职意图产生影响，所以我们认为，集体主义的水平越高，工作满意度和组织承诺与离职意图的关系就越弱；反之就越强。

基于以上论述，我们提出：

假设 9 - 4　集体主义是结构化变量影响离职意图的调节变量。

假设 9 - 4a　所揭示的关系进一步表现为被调节的中介作用模式。具体而言，工作满意度和组织承诺中介了结构化变量对离职意图的影响。但该中介作用的大小取决于个体集体主义水平的高低。

在中国情景下，组织中的集体主义价值观和氛围对于员工的工作态度和工作行为有着重要影响。集体主义导向的员工希望同组织保持一致，乐意内化组织的目标和价值观，对团队和组织的忠诚度和情感依赖度高，并且这种态度对于组织具有溢出效应。[②] 高集体主义会激励集体主义导向的员工产生更高程度的组织认同，这显然不同于低集体主义氛围认为个人目标高于组织目标，鼓励员工最大限度地追求自我目标。[③] 在集体主义水平高的个体身上，结构化变量对工作满意度和组织承诺的影响较小，因此，工作满意度和组织承诺更少地传导了结构化变量对离职意图的效应。但是，在集体主义水平低的个体当中，由于结构化变量对工作满意度和组织承诺的影响较强，因此，结构化变量对离职意图的效应更多地通过工作满意度和组织承诺传导。据此，我们提出被调节的中介作用假设：

---

① Bond M. H., *Chinese Values*, *The Handbook of Chinese Psychology*, Hong Kong: Oxford University Press, New York, N. Y., US: Oxford University Press, 1996, pp. 208 – 226.

② Dierdorff, E C., Bell, S. T. and Belohlav, J. A., "The Power of 'We': Effects of Psychological Collectivism on Team Performance over Time", *Journal of Applied Psychology*, Vol. 96, No. 2, 2011, p. 247.

③ Chatman, J. A. and Spataro, S. E., "Using Self – categorization Theory to Understand Relational Demography – based Variations in People's Responsiveness to Organizational Culture", *Academy of Management Journal*, Vol. 48, No. 2, 2005, pp. 321 – 331.

假设 9 - 5　集体主义调节了结构化变量对工作满意度（H9 - 5a）和组织承诺（H9 - 5b）这两个关系的中介作用，表现为被调节的中介作用模式。对于低集体主义的医生，工作满意度和组织承诺对结构化变量与离职意图之间关系的中介作用就越强；反之对于高集体主义的医生的中介作用就越弱。

二　调查方法

（一）样本及步骤

本书在 2015 年 6 月进行，采用方便抽样法对广东省 6 家医院进行问卷调查。我们向医院的 374 名医生发送一封电子邀请信，告知本调研的目的和具体的实施过程，并邀请他们参与本调研。所有被调研人员均被保证他们所填数据的匿名性和保密性。然后，通过填写纸质问卷的方式，被调研人员完成了调查问卷，主要包括被试对医院各结构化变量的评分、工作满意度、组织承诺以及个人特征等相关信息。一共有 176 名医生回复了问卷，剔除存在大量缺失值的问卷，最终得到有效样本 147 份，其中，有 98 名男性，平均年龄 36.4 岁，分布在26—55 岁。

（二）测量

结构化变量、工作满意度、组织承诺和离职意图 4 个构念测量所用量表全都来自普赖斯的研究，包括所有的量表英文版和量表来源。[①]这些量表曾经在张勉等的一些研究中使用，并经过了严格双向翻译。[②③] 实证研究结果表明，大部分量表有良好的测量学特性。由于被调查医院对问卷篇幅的限制，本书对量表的题目进行了删减。共有12 个结构化变量（工作机会、雇主亲属责任、一般培训、工作参与度、资源匮乏带来的工作压力、角色冲突带来的工作压力、工作负荷

[①]　Price, J. L., "Reflections on the Determinants of Voluntary Turnover", *International Journal of Manpower*, Vol. 22, No. 7, 2001, pp. 600 - 624.

[②]　张勉、张德：《Price - Mueller 离职模型中价值观变量调节作用的实证研究》，《管理评论》2006 年第 9 期。

[③]　张勉等：《IT 企业技术员工离职意图路径模型实证研究》，《南开管理评论》2003年第 4 期。

带来的工作压力、晋升机会、工作单调性、配偶的社会支持、直接上司的社会支持、同事的社会支持)和结果变量(离职意图)采用了单一的测量题目。题目删减的程序是据前人以往实证研究的结果选择因子负荷最高的测量项目。量表采用 5 级李克特测量,备选答案从 1 "非常不同意"到 5 "非常同意"。

　　本书使用的集体主义量表来自杰克逊(Jackson)的研究。[①] 该量表的克隆巴赫系数(Cronbach's α)为 0.85,说明内部一致性良好。中国人社会行为的特征及其取向,是所有在研究中涉及中国人的社会、文化及行为的学者都绕不过去的一个核心问题。罗国杰先生说:"二十年来,在道德建设的领域中,不论是从理论上还是从实践来看,我们所遇到的最主要、最根本、最核心的一个课题,就是在社会主义的商品经济或社会主义的市场经济条件下,如何正确地对待个人利益和集体利益及其相互关系。[②]

　　尽管随着市场经济在中国的发展,集体主义确有退场之势,但是,学者普遍认为,集体主义是中国传统文化的主调。[③] 在当前市场经济条件下,如果推崇个人主义的价值取向,导致个人主义盛行,私欲膨胀,最终会阻碍市场经济的运行。但是,集体主义的缺位也势必会直接或间接对市场秩序产生破坏,并影响市场经济的有效运行。正如米歇尔·鲍曼在《道德的市场》所言:如果个人利益与集体利益之间不和谐,关注主观利益的个人主义占据上风,势必导致违背他人利益和公益的行为方式;经济如果没有最低限度的善意和集体精神,的确会运作得非常糟糕。[④] 集体主义量表共有 15 题,每题包括两种叙述,分别为符合集体主义的叙述与违反集体主义的叙述。例如,相比个人的目标,我更关心团队的目标(符合集体主义),我重视团队的

---

　　① Jackson, C. L., Colquitt, J. A. and Wesson, M. J. et al., "Psychological Collectivism: A Measurement Validation and Linkage to Group Member Performance", *Journal of Applied Psychology*, Vol. 91, No. 4, 2006, pp. 884–899.

　　② 罗国杰:《罗国杰文集》(上),河北大学出版社 2000 年版,第 1—2 页。

　　③ 杜鸿林等:《国内外集体主义思想研究综述》,《道德与文明》2011 年第 3 期。

　　④ 鲍曼等:《道德的市场》,中国社会科学出版社 2003 年版。

目标而不是个人的目标（违反集体主义）。测量方法是请被试者先在两种叙述中选择一个较为同意的说法，再针对此叙述在5级李克特量表中选择对于该叙述的同意程度，分数越高表示同意该叙述的程度越高。在计分方面，若被试者选择符合集体主义的叙述，则该题的分数便是5级量表中所选择的分数。若被试者选择违反集体主义的叙述，则该题的分数是用5减去被试者选择的分数，即反向记分。被试者在15项题目的平均分数代表其集体主义水平，分数越高，代表集体主义倾向越强。

我们在分析中控制了可能对被试者工作满意度、组织承诺和集体主义产生影响的个人特征，包括性别、婚姻状况、有无子女、年龄、收入、学历、职称和工作年限。其中，年龄、收入、工作年限是连续变量，其余都为分类变量。

三 数据分析和结果

（一）同源方差分析

由于数据来源于同一份自我报告问卷，可能产生共同方法偏差（Common Method Biases，CMB），从而降低研究效度。根据 Podsakoff 和周浩的建议，本书采取哈曼（Harman）单因子检验对同源偏差进行分析。[1][2] 如果 CMB 存在，进行因素分析时可能会析出一个单独因子或者一个公因子解释了大部分变量变异。本书中最大公因子解释了24.7% 的变异，说明同源偏差问题不严重。

（二）假设检验

各变量的均值、标准差和内部一致性系数显示在表9-1中。除雇主亲属责任外，其他结构化变量和工作满意度、组织承诺均正相关（$p < 0.05$）。工作满意度和组织承诺（$\Delta R^2 = 0.68$，$p < 0.01$）正相关。工作满意度和离职意图（$\Delta R^2 = -0.57$，$p < 0.01$）负相关。组织承诺和

---

① 周浩等：《共同方法偏差的统计检验与控制方法》，《心理科学进展》2004 年第6期。

② Podsakoff, P. M., MacKenzie, S. B. and Lee, J. - Y. et al., "Common Method Biases in Behavioral Research: A Critical Review of the Literature and Recommended Remedies", *Journal of Applied Psychology*, Vol. 88, No. 5, 2003, pp. 879 - 903.

离职意图（$\Delta R^2 = -0.60$，$p < 0.01$）负相关。除了雇主亲属责任外，这些相关性与理论预期的关系相一致，这为假设9-3提供了初步支持。

表9-1　　　　　　　各变量的描述性统计结果和相关系数

变量	均值	标准差	信度	工作满意度	组织承诺	离职意图	集体主义
工作机会	1.85	0.83	—	0.07	0.04	0.30**	0.20**
亲属责任	5.76	1.72	0.73	0.26**	0.30**	-0.11	0.36**
雇主亲属责任	3.14	4.20	—	-0.34**	-0.35**	0.24**	-0.42**
工作定位	6.19	2.21	0.81	0.46**	0.43**	-0.25**	0.60**
一般培训	3.13	1.10	—	0.53**	0.52**	-0.17*	0.63**
工作参与度	2.57	1.00	—	0.34**	0.37**	-0.07	0.36**
情感	5.73	1.65	0.61	0.52**	0.49**	-0.29**	0.60**
自主权	5.05	2.00	0.62	0.34**	0.35**	-0.57**	0.22**
分配公平	2.87	1.00	0.73	0.41**	0.38**	-0.27**	0.42**
过程公平	2.74	1.08	0.87	0.45**	0.46**	-0.34**	0.40**
工作压力（角色模糊）	5.01	2.01	0.56	0.47**	0.40**	-0.51**	0.26**
工作压力（资源匮乏）	5.15	2.14	—	0.35**	0.37**	-0.49**	0.24**
工作压力（角色冲突）	2.89	1.06	—	0.46**	0.50**	-0.20**	0.47**
工作压力（工作负荷）	3.10	1.07	—	0.44**	0.47**	-0.10	0.58**
晋升机会	5.80	2.17	—	0.33**	0.44**	-0.57**	0.36**
工作单调性	3.14	1.02	—	0.46**	0.54**	-0.43**	0.54**
社会支持(配偶)	3.13	1.07	—	0.44**	0.51**	-0.46**	0.50**
社会支持（直接上司）	2.89	0.97	—	0.41**	0.44**	-0.44**	0.42**
社会支持（同事）	2.67	1.03	—	0.40**	0.49**	-0.14*	0.53**
工作满意度	8.64	2.39	0.71	1			
组织承诺	8.80	2.39	0.57	0.67**	1		
离职意图	2.32	1.10	—	-0.28**	-0.34**	1	
集体主义	43.17	11.13	0.76	0.71**	0.74**	-0.24**	1

注：符号"—"表示采用了单一测量项目；* 表示 $p < 0.05$，** 表示 $p < 0.01$。

为了检验假设9-3，即工作满意度（H9-3a）和组织承诺（H9-3b）中介了结构化变量与离职意图的正向关系（见图9-2），我们根据前人的建议，采用非参数百分位 Bootstrap 方法、偏差校正的非参数百分位 Bootstrap 方法、无先验信息的 MCMC 法和有先验信息的 MCMC 法同时进行中介效应检验。[1][2][3] 如果中介效应的95%置信区间（CI）不包括0，则认为效应存在。这种交叉验证法（Cross Validation）增加了中介效应分析的统计功效。表9-2列出了4种方法的检验结果。

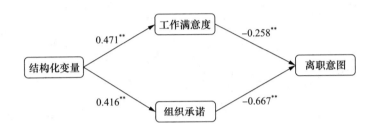

图 9 - 2　结构化变量影响离职意图的中介模型

表 9 - 2　　　　　　　　　　中介效应检验结果

方法	中介效应	95% 的置信区间
因变量：工作满意度		
非参数百分位 Bootstrap 方法	-0.122**	[-0.305 -0.030]
偏差校正的非参数百分位 Bootstrap 方法	-0.122**	[-0.290 -0.016]
无先验信息的 MCMC 法	-0.122**	[-0.261 -0.013]
有先验信息的 MCMC 法	-0.122**	[-0.259 -0.021]
因变量：组织承诺		
非参数百分位 Bootstrap 方法	0.281**	[0.238.424]
偏差校正的非参数百分位 Bootstrap 方法	0.281**	[0.245 0.469]
无先验信息的 MCMC 法	0.281**	[0.147 0.592]
有先验信息的 MCMC 法	0.281**	[0.138 0.593]

注：**表示 p<0.01。

---

① Preacher, K. J. and Hayes, A. F., "Asymptotic and Resampling Strategies for Assessing and Comparing Indirect Effects in Multiple Mediator Model", *Behavior Research Methods*, Vol. 40, No. 3, 2008, pp. 879 – 891.

② Cheung, G. W. and Lau, R. S., *Testing Mediation and Suppression Effects of Latent Variables: Bootstrapping with Structural Equation Models*, Organizational Research Methods, 2007.

③ Yuan, Y. and MacKinnon, D. P., "Bayesian Mediation Analysis", *Psychological Methods*, Vol. 14, No. 4, 2009, pp. 301 – 322.

如果变量 Y 与变量 X 的关系是变量 M 的函数，则说明 M 是 X 与 Y 关系的调节变量（见表 9 - 3）。[1] 为了检验我们的假设，我们使用层次回归分析检验调节效应，分别以工作满意度和组织承诺为因变量构建了两组最小二乘法回归模型。[2] 为减少预测变量和交互之间的共线性问题，我们对预测变量进行了中心化。[3] 首先，结构化变量进入模型；然后，集体主义进入模型；最后，结构化变量和集体主义的乘积项进入模型，若 R^2 显著，则调节效应显著。[4]

表 9 - 3　　　　　　　　　　　　层次回归分析结果

预测变量	因变量：工作满意度			因变量：组织承诺		
	模型 1	模型 2	模型 3	模型 1	模型 2	模型 3
工作机会	0.058	0.035	0.031	0.029	0.007	0.016
亲属责任	-0.038	-0.054	-0.043	0.036	0.021	-0.005
雇主亲属责任	-0.045	0.011	0.038	-0.058	-0.005	-0.003
工作定位	0.105	0.051	0.160	-0.033	-0.084	-0.022
一般培训	0.193 *	0.096	0.066	0.170 *	0.077	-0.015
工作参与度	-0.077	-0.054	-0.074	0.038	0.060	0.066
情感	0.088	0.045	-0.003	-0.035	-0.076	-0.097
自主权	-0.214	-0.141	-0.020	-0.026	0.044	-0.181
分配公平	0.090	0.050	-0.015	-0.061	-0.099	-0.002
过程公平	0.117	0.051	0.029	0.108	0.044	0.215 *
工作压力（角色模糊）	0.454 **	0.432 **	0.469 **	0.120	0.099	0.141
工作压力（资源匮乏）	-0.020	0.164	0.214	-0.168	0.008	0.253
工作压力（角色冲突）	0.085	-0.035	-0.100	0.195 *	0.079	-0.104

①　James, L. R. and Brett, J. M., "Mediators, Moderators, and Tests for Mediation", *Journal of Applied Psychology*, Vol. 69, No. 2, 1984, pp. 307 - 321.

②　Baron, R. M. and Kenny, D. A., "The Moderator - mediator Variable Distinction in Social Psychological Research: Conceptual, Strategic, and Statistical Considerations", *Journal of Personality and social Psychology*, Vol. 51, No. 6, 1986, pp. 1173 - 1182.

③　Toothaker, L. E., "Multiple Regression: Testing and Interpreting Interactions", *Evaluation Practice*, Vol. 14, No. 2, 1993, pp. 167 - 168.

④　温忠麟等：《调节效应与中介效应的比较和应用》，《心理学报》2005 年第 2 期。

续表

预测变量	因变量：工作满意度			因变量：组织承诺		
	模型 1	模型 2	模型 3	模型 1	模型 2	模型 3
工作压力（工作负荷）	0.001	−0.154	−0.177	0.132	−0.016	−0.245
晋升机会	−0.314*	−0.369	−0.469*	0.045	−0.008	−0.102
工作单调性	0.107	0.067	0.122	0.087	0.048	0.103
社会支持（配偶）	0.144	0.104	0.237	0.120	0.082	0.218
社会支持（直接上司）	0.134*	0.091	0.086	0.136*	0.095	0.057
社会支持（同事）	0.116*	0.038	0.056	0.201**	0.126*	0.107
集体主义		0.567**	0.254**		0.544**	0.431**
工作机会×集体主义			−0.039			0.047
亲属责任×集体主义			−0.037			−0.051
雇主亲属责任×集体主义			0.083			0.005
工作定位×集体主义			−0.141			0.040
一般培训×集体主义			−0.025			−0.008
工作参与度×集体主义			0.037			−0.032
情感×集体主义			0.095			−0.001
自主权×集体主义			−0.320			0.638*
分配公平×集体主义			0.219*			−0.223
过程公平×集体主义			−0.013			−0.430*
工作压力(角色模糊)×集体主义			−0.068			0.003
工作压力（资源匮乏）×集体主义			−0.329			−0.484
工作压力（角色冲突）×集体主义			0.214			0.364*
工作压力（工作负荷）×集体主义			0.101			0.403**
晋升机会×集体主义			0.195			−0.136
工作单调性×集体主义			0.097			−0.108
社会支持（配偶）×集体主义			−0.263			−0.202
社会支持（直接上司）×集体主义			0.021			0.044
社会支持（同事）×集体主义			−0.032			−0.021
R^2（调整的 R^2）	0.560 (0.510)	0.656 (0.615)	0.725 (0.652)	0.554 (0.503)	0.642 (0.599)	0.713 (0.638)
F 检验值	11.255**	15.947**	10.000**	10.979**	14.945**	9.442**

注：*表示 $p < 0.05$，**表示 $p < 0.01$。

表 9 - 3 的结果显示，集体主义和工作满意度及组织承诺两个因变量之间的关系在统计上表现出显著性。说明集体主义对因变量的影响独立于结构化变量之外。①工作满意度作为因变量时，模型 1 表明，一般培训、工作压力（角色模糊）、晋升机会、社会支持（直接上司）、社会支持（同事）对工作满意度有显著的影响。模型 2 表明，集体主义的影响显著。模型 3 表明，分配公平 × 集体主义交互效应项表现出统计上的显著性。交互效应项引入后，模型对因变量的解释效力也有显著的增加（$\Delta R^2 = 0.069$，$p < 0.01$）。说明集体主义对分配公平和工作满意度间的关系有调节作用。②当组织承诺作为因变量时，模型 1 表明工作压力（角色冲突）、社会支持（直接上司）、社会支持（同事）对组织承诺有显著的影响。模型 2 表明，集体主义的影响显著。模型 3 表明，有四组交互效应项表现出统计上的显著性：自主权 × 集体主义、过程公平 × 集体主义、工作压力（角色冲突）× 集体主义、工作压力（工作负荷）× 集体主义（$p < 0.01$）。交互效应项引入后，模型对因变量的解释效力也有显著的增加（$\Delta R^2 = 0.072$，$p < 0.01$）。以上结果说明假设 9 - 4 得到支持。

为进一步深入分析集体主义调节变量的具体作用，我们以高/低于平均数一个标准差为标准，选择出高集体主义或低集体主义的医生，进行简单斜率检验。① 结果如表 9 - 4 所示，对于高集体主义或低集体主义的医生，分配公平对工作满意度影响不一样，自主权、过程公平、工作压力（角色冲突）、工作压力（工作负荷）对组织承诺影响不一样。因此，假设 9 - 5 得到了验证。

表 9 - 4　　　　　　　　　　简单斜率检验结果

	简单斜率	
	因变量：工作满意度	
	低集体主义	高集体主义
分配公平	0.218	0.050

① Toothaker, L. E., "Multiple Regression: Testing and Interpreting Interactions", *Evaluation Practice*, Vol. 14, No. 2, 1993, pp. 167 - 168.

	简单斜率	
因变量：组织承诺		
	低集体主义	高集体主义
自主权	0.361	0.085
过程公平	0.340	0.073
工作压力（角色冲突）	0.255	0.145
工作压力（工作负荷）	0.148	− 0.008

四 讨论

（一）研究结论

（1）集体主义对医生的离职有调节作用，即结构变量通过工作满意度和组织承诺对医生离职的作用受到集体主义的影响。本书研究发现，对于工作满意度和组织承诺的中介作用，在统计上表现为中介效应显著。对于集体主义的调节作用，表现为结构变量和集体主义的交互效应项是否显著。集体主义的调节作用也仅仅表现在部分结构变量的交互效应项显著上。

（2）医院应该将提高医生的工作满意度作为管理目标之一。那么，就应该注意分配公平、自主权、过程公平、工作压力（角色冲突）、工作压力（工作负荷）。如果在分配制度上过分体现效益而不注重公平，无疑将不利于提高医生的工作满意度。分配公平要求医院职工的收入差距不能过于悬殊。分配公平不取决于差距数量大小，而取决于其分配是否合情合理。①

（3）医院管理者应该关注医生的期望并给予满足。个体带着特定的期望，如薪资、职位、福利等结构化变量进入组织。如果期望得到满足，个体对组织产生承诺，就更有可能留在组织工作。因此，医院管理者应该重视医生期望的一些结构化变量，满足他们的合理诉求。

（4）管理者应借助中国传统文化中的精华诸如集体主义元素来提

---

① 李超平、时勘：《分配公平与程序公平对工作倦怠的影响》，《心理学报》2003 年第
5 期。

升员工工作满意度和组织承诺。可以利用集体主义文化中的积极成分如认同集体组织、尊重领导权威、和谐的人际关系、团队精神等，来提高医生的满意度、归属感。在集体主义氛围下，集体主义者会对其他集体主义者做出更高的评价，进而导致更高的组织认同、人际和谐与信任。[①] 管理者可将中国的集体主义元素渗透到医院文化和经营管理实践中，从而提高医生的工作满意度。

（5）管理者应该为医生提供良好的职业生涯发展通道。一是通过培训，医生学习新的思想、知识、技能和方法，提高自身的竞争力。二是通过工作丰富化，医院可以适当地让医生授权、参与管理等。三是通过晋升，让他们的职业发展路径更宽广，并且承担更多、更大的责任。研究表明，在医院的职业发展越顺利，医生对组织的承诺越高。艾伦（Allen）发现，当员工感到不能在组织中进一步发展时，就会表现出更低的工作满意度、组织承诺和更高的离职意图。[②]

（6）本书的研究发现将为我国医院医生离职的量化研究提供一个参考。我们在普赖斯—缪勒离职模型的基础上，植入了中国传统文化的元素，毕竟还没有在中国文化背景下探讨与此关联的问题。集体主义对中国人认识问题过程的影响巨大。另外，从实践角度来看，本书可以帮助医院管理部门加深对雇员离职原因的理解，有助于他们结合医院组织特性的实际情况，制定有针对性的医生保持策略，无疑是一次有益的尝试。

（二）研究局限

本书研究工作满意度、组织承诺和集体主义在离职倾向中的调节作用。结果还表明，医院要降低医生的离职倾向和离职率，就要提高医生的组织承诺，应该对医生的工作满意度和自我期望多加关注。[③]

① Mukherjee, D., Hanlon, S. C. and Kedia, B. L. et al., "Organizational Identification Among" Global Virtual Team Members: The Role of Individualism – collectivism and Uncertainty Avoidance", *Cross Cultural Management: An International Journal*, Vol. 19, No. 4, 2012, pp. 526 – 545.

② Allen, T. D., Poteet, M. L. and Russell, J. E., "Attitudes of Managers Who are More or Less Career Plateaued", *The Career Development Quarterly*, Vol. 47, No. 2, 1998, pp. 159 – 172.

③ 刘瑞明等：《医生组织承诺与离职倾向的关系：工作满意度和自我期望的中介作用》，《中国全科医学》2016 年第 3 期。

但是本书研究也存在一些不足。主要表现在：①因子及维度选取的局限。本书实证分析部分仅选择 6 家医院，发放 374 份，收到有效问卷 147 份。医院、部门、各年龄段、各职称段收集到的有效问卷数相对偏少，这也导致本书研究的结果和成效都与理想的数据有不小的差距，这需要后续研究改进。②尽管我们参考和借鉴了国内外主流观点较为认同的一些变量，比如在制作调查问卷时，以普赖斯—缪勒离职模型的调查问卷作为基础，但是，考虑到样本医院和调查对象的实际情况，我们还是舍弃了很多选项，保留了普赖斯—缪勒离职模型的调查问卷中的一个选项，可能会导致研究偏差，从而降低研究结论的可信度。由于我们研究的因子涵盖的测量维度不够，研究结论有导致误差的可能。③研究中获取的数据，均来自同一课题调查组的调查问卷，难免有同源偏差或共同方法变异情况出现，进而对本书的研究结论产生一定的影响。④由于东西方文化背景的差异，医生的工作满意度、组织承诺和集体主义价值观对离职倾向的影响存在差异在所难免。今后的调查研究应该对具体的文化背景因素进行深入和详尽的探索。

第二节　中庸思维与医生离职

"中庸"是孔子首创的儒家伦理道德观，经儒家后人充实发展，成为一套经典的处世哲学。所谓"中庸"，一方面，"中"是内在的，指人内心的某种状态，以人的内在要求（人性、本心）为出发点和根本价值依据；另一方面，"中"又是外在的，即表现在外部环境（包括自然环境和社会环境）中寻求行为上的"中道"。概言之，内心的"中"是行为"中道"的前提，而行为的"中道"则是内心之"中"的结果。在儒家看来，"中庸"不仅是建立在儒家人性基础上的一种伦理道德观，同时也是一种思想方法。总之，"中庸"既是一种伦理学说，同时也是一种思想方法，强调内心之"中"与外在之"节"的准确契合，以达到"和"的大功用。追求中常之道，内外协调，保持平衡，不走极端，这样一种思维方式使中华民族形成了一种稳健笃实的民族性格，对我们几千年的文明产生了深远的影响。就个人与组织而言，中庸思维影响了人们对组织的认同，决定了他们在多大程度上认可并继续从事当前的工作。由于中庸思维能够加强或削弱工作满意度和组织承诺的影响，所以，中国人的离职意图可能受到中庸思维的影响和调节。本书通过调查、探讨组织承诺、工作满意度和中庸思维与医生离职意图的关系，为降低医生的流失损失提供参考，为医院的人力资源管理提供依据。

一　对象与方法

（一）样本及步骤

在 2015 年 6 月用方便抽样法对广东省 6 家医院进行问卷调查。通过邮件向 374 名医生发送邀请，告知本调研的目的和具体的实施过程，邀请他们参与调研。通过填写纸质问卷的方式完成调查。调查对象纳入标准：①从事临床工作的医生；②自愿参与研究者。排除标准：从事非临床工作的医生，如行政管理。问卷剔除标准：①缺选题项超过 5 个题目；②连续 5 个题目的选择相同。

（二）调查方法

结构化变量、工作满意度、组织承诺和离职意图 4 个概念测量所用量表全都来自普赖斯的研究。① 这些量表有良好的测量学特性。②③由于被调查医院对问卷篇幅的限制，本书对量表的题目进行了删减。共有 12 个结构化变量（工作机会、雇主亲属责任、一般培训、工作参与度、资源匮乏带来的工作压力、角色冲突带来的工作压力、工作负荷带来的工作压力、晋升机会、工作单调性、配偶的社会支持、直接上司的社会支持、同事的社会支持）和结果变量（离职意图）采

---

① James, L., "Price, Reflections on the Determinants of Voluntary Turnover", *International al Journal of Manpower*, Vol. 22, No. 7, 2001, pp. 600 – 624.

② 张勉、张德：《Price – Mueller 离职模型中价值观变量调节作用的实证研究》，《管理评论》2006 年第 9 期。

③ 刘瑞明等：《医生组织承诺与离职倾向的关系：工作满意度和自我期望的中介作用》，《中国全科医学》2016 年第 3 期。

用了单一题目。题目删减的程序是据前人以往实证研究的结果选择因子负荷最高的测量项目。量表采用 5 级李克特测量，备选答案从 1 "非常不同意"到 5 "非常同意"。我们在分析中控制了可能对被试工作满意度、组织承诺和中庸思维产生影响的人口学变量，包括性别、婚姻状况、有无子女、年龄、收入、学历、职称、工作年限。其中，年龄、收入、工作年限是连续变量，其余都为分类变量。

组织承诺量表包括感情承诺、理想承诺、规范承诺、投入承诺 4 个维度。[1] 克隆巴赫 α 系数 （Cronbach's α） α 为 0.84，折半信度为 0.85。工作满意度量表包括内在工作满意度、外在工作满意度两个维度，共 9 个题目。[2] 克隆巴赫 α 素数为 0.86，折半信度为 0.83。中庸思维量表来自赵志裕的研究，共有 14 题。[3] 每题包括两种叙述，分别为符合中庸思维的叙述与违反中庸思维的叙述。在计分方面，分数越高，代表中庸倾向越强。克隆巴赫 α 系数为 0.71。

（三）同源方差分析

由于数据来源于同一份自我报告问卷，可能产生共同方法偏差（Common Method Biases，CMB），从而降低研究效度。本书采取哈曼单因子检验对同源偏差进行分析。[4] 如果 CMB 存在，进行因素分析时可能会析出一个公因子解释大部分变异。本书中最大公因子解释了 24.7% 的变异，说明同源偏差问题不严重。

（四）中介作用分析

为了检验工作满意度和组织承诺是否中介了结构化变量与离职意图的关系，采用非参数百分位 Bootstrap 方法、偏差校正的非参数百分

---

① 宋爱红：《教师组织承诺结构的验证性因素分析》，《心理发展与教育》2005 年第 2 期。

② Weiss, D. J., Dawis, R. V. and England, G. W., *Manual for the Minnesota Satisfaction Questionnaire*, Minnesota Studies in Vocational Rehabilitation, 1967.

③ 赵志裕：《中庸思维的测量：一项跨地区研究的初步结果》，《香港社会科学学报》2000 年第 18 期。

④ Podsakoff, P. M., MacKenzie, S. B. and Lee, J. - Y. et al., "Common Method Biases in Behavioral Research: A Critical Review of the Literature and Recommended Remedies", *Journal of Applied Psychology*, Vol. 88, No. 5, 2003, pp. 879 - 903.

位 Bootstrap 方法、无先验信息的 MCMC 法和有先验信息的 MCMC 法同时进行中介效应检验。如果 95% 置信区间（CI）不包括 0，则认为中介效应存在。

（五）调节效应分析

使用层次回归分析检验调节效应，分别以工作满意度和组织承诺为因变量构建了两组最小二乘法回归模型。[1] 为减少共线性问题，对预测变量进行了中心化。[2] 首先，结构化变量进入模型；然后，中庸思维进入模型；最后，结构化变量和中庸思维的乘积项进入模型，若 R^2 显著，则调节效应显著。[3]

二　数据分析和结果

（一）一般情况

共有 176 名医生参与调查，剔除存在大量缺失值的问卷，最终得到有效样本 147 份，其中男性 98 名，平均年龄为 36.4 ± 10.7 岁。

（二）相关分析

除雇主亲属责任外，其他结构化变量和工作满意度、组织承诺均正相关（p < 0.05）。工作满意度和组织承诺（γ = 0.68，p < 0.01）正相关。工作满意度和离职意图（γ = −0.57，p < 0.01）负相关。组织承诺和离职意图（γ = −0.60，p < 0.01）负相关。除雇主亲属责任外，这些相关与理论预期一致，具备了中介分析的条件，可以进行下一步中介作用分析。

（三）中介作用

组织承诺的中介效应显著，但工作满意度的中介效应不显著（见表 9 – 5）。

①　Baron, R. M. and Kenny, D. A., "The Moderator – mediator Variable Distinction in Social Psychological Research: Conceptual, Strategic, and Statistical Considerations," *Journal of Personality and Social Psychology*, Vol. 51, No. 6, 1986, pp. 1173 – 1182.

②　Aiken, L. S., West, S. G. and Reno, R. R., *Multiple Regression: Testing and Interpreting Interactions*, Sage Publication, 1991.

③　温忠麟等:《调节效应与中介效应的比较和应用》,《心理学报》2005 年第 2 期。

表 9 - 5 中介效应检验结果

方法	中介效应	95% 的置信区间
因变量：工作满意度		
非参数百分位 Bootstrap 方法	-0.057	[-0.285.442]
偏差校正的非参数百分位 Bootstrap 方法	-0.057	[-0.290.382]
无先验信息的 MCMC 法	-0.057	[-0.260.313]
有先验信息的 MCMC 法	-0.051	[-0.249.421]
因变量：组织承诺		
非参数百分位 Bootstrap 方法	0.341**	[0.138.814]
偏差校正的非参数百分位 Bootstrap 方法	0.341**	[0.145.869]
无先验信息的 MCMC 法	0.341**	[0.146.795]
有先验信息的 MCMC 法	0.343**	[0.136.891]

注：**表示 $p < 0.01$。

（四）调节效应

当工作满意度作为因变量时，回归的模型 1 表明分配公平和社会支持（同事）对工作满意度有显著的影响（见表 9 - 6）；模型 2 表明中庸思维的影响显著；模型 3 表明有两组交互效应项表现出统计上的显著性：工作机会×中庸和分配公平×中庸（$p < 0.05$）。交互效应项引入后，模型对因变量的解释效力也有显著的增加（$\Delta R^2 = 0.066$，$p < 0.01$）。说明中庸思维对分配公平和工作满意度间的关系有调节作用。

表 9 - 6 层次回归分析结果

预测变量	因变量：工作满意度			因变量：组织承诺		
	模型 1	模型 2	模型 3	模型 1	模型 2	模型 3
工作机会	-0.068	-0.070	0.054	0.131*	0.127*	0.131
亲属责任	0.028	0.016	-0.070	-0.019	-0.041	-0.001
雇主亲属责任	-0.009	0.011	-0.001	-0.115	-0.078	-0.118
工作定位	0.207	0.172	0.115	-0.013	-0.079	-0.036
一般培训	0.095	0.084	0.162	0.047	0.026	-0.067
工作参与度	-0.060	-0.054	-0.140	0.005	0.017	0.022

续表

预测变量	因变量：工作满意度			因变量：组织承诺		
	模型 1	模型 2	模型 3	模型 1	模型 2	模型 3
情感	0.141	0.142	0.059	-0.074	-0.073	-0.047
自主权	0.023	-0.001	-0.095	0.079	0.033	-0.064
分配公平	0.308**	0.308**	0.469**	0.084	0.083	0.023
过程公平	0.009	-0.002	-0.018	-0.057	-0.078	-0.123
工作压力（角色模糊）	-0.078	-0.142	-0.206	0.113	-0.009	0.056
工作压力（资源匮乏）	0.040	0.028	-0.093	0.094	0.071	0.010
工作压力（角色冲突）	0.075	0.075	0.120	0.150	0.149	0.210
工作压力（工作负荷）	-0.004	-0.028	-0.057	0.075	0.030	-0.108
晋升机会	0.007	-0.018	-0.009	0.161*	0.114*	0.053
工作单调性	0.092	0.062	0.106	0.102	0.045	0.054
社会支持（配偶）	0.125	0.097	0.170	0.188	0.135	0.123
社会支持（直接上司）	-0.047	-0.046	-0.054	0.094	0.096	0.089
社会支持（同事）	0.179*	0.165*	0.113	0.006	-0.021	-0.048
中庸思维		0.238*	0.063		0.451**	0.338**
工作机会×中庸			-0.387*			-0.089
亲属责任×中庸			0.190			0.150
雇主亲属责任×中庸			0.192			-0.077
工作定位×中庸			0.210			0.040
一般培训×中庸			-0.231			0.393
工作参与度×中庸			0.246			-0.149
情感×中庸			0.148			-0.090
自主权×中庸			0.219			0.211
分配公平×中庸			-0.555*			0.156
过程公平×中庸			0.131			0.135
工作压力（角色模糊）×中庸			0.099			-0.788**
工作压力（资源匮乏）×中庸			0.302			0.055
工作压力（角色冲突）×中庸			-0.252			-0.175
工作压力（工作负荷）×中庸			-0.059			0.201
晋升机会×中庸			-0.089			-0.009

续表

预测变量	因变量：工作满意度			因变量：组织承诺		
	模型1	模型2	模型3	模型1	模型2	模型3
工作单调性×中庸			-0.320			-0.578**
社会支持（配偶）×中庸			-0.210			0.037
社会支持（直接上司）×中庸			-0.076			-0.110
社会支持（同事）×中庸			0.187			0.226
R² （调整 R²）	0.695 (0.649)	0.706 (0.659)	0.773 (0.689)	0.675 (0.626)	0.716 (0.671)	0.794 (0.718)
F 检验值	15.087**	4.875*	1.629*	13.777**	18.231**	2.090**

注：＊表示 $p < 0.05$，＊＊表示 $p < 0.01$。

　　当组织承诺作为因变量时，模型1表明，工作机会、晋升机会对组织承诺有显著的影响；模型2表明，中庸思维的影响显著；回归模型3表明有两组交互效应项表现出统计上的显著性：工作压力（角色模糊）×中庸和工作单调性×中庸（$p < 0.01$）。交互效应项引入后，模型对因变量的解释效力也有显著的增加（$\Delta R^2 = 0.077$，$p < 0.01$）。以上结果说明中庸思维的调节效应在部分结构化变量上存在。

　　以高于或低于平均数一个标准差为标准，选择出高中庸思维或低中庸思维的医生，进行简单斜率检验（见表9-7）。[①] 对于高中庸思维或低中庸思维的医生，工作机会和分配公平对工作满意度影响不一样，工作压力（角色模糊）和工作单调性对组织承诺影响不一样。说明工作满意度、组织承诺、中庸思维三者的关系是被调节的中介作用。

表9-7　　　　　　　　　　　简单斜率检验结果

因变量：工作满意度		
低中庸思维	高中庸思维	
工作机会	0.020	-0.075
分配公平	0.699**	0.154*

---

① Aiken, L. S., West, S. G. and Reno, R. R., *Multiple Regression: Testing and Interpreting Interactions*, Sage Publications, 1991.

续表

因变量：组织承诺		
低中庸思维	高中庸思维	
工作压力（角色模糊）	− 0.159	0.354 **
工作单调性	− 0.172 *	0.401 **

注：＊表示 p＜0.05，＊＊表示 p＜0.01。

三　中庸思维的调节作用的讨论

本书研究发现，中庸思维的调节作用也仅仅表现在部分结构化变量上，这些结构化变量更值得医院管理部门的重视。

假如医院希望提高医生的工作满意度，就应该注意分配公平和同事间的社会支持。在分配制度上，过分体现效益而不注重公平，无疑不利于提高医生的工作满意度。分配公平不取决于差距数量的大小，而取决于其分配是否合情合理。[1] 马磊等提出了"局部比较论"的观点。[2] 即人们按照局部的参照比较来得出自己的分配公平感受，感受取决于个人在进行局部比较时的参照点。这解释了为什么同事间的社会支持对于提高工作满意度这么重要。医生的社会支持系统就是以医生为中心，医生及其周围与之有接触的人们，以及医生与这些人之间的交往活动所构成的系统。[3] 医生的社会支持来自信任与安全。同事之间关系融洽、和谐，人们就会感到心情愉快，有利于提高工作满意度。

提高组织承诺，应该把资源更多地分配到良好的职业通道。艾伦发现，当员工感到不能在组织中进一步发展时，就会表现出更低的工作满意度、组织承诺和更高的离职意图。[4] 个人的职业发展主要有垂直运动、横向运动和中心化运动三种形式。个人既可以朝垂直方向运

---

① 李超平等：《分配公平与程序公平对工作倦怠的影响》，《心理学报》2003 年第 5 期。

② 马磊等：《中国城市居民的分配公平感研究》，《社会学研究》2010 年第 5 期。

③ 王秀美：《论社会支持系统与教师的心理健康》，《思想理论教育》2007 年第 3 期。

④ Allen, T. D., Poteet, M. L. and Russell, J. E., "Attitudes of Managers Who are More or Less Career Plateaued", *Career Development Quarterly*, Vol. 47, No. 2, 1998, pp. 159 – 172.

动，获得级别的提升，也可以进行横向运动（从新工作中学习到新知识和新技能，提高工作能力），还可以通过承担更多、更大责任，向组织层级中心转移。晋升和培训都是职业发展的途径。在医院的职业发展越顺利，医生对医院的组织承诺越高。

工作机会也对组织承诺有显著的影响。工作机会的表述是"我很容易在其他单位找到和目前一样好的工作"。为什么在本单位外的工作机会越多，反而医生的组织承诺更高呢？该问题反映的可能不是字面理解的工作机会，而是医生的自我效能感。在当今处于转型期的中国，工作不安全感是影响员工工作幸福感和工作绩效的一个重要压力源，而一般自我效能感对不安全感—工作绩效之间的关系具有显著的调节作用。① 医生认为，容易找到工作说明对自己工作能力有信心，而这种自信来自对医院的信任，因而表现为自我效能感越高，组织承诺越高。

中庸思维影响了工作压力和工作单调性。中国人倾向于把世界看成整体。② 高度中庸思维的医生关心医院的发展，所以，不太容易离职。低度中庸思维的医生更关注工作本身的利益，只要外界有合适的工作机会，他们会毫不犹豫地另谋他就。要在中国医院中处理医生离职问题，还需要考虑到医生的中庸思维程度，只有区别对待，才可能有效果。

第三节　组织承诺与离职医生倾向

离职倾向是员工自愿选择离开组织或职业的意图。现有文献表明，员工的组织承诺和离职倾向是影响员工流动的两个重要因素，离

---

① 冯冬冬等：《工作不安全感与幸福感、绩效的关系：自我效能感的作用》，《心理学报》2008 年第 4 期。

② Peng, K. and Nisbett, R. E., "Culture, Dialectics, and Reasoning about Contradiction", *American Psychologist*, Vol. 54, No. 9, 1999, pp. 741 - 754.

职倾向常被认为是员工流动最直接的影响因素。[①] 学者皆认为，员工离职行为的最佳预测指标是离职倾向，且很多实证研究证明，工作满意度与医生的离职倾向呈负相关关系。[②] 然而，对离职倾向的一些影响变量，如工作满意度与自我期望的中介作用的实证研究却相对薄弱。本书主要通过调查、探讨组织承诺、工作满意度和自我期望等与医生离职倾向有着密切关系的因子，并期望通过构建理论模型，为如何激励和留住我国医疗改革的关键角色——医生提供管理参考，为组织决策提供依据。

一　研究假设与框架

（一）研究假设

研究者常把工作满意度作为预测员工离职行为的预测变量。如 Egan 等发现，工作满意度与离职倾向呈负相关关系，与留任倾向呈正相关关系。[③] 但也有研究发现，工作满意度与离职倾向无相关关系，工作满意度并非预测离职行为的唯一变量。[④] 其他研究证明，组织承诺比工作满意度与离职倾向的相关性更强。[⑤] 另有研究认为，无论是工作满意度还是组织承诺均不能完全解释、预测员工离职行为，只有将两者结合起来，才能更好地解释、预测员工离职行为，认为工作满意度和组织承诺存在相互影响的关系，两者均是影响员工离职行为的重要中介变量。[⑥] 因此，如果努力工作和对医院的忠诚不一定能换来职业的安全感与稳定感，那么医务人员的工作满意度就会降低，进而

[①] Griffeth, R. W. Hom, P. W. and Gaertner, S., "A Meta – analysis of Antecedents and Correlates of Employee Turnover: Update, Moderator Tests, and Research Implications for the Next Millennium", *Journal of Management*, Vol. 26, No. 3, 2000, pp. 463 – 488.

[②] Ibid. .

[③] Egan, T. M., Yang, B. and Bartlett, K. R., "The Effects of Organizational Learning Culture and Job Satisfaction on Motivation to Transfer Learning and Turnover Intention", *Human Resource Development Quarterly*, Vol. 15, No. 3, 2004, pp. 279 – 301.

[④] Porter, L. W. and Steers, R. M., "Organizational, Work, and Personal Factors in Employee Turnover and Absenteeism," *Psychological Bulletin*, Vol. 90, No. 2, 1973, pp. 151 – 176.

[⑤] Steers, R. M., "Antecedents and Outcomes of Organizational Commitment", *Administrative Science Quarterly*, Vol. 22, No. 1, 1977, pp. 46 – 56.

[⑥] Arnold, H. J. and Feldman, D. C., "A Multivariate Analysis of the Determinants of Job Turnover", *Journal of Applied Psychology*, Vol. 67, No. 3, 1982, pp. 350 – 360.

削弱与组织承诺等工作相关的态度和行为，并最终出现离职行为。[①] Mobley 等认为，离职倾向是工作不满意、离职念头、寻找其他工作意向与找到其他工作可能性的总和表现。[②] 到目前为止，基于医生的工作满意度对于组织承诺和离职倾向的影响以及中介变量的研究，还缺乏足够的实证检验。

乐国安等将期望作为离职行为的预测变量。[③] 从来源来看，期望可分为自我期望和他人期望两种。自我期望又可分为成功期望和自我效能期望，并对人的行为有重要调节作用。班杜拉（Bandura）研究发现，在个人或员工的绩效表现上，员工对自己的期许（加勒提亚效应）是更强烈的影响因素。[④]

目前，从自我期望角度对离职行为的研究相对滞后，而且主要研究对象集中在教师、护士职业上，如殷振华编制了教师自我角色期望量表，骆海燕等的护士长角色期望的调查。[⑤⑥] 这些研究发现，工作满意度和自我期望均对医生的离职倾向有很大影响，即低工作满意度和低自我期望产生的消极认知，会对医生离职行为产生推动或阻碍作用。

如上所述，工作满意度和自我期望是影响组织承诺和离职倾向的主要因素。鉴于此，本书提出如下假设：

假设 9 - 6　工作满意度在组织承诺和离职倾向间起中介作用；

假设 9 - 7　自我期望在组织承诺和离职倾向间起中介作用；

假设 9 - 8　工作满意度和自我期望在组织承诺和离职倾向间起双重中介作用。

[①] 周志新等：《组织公民行为、工作满意度与医务人员离职倾向关系探讨》，《医学与社会》2012 年第 9 期。

[②] Mobley, W. H., Horner, S. O. and Hollingsworth, A. T., "An Evaluation of Precursors of Hospital Employee Turnover", *Journal of Applied Psychology*, Vol. 63, No. 4, 1978, pp. 408 - 414.

[③] 乐国安等：《入职期望与员工离职的关系——期望落差假设在中国情境下的验证》，《南开管理评论》2008 年第 3 期。

[④] Bandura, A., "Self - efficacy: Toward a Unifying Theory of Behavioral Change", *Advances in Behaviour Research & Therapy*, Vol. 1, No. 4, 1977, pp. 139 - 161.

[⑤] 殷振华：《教师自我角色期望量表的编制》，《心理研究》2011 年第 1 期。

[⑥] 骆海燕：《医院相关群体对护士长角色期望的调查》，《护理研究》2009 年第 14 期。

（二）研究框架

基于以上分析，本提出双重中介模型，组织承诺为自变量，离职倾向为因变量，工作满意度和自我期望同时作为中介变量。"＋"表示正相关。其具体理论模型如图9-3所示。

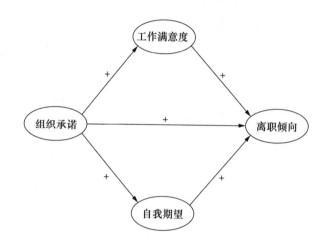

图9-3　本书研究的理论模型

二　对象与方法

（一）调查对象

2014年4—6月，根据广东省医疗卫生系统通信录随机抽取广州市、深圳市、东莞市医疗机构23家，具体方法为：先制作一份所有医院的名单，并依顺序加以编号（1—1222，截至2013年年底，广东全省有医院1222家），然后通过Excel中的随机数生成器得到23个号码，将对应这些号码的医院从名单中找出来，便成为一份调查医院清单。然后，通过电话与该医疗机构联络，确认可以接受调查后，即派人上门进行现场问卷调查，最终调查17家医疗机构。研究者现场分发和回收问卷，并对问卷进行细致的讲解。纳入标准：①广东省各级各类医院从事临床工作的医生；②自愿参与研究者。排除标准：①从事非临床工作的医生，如从事学校教育、行政管理的医生；②曾从事临床工作现已转到非临床工作的医生。问卷剔除标准：①缺选题项超过 5 题；②连续 5 个题目的选择相同。

（二）调查方法

选取医生的人口学特征（主要有性别、年龄、婚姻、年薪、医院级别、学历、工龄、职称、单位性质等）作为控制变量，设计医生角色与管理调查问卷，包括 4 个分量表，即组织承诺量表、工作满意度量表、自我期望量表和离职倾向量表。控制变量中的类别变量转换成哑变量。本书研究涉及的构念如组织承诺、工作满意度、自我期望和离职倾向均是借用成熟的研究进行测量，并进行双向翻译，以确保问卷所有题目含义表达的精确性。[1][2] 问卷完成后，又选择东莞一所医院的 50 名员工进行预调查，征求其意见，以确保问卷中的措辞容易理解、语义清晰。本书研究采用李克特 5 级量表记分，要求测验对象从代表"完全不符合为 1""不太符合为 2""基本符合为 3""比较符合为 4""完全符合为 5"中挑选 1 个回答，其中，选 1 得 1 分，选 5 得 5 分。

1. 组织承诺量表

组织承诺量表包括感情承诺、理想承诺、规范承诺、投入承诺 4 个维度。[3] 其克隆巴赫 α 系数为 0.84，折半信度为 0.85。

2. 工作满意度量表

工作满意度量表包括内在工作满意度和外在工作满意度两个维度，共 9 个问题。[4] 其克隆巴赫 α 系数为 0.86，折半信度为 0.83。

3. 自我期望量表

自我期望量表包括成功期望和自我效能期望两个维度，共 7 个问题。[5] 其克隆巴赫 α 系数为 0.75，折半信度为 0.72。

① 张勉等：《Price - Mueller 离职模型中价值观变量调节作用的实证研究》，《管理评论》2006 年第 9 期。

② Price, James L., "Reflections on the Determinants of Voluntary Turnover", *International Journal of Manpower*, Vol. 22, No. 7, 2001, pp. 600 - 624.

③ 宋爱红等：《教师组织承诺结构的验证性因素分析》，《心理发展与教育》2005 年第 2 期。

④ Weiss, D. J., Dawis, R. V. and England, G. W., "Manual for the Minnesota Satisfaction Questionnaire", *Minnesota Studies in Vocational Rehabilitation*, No. 22, 1967, pp. 110 - 111.

⑤ Bandura, A., "Self - efficacy: Toward a Unifying Theory of Behavioral Change", *Advances in Behaviour Research & Therapy*, Vol. 1, No. 4, 1977, pp. 139 - 161.

4. 离职倾向量表

离职倾向量表包括组织认知、离职倾向和工作的易获性 3 个维度，共 8 个问题。[1] 其克隆巴赫 α 系数为 0.76，折半信度为 0.73。离职倾向分数越低说明离职可能性越大；反之说明离职可能性越小。

（三）共同方法偏差分析

由于问卷所有问题由同一人编制并填写，容易出现共同方法偏差的问题。消除的方法是事前预防，所以，本书使用答卷者信息隐匿法和选项重测法。而检测共同方法偏差的常见方法是哈曼单因素检测方法。本书研究将问卷所有题目一起做因子分析，检验未旋转的因子分析结果。首个公因子的方差解释率为 38.86%，小于 50.00%，说明共同方法偏差不大，数据可信。[2]

（四）统计学方法

根据 Kim 等的建议，中介作用存在须满足 4 个条件：①自变量与应变量相关；②自变量与中介变量相关；③中介变量与应变量相关；④当中介变量加入后，自变量对应变量的影响作用显著减少。[3] 本书研究遵循 Holmbeck 的方法来验证中介作用的假设。[4] 首先，验证自变量与应变量直接作用的模型。除拟合指数外，模型也应该显示路径系数支持直接作用。其次，验证中介变量模型。估计模型的拟合指数以及各变量之间路径系数的统计学意义。最后，加入中介变量后，自变量对应变量的直接作用消失，表明中介变量在自变量和应变量的关系中起完全中介作用；加入中介变量后，自变量对应变量的直接作用减少，表明中介变量在自变量和应变量的关系中起部分中介作用。为了

---

① Mobley, W. H., Horner, S. O. and Hollingsworth, A. T., "An Evaluation of Precursors of Hospital Employee Turnover", *Journal of Applied Psychology*, Vol. 63, No. 4, 1978, pp. 408 – 414.

② Podsakoff, P. M. and Organ, D. W., "Self – Reports in Organizational Research: Problems and Prospects", *Journal of Management*, Vol. 12, No. 4, 1986, pp. 531 – 544.

③ Kim, J. S., Kaye, J. and Wright, L. K., "Moderating and Mediating Effects in Causal Models", *Issues in Mental Health Nursing*, Vol. 22, No. 1, 2001, pp. 63 – 75.

④ Holmbeck, G. N., "Toward Terminological, Conceptual, and Statistical Clarity in the Study of Mediators and Moderators: Examples from the Child – clinical and Pediatric Psychology Literatures", *Journal of Consulting & Clinical Psychology*, Vol. 65, No. 4, 1997, pp. 599 – 610.

验证中介作用的存在，构建4个理论模型，分别是直接作用模型、工作满意度单独中介模型、自我期望单独中介模型和双重中介模型。通过拟合指数判断各理论模型是否与数据匹配。本书研究采用以下拟合指数：χ^2、近似误差均方根（Root Mean Square Error of Approximation，RMSEA）、拟合优度指数（Goodness – of – Fit Index，GFI）、调整后拟合优度指数（Adjusted Goodness – of – Fit Index，AGFI）、赋范拟合指数（Normed Fit Index，NFI）和比较拟合指数（Comparative Fit Index，CFI）。RMSEA 临界值≤0.08，GFI、AGFI、NFI、CFI 临界值为≥0.90。为了计算中介作用的大小，用 Bootstrap 法抽样 2000 次，计算中介作用各路径的点估计值和偏差校正的 95% 置信区间，如 95% 置信区间不包括 0 则说明中介作用显著。

三　组织承诺与医生离职倾向调查结果

（一）一般情况

共发放问卷 500 份，剔除无效问卷，回收有效问卷 445 份，有效率为 89.0%。17 家医疗机构中，国有医院（诊所）10 家，民营医院（诊所）7 家；三级医院 5 家，一、二级医院 4 家，其他医疗单位包括社区卫生服务中心（站）、诊所 4 家，其他诊所 4 家。具体数据见表 9 – 8。

表 9 – 8　　　　　　　　医疗机构一般情况

项目		例数［n（%）］
性别	男	235（52.8）
	女	210（47.2）
年龄（岁）	25 以下	28（6.3）
	25—35	292（65.6）
	35—46	102（22.9）
	46 以上	23（5.2）
婚姻	已婚	360（80.9）
	未婚	85（19.1）

续表

项目		例数 [n（%）]
年薪（万元）	5 以下	210（47.2）
	5—10	217（48.8）
	10 以上	18（4.0）
医院级别	三级	173（38.9）
	二级	88（19.8）
	一级	87（19.5）
	其他	97（21.8）
学历	博（硕）士	33（7.4）
	学士	273（61.4）
	大专	115（25.8）
	中专	24（5.4）
工龄（年）	3 以下	66（14.9）
	3—10	223（50.1）
	10—20	131（29.4）
	20 以上	25（5.6）
职称	副主任医师及以上	45（10.1）
	主治医师	125（28.1）
	医师	202（45.4）
	医士及其他	73（16.4）
单位性质	民营机构	102（22.9）
	公立机构	343（77.1）

（二）Pearson 相关分析

组织承诺得分为 13.46 ± 2.85 分，工作满意度得分为 12.51 ± 2.49 分，自我期望得分为 16.19 ± 2.97 分，离职倾向得分为 12.26 ± 2.75 分。组织承诺、工作满意度、自我期望、离职倾向得分间互相均呈正相关关系（见表 9-9），具备了中介分析的条件，可以进行下一步中介作用分析。

表 9 – 9　　　　组织承诺、工作满意度、自我期望、
离职倾向得分间的相关系数

项目	组织承诺得分	工作满意度得分	自我期望得分	离职倾向得分
组织承诺得分	1	—	—	—
工作满意度得分	0.671[a]	1	—	—
自我期望得分	0.840[a]	0.170[a]	1	—
离职倾向得分	0.169[a]	0.596[a]	0.416[a]	1

注：a 为 $p < 0.01$，均为双尾检验值（n = 445）；"—"表示为无此项。

（三）理论模型的验证

直接作用模型、工作满意度单独中介模型、自我期望单独中介模型的 RMSEA > 0.08；而双重中介模型的 RMSEA = 0.08，GFI、AGFI、NFI、CFI 均 > 0.90，故双重中介模型拟合指数最好（见表 9 – 10）。

表 9 – 10　　　　各理论模型的拟合指数

模型	χ^2 值	RMSEA	GFI	AGFI	NFI	CFI
直接作用模型	17.65	0.16	0.89	0.88	0.90	0.91
工作满意度单独中介模型	23.86	0.19	0.94	0.93	0.91	0.93
自我期望单独中介模型	11.32	0.21	0.96	0.95	0.93	0.95
双重中介模型	4.38	0.08	0.99	0.95	0.96	0.96

注：RMSEA 表示近似误差均方根，GFI 表示拟合优度指数，AGFI 表示调整后拟合优度指数，NFI 表示赋范拟合指数，CFI 表示比较拟合指数。

（四）中介作用大小

以组织承诺为自变量，离职倾向为应变量，工作满意度和自我期望为中介变量进行中介作用验证，验证结果显示，组织承诺对离职倾向直接作用的95%置信区间包括0，说明在控制工作满意度和自我期望后，组织承诺对离职倾向的直接作用消失。另外，工作满意度单独中介作用与自我期望单独中介作用无统计学差异（见表 9 – 11）。

表 9 - 11　　　　　　　　　　直接作用和间接作用的大小

路径	点估计值	95% 置信区间
直接作用		
工作满意度 < - - - 组织承诺	0.67	(0.44, 0.84)
自我期望 < - - - 组织承诺	0.84	(0.70, 0.92)
离职倾向 < - - - 工作满意度	0.59	(0.35, 0.77)
离职倾向 < - - - 自我期望	0.41	(0.19, 0.61)
离职倾向 < - - - 组织承诺	0.09	(-0.01, 0.19)
中介作用		
离职倾向 < - - - 工作满意度 < - - - 组织承诺	0.40	(0.13, 0.71)
离职倾向 < - - - 自我期望 < - - - 组织承诺	0.35	(0.06, 0.75)
工作满意度单独中介作用与自我期望单独中介作用的差异	-0.05	(-0.18, 0.13)

注：标准化值，Bootstrap 抽样 2000 次。

四　组织承诺与医生离职倾向讨论

以前自我期望和离职倾向的研究主要在教师、企业员工等其他职业展开，即使在医疗卫生系统，文献检索发现，大多数是对护士职业的研究，有关我国二级医院医生工作满意度方面的研究很少，对社区医务人员工作满意度的现状调查研究也不多见。[①] 因此，本书研究基于工作满意度和自我期望中介作用的视角来探究医生的离职倾向，不仅研究对象不一样，而且具有独特的方法论视角，无疑有着一定的研究价值和意义。

本书研究结果显示，组织承诺、工作满意度、自我期望、离职倾向得分间互相均呈正相关关系，即组织承诺越高，工作满意度和自我期望越高，同时工作越稳定，越不容易离职，这与 Kuokkanen 等、韶红等的结论一致。[②][③] 本书研究结果显示，直接作用模型、工作满意

[①]　王丽波等：《护士工作价值观、工作满意度与离职倾向的相关性研究》，《中华护理杂志》2009 年第 6 期。

[②]　Kuokkanen, L., Leino - Kilpi, H. and Katajisto, J., "Nurse Empowerment, Job - related Satisfaction, and Organizational Commitment", *Journal of Nursing Care Quality*, Vol. 18, No. 3, 2003, pp. 184 - 192.

[③]　韶红等：《医务人员工作满意度组织承诺离职意愿的研究》，《中国行为医学科学》2004 年第 4 期。

度单独中介模型、自我期望单独中介模型的 RMSEA > 0.08，而双重中介模型的 RMSEA = 0.08，GFI、AGFI、NFI、CFI 均 > 0.90，故双重中介模型拟合指数最好。

另外，组织承诺对离职倾向直接作用的 95% 置信区间包括 0，说明在控制工作满意度和自我期望后，组织承诺对离职倾向的直接作用消失，所以，工作满意度和自我期望在组织承诺和离职倾向间起完全中介作用。在双重中介模型中，工作满意度和自我期望对离职倾向有积极的预测作用，即医生工作满意度和自我期望越高，其离职倾向越低。①

本书研究调查对象是广东省 17 家医疗机构的医生，调查结果可以推广到从事医疗工作的医护人员。但本研究在经济发达的沿海省份（珠三角地区）进行，所以，结果可能不适用于其他内地省份和区域。

---

① Omer, F. and Malik, Abbas Q. et al. , "Perceived Investment in Employee Development and Turnover Intention: A Social Exchange Perspective", *African Journal of Business Management*, Vol. 5, No. 5, 2011, pp. 1904 – 1914.

第十章　城市卫生支援农村背景下的
　　　　医生角色管理

第一节　面向基层医疗卫生机构的
　　　　对口支援机制

我国是一个农业人口大国，解决好农村、农业和农民"三农"问题是我国社会经济发展的一个重要课题，农民的健康保障直接影响到我国"三农"的稳定和发展。在健康中国的大背景下，如何更加有力地保障农民享有公平的基本医疗卫生服务显得尤为关键。在总结城市卫生支援农村卫生工作历史经验的基础上，2005 年，卫生部、财政部和国家中医药管理局联合组织实施了"万名医师支援农村卫生工程"，实践证明，这是解决这一问题的有力举措之一。总之，城市卫生支农工作在我国农村卫生领域具有较大影响，也是国家动员城市医疗力量，支援农村，建设农村，发展农村的一项重要举措。

一　我国城市卫生支援农村卫生工作的政策概述

我国城市卫生支援农村卫生工作已经有 60 多年的历史。新中国成立后，党和政府高度重视农村卫生工作，先后多次召开会议、下发专门文件、动员和组织一部分城市医药卫生人员深入厂矿工地、农村地区大力支援工农业生产建设，并着力协助解决有关卫生医疗和劳动卫生保护等问题，使当时的中国以比较少的经费支出、医疗设备和卫生人员，解决了人口较多人员的医疗保障问题，赢得了世界卫生组织和国际社会的广泛赞誉。党的十一届三中全会以后，我国卫生支农工作出现新的局面。1983 年，卫生部下发了《关于组织城市医疗卫生机构支援农村卫生事业建设若干问题的意见》，再次提出，要求采取多种形式开展对口支援工作，鼓励医务人员下到农村。1991 年，卫生部下发了《关于进一步加强城市医院支援农村卫生事业建设的意见》，要求地方卫生行政部门对所辖区域内的城市医院支农工作统筹规划，建立和完善固定技术合作和逐级指导关系，逐步建立起双向转诊制度。1996 年，中宣部、卫生部等 14 部委启动了文化、科技、卫生"三下乡"活动。1997 年，卫生部下发通知，首次明确要求二、三级医院要确定对口支援对象，五年不变。1997 年，中共中央、国务院发布了《关于卫生改革与发展的决定》，提出建立城市卫生机构对口支援农村的制度，采取人员培训、技术指导、巡回医疗、设备支持等方式，帮助农村卫生机构提高服务能力。要求城市卫生技术人员在晋升主治医师和副主任医师之前，必须分别到基层卫生机构工作半年至一年。这是与以前明显不同的地方，首次与医务人员的职称评聘结合。2003 年，卫生部等部委联合下发《关于城市卫生支援农村卫生工作的意见》，要求支援单位和受援单位以签订协议书的形式确定对口支援关系，明确目标、任务、方式、时间和双方的责任与权利。2005 年，卫生部等部委联合启动了"万名医师支援农村卫生工程"，以提高县医院医疗服务能力和水平，加强农村常见病、多发病和重大疾病医疗救治，使农民就近得到较高水平的基本医疗服务，缓解看病难问题；加强农村卫生人才培训，提高基层医院管理水平；努力实现派出一支队伍、带好一所医院、服务一方群众、培训一批人才的目标对口支援工作形成一项制度。①② 在医改遵循"保基本、强基层、建机制"的基本原则下，对口支援基层医疗工作逐步形成稳定而有效的机制。此后持续多年，我国都积极推进和保障这一政策的有效实施。

---

① 王春玉：《万名医师支援农村卫生工程的实践与研究》，《中国医院管理》2007 年第 12 期。
② 苏明丽等：《万名医师支援农村卫生工程长效机制探讨》，《中国医院管理》2009 年第 8 期。

二 城市卫生支援农村卫生工作取得的成效

城市卫生支援农村卫生工作取得了多种成效，概括地说，主要有以下三个方面：

第一，改善了基层卫生状况，提高了人民的健康水平。通过国家持续有效的卫生支农活动的开展，把资金、设备、卫生人才以及城市医院先进的管理经验由城市投向农村基层。很大程度上解决了农村地区缺医少药的状况；向群众开展卫生宣传教育，开展诊治，一定程度上提高了人民的健康水平。

第二，提高了基层医疗机构卫生人员的业务水平。城市医院通过巡回医疗、义诊，派驻医生通过教学查房、手术示教、学术讲座、会诊及疑难病例和死亡病例讨论、业务培训、接收医护人员进修、建立特色专科、开展新技术和新项目、门诊和急诊的开展等各种形式帮助和培训农村医务人员，使基层卫生人员掌握了更为全面的医学知识，技术人员数量得到提升。而广大的城市医务工作者在支农的实践中得到了锻炼和提高。

第三，提升了基层医疗机构的制度建设和医院管理能力。派驻医务人员为受援医院建立健全医疗质量和医疗安全的核心制度，护理管理、医院感染管理、检验等规章制度及职责，规范医疗病历、处方书写及诊疗行为，开展处方点评，组织医疗质量管理相关法律法规和规程规范的学习，更新了医疗技术管理理念，纠正、规范了操作程序，提升了医院的管理水平。[①]

三 城市卫生支援农村卫生工作存在的问题

（一）认识不足，缺乏积极性

一是支援医院将对口支援当作政府和上级主管部门下达的额外任务，缺乏长期支援的考虑，主动意愿不强。

二是受援医院认为对口支援是支援医院迫于形势的作秀，是派驻

---

① 向准等：《重庆市万名医师支援农村卫生工程项目实施效果分析》，《重庆医学》2011 年第 34 期。

医生获取评定职称的捷径。① 有的只是消极等待支援，热衷于要钱、要物和设备，缺乏借助支援提升和发展的积极性。②

三是上级主管部门掌握着对口支援管理权，或者某些领导将其当成政绩工程，过度行政干预，再加上支援医院与受援医院双方缺乏必要的沟通和利益关联，很大程度上影响了支援的成效。③

(二) 医院管理体制的局限性

公立医院隶属于政府主管部门或企事业单位，医院不具有法人产权，产生了较高的组织成本和协调成本，医院治理效率低下。但是，局限性也很明显，医院的整体规划、资源使用、人事安排、收入分配等分别由不同的行政部门指导，各级政府有关部门之间的责权利并没有理顺明晰，导致医院处于"多龙治水"的状态，对医院监管常常出现越位、缺位、错位和失位问题。④ 由于对对口支援的调研力度不够，给予支援（受援）医院的发言权不多，不能依据医院的需求进行安排，甚至没有构建一套完整有效的绩效考核制度，进行合理的奖惩，影响了对口支援的效果。

(三) 医院运行机制不健全

(1) 医院补偿机制有待于完善。支援医院完成了对口支援任务，耗费了大量的人力、物力和财力，但一直以来对医院的补偿并没有得到有效解决。存在的问题主要有：①补偿水平偏低；②补偿范围太窄；③补偿方式不明确。⑤ 政府在下达支援任务时，很难有精确的经费预算，只是象征性地给予一定的经济补偿。至于具体操作中，给予医院的补偿究竟需要补多少，应该怎么补，还有待深入研究。⑥

① 刘瑞明：《对口支援中存在的误区》，《卫生经济研究》2007 年第 2 期。
② 康兴发：《城市医院对口支援县级医院长效机制探讨》，《临床合理用药》2013 年第 6 期。
③ 王静：《我国城乡医院对口支援工作回顾》，《现代医院管理》2011 年第 1 期。
④ 赵明等：《我国公立医院治理机制改革模式及效果研究》，《医学与哲学》（人文社会医学版）2010 年第 3 期。
⑤ 陈姗等：《公立医院公共卫生服务补偿中存在的问题与对策研究》，《中国医院管理》2011 年第 5 期。
⑥ 刘瑞明等：《面向基层医疗卫生机构的对口支援机制研究》，《中国医院》2014 年第 6 期。

（2）激励与约束机制尚未健全。①医生方面。影响医生职业行为，主要包括医生自身、患者、管理层、社会环境等，其中政府是影响医生职业行为的根本因素，包括政府投入、政策导向等，在对口支援中对医生的激励与约束尚处于不断摸索和总结阶段。[①] 比如，支援医生的职称评定与晋升发展、派驻医生之间的团队合作、薪酬激励；对受援医生进行技术培训、手术示教、规范管理（这是支援工作的重心）之外，对他们的职业生涯规划提供指导是否也纳入考核范畴，对支援的时间、纪律和内容方面的约束是否科学合理等均需加强研究。值得一提的是，为确保派驻医生下得去、留得住，国家政策把支援工作与派驻人员职称晋升结合起来，同时给予了一定的经费补贴。这样，虽然从政策上对派驻人员给予了约束，但也导致派驻人员工作具有被动性，缺乏工作热情和动力，造成了在其位不谋其政的局面。[②] ②医院方面。公益性考核侧重于医院服务水平和社会效益的考评，除对医院的财政补偿机制、院长激励与约束机制外，对支援的考核与监督机制还有待于完善。目前，国内尚无专门针对公立医院公益性评价标准。[③] 需要完善的工作主要有：一是明确评估主体，是政府、社会力量（包括患者），还是公立医院自身；二是如何科学设计考核指标体系和绩效考核办法，以便对考核对象做出客观评价。

（3）信息管理未与时俱进。主要表现在：①未能主动、及时公示派驻医生的信息。派驻前，医生详细信息的公示；派驻期间，医生的表现、考勤和信息报送；任务结束后，对医生的考核评估（优劣奖惩、树立典型、推介宣传）。②受援医院未能及时更新信息。受援医院未能结合支援医院的优势，制定本院的发展规划、人员配置、流程设计、管理制度，也未能及时更新，做到最大限度地方便和服务群众。

---

① 崔冰：《医生职业行为激励与约束机制研究》，硕士学位论文，首都经济贸易大学，2007 年，第 18—20 页。

② 向准等：《重庆市万名医师支援农村卫生工程项目实施效果分析》，《重庆医学》2011 年第 34 期。

③ 刘维忠：《欠发达地区医药卫生体制改革实践与研究》，人民卫生出版社 2011 年版。

（4）受援医院医疗条件和设备不到位。主要表现在：一是受援医院学科建设不连续。受援医院人才梯队相对匮乏，学科建设缺乏连续性，支援医院的医疗队一旦撤离，就会出现技术和项目不能开展的情况。二是受援医院医疗设备不健全。部分受援医院基础条件差，很多医疗设备不健全，派驻医师较好的医疗技术水平在当地不能得到很好的发挥，严重制约了支援医院医师的诊断和治疗，限制了先进技术的应用，部分派驻医师积极性不高。①

四　城市卫生支援农村卫生工作的误区

（一）认知误区

1. 卫生支农见效很快

有些人片面地认为，只要政府有关部门加大支持力度，这项工作就会取得立竿见影的效果。但现实情况是，一些疑难病症和传统传染病、新发传染病严重威胁着农民健康；恶性肿瘤、高血压、心脑血管病、糖尿病等严重疾病仍在农村蔓延。加上我国农村人口多，卫生条件差，农民健康意识不强，如果农民生活环境、劳动环境和生活习惯没有改变，农村医疗条件和诊治水平没有变化，那么这些疾病无疑会成为落实卫生支农工作的巨大障碍。

2. 卫生支农能解决农村所有的医疗卫生问题

农村医疗卫生工作存在很多问题，比如：医疗卫生条件差，设备简陋；医院领导管理水平不高，缺乏相关的管理知识和领导能力；医务人员素质低、待遇差、人心思变；农民收入低，"看病难、看病贵"现象处处可见。全国实施"万名医师支援农村卫生工程"就是根据当前农村的实际情况，通过派遣城市优秀的医师到农村工作，提高农村医疗服务水平，加强农村人才培养。这绝不是流于形式的"形象工程"，而是一项基础性工作，一项长期、综合性、制度性的建设。这也可以说明，卫生支农不是一劳永逸，也不是无所不能的。

3. 卫生支农是卫生部门的事

第一，政府行政部门的认知误区。很多部门领导认为，卫生支农

---

① 向准等：《重庆市万名医师支援农村卫生工程项目实施效果分析》，《重庆医学》2011 年第 34 期。

纯粹是卫生部门的事，与其没有关系；或者认为，卫生支农是某些领导的政绩工程、面子工程，可有可无。事实上，支农工程涉及很多方面，如各级政府部门、各级医院、科研院所等，只有动员社会资源、调集社会力量，相互合作、共同协调，才能解决卫生支农工作中出现的种种问题。

第二，支农单位的认知误区。很多支农单位认为，卫生支农是负担，没有真正把卫生支农上升到一定高度来认识，使支农成效大打折扣。

第三，受援医院的认知误区。有的县医院和乡镇卫生院认为，卫生支农是城市医院迫于形势的"作秀"行为，是城市医生获取评定职称资质的一座桥梁，只对城市医院有益，从而没有真正参与进来。或者有的医院和卫生院过于依赖卫生支农，产生了"等、靠、要"的依赖思想。

（二）管理误区

1. 管理不到位

支援医院方面，容易以设备先进、技术力量雄厚等优势因素而忽视对支援人员的集中培训和动态管理。受援医院方面，主要是工作和生活方面管理不到位。在工作上，没有充分调动各种资源，积极配合支援医师开展临床、教学和培训工作；有的受援医院虽然建立了对支援人员的考勤制度，但碍于情面往往未严格执行。在生活上，对支援医师的饮食起居和业余文化生活没有细心周到的照顾，以致个别医疗队员情绪不稳，影响了支援工程的效果。

2. 重点不突出

卫生部等要求派驻医师开展对口支援内容非常宽泛，包括诊治患者、临床检验；开展教学查房、手术示教、组织疑难病例和死亡病例讨论；举办学术讲座、培训卫生技术人员；因地制宜开展适宜技术、申报区级科研项目；建立特色专科、护理示范；整章建制、健康咨询及宣教……但这不等于说城市医院卫生支农必须面面俱到，求大求全。毕竟各项工作的开展需要大量的人力、物力和财力，而各个支援医院的资源和医师的精力有限，所以，卫生支农应该突出重点，做到有的放矢。① 应该把握以下三个重点：①诊治患者，临床管理。参加疑难病例、死亡病例讨论，参与指导手术和治疗工作，并随时参加疑难重危病人的会诊和外科急诊病人的手术。②技术培训，业务指导。在组织实施城市医生支援农村卫生工程中，为农村培养一支"留得住、用得上、干得好"的卫生技术队伍是重中之重。③整章建制，规范管理。帮助县医院、乡镇卫生院建立和完善诸如目标管理、质量管理、培训管理、财务管理、人力资源管理以及部门科室管理等规章制度，规范其管理。

（三）主体参与的误区

城市卫生支农是一项系统工程，需要众多部门和个人参与，但最主要的参与者应是支援医院和受援医院，以及两个医院的医师。

首先，支援医院和受援医院方面。按照卫生部的要求，各省、市二级以上医院对口支援卫生工作基础较差的县医院和乡镇卫生院。这种方式，主体定位比较明晰。但是，少数支援医院与受援医院之间缺乏沟通，没有根据自己的能力和受援医院的实际派驻支援医师。例如，有的支援医院只考虑派遣需要职称晋升的医师，对不符合受援医院实际的医师，也没有及时调整；有些支援医院对业务量大、人员紧张的科室，如普外科、骨科、妇产科、儿科等，尽量少派或干脆不派，以其他科室人员替代了事。同时，受援医院主动参与意识不强，没有很好地借助卫生支农这个平台，就加强医院管理、临床检验、培训进修、规章建制等方面规范自己。

其次，支援医师和受援医师方面。有的支援医师没摆正位置，总是以高人一等的心态到基层医院工作，常常抱怨条件不好，受援医院没有给予额外关照，以致影响了工作态度，影响了支农医师的形象和工作的开展。有些支援人员思维还停留在城市医院，没有根据受援医院的实际情况，考虑问题，从而使医疗技术本土化特色不够鲜明，适宜性不强。同时，受援医院医师没有把卫生支农作为一个难得的提升

---

① 郭庆等：《突出重点、全方位地开展卫生支农》，《中华医院管理杂志》1994 年第 7 期。

自己的机遇，以为卫生支农就是支援医院医师的事，缺乏主动思考和学习的热情，在一定程度上影响了卫生支农工程的成效。

（四）先进医疗器械使用误区

从某种程度上说，先进的医疗器械能够帮助医师查明一些常规性临床工作不能发现的病症，同时减轻了医生的劳动压力，但其绝对不能代替医师。① 如果支援医院医师没有改变对先进医疗器械过分依赖的思想，那将是十分有害的。①有些农村地区缺乏使用先进医疗器械的环境，如温度、湿度、电压、房间密封程度、屏蔽等，容易导致医疗器械故障。这样，可能会影响医师的诊治判断，耽误病人的病情。另外，一味地追求先进医疗器械，不仅加重了支援医院的负担，增加了受援医院（卫生院）的管理压力，而且如果人员培训不能跟上，极可能造成医疗资源的浪费。②我国城乡差距较大，并有加大的趋势。国家统计局发布的数据显示，2017 年，我国城镇居民人均可支配收入中位数为 33834 元，增长 7.2%；农村居民人均可支配收入中位数为 11969 元，增长 7.4%。人均医疗保健消费支出为 1451 元，增长 11.0%，占人均消费支出的比重为 7.9%。但是，面临越来越大的消费压力，高昂的诊断费用将使农民（基层居民）对先进医疗器械的使用还是望而却步。

（五）培训误区

县医院和乡镇卫生院在农村医疗卫生中是有重要地位和作用，但是，农村医生素质偏低又在很大程度上影响了农村卫生的发展。因此，加强对基层卫生技术人员的培训十分必要。需要进一步推动高等医学院校全科医学学科的建设和发展，加强全科医学科学研究和学科带头人的培养；继续推进订单定向免费教育，特别是面向乡镇卫生院及以下的医疗卫生机构的三年制专科免费教育，切实加强相对薄弱的农村地区的基层医疗卫生人才队伍的建设和提高；继续推进多种形式和类型的面向成人的高等教育，进一步鼓励基层医务人员参加成人高等教育，实行弹性学制，允许其分阶段完成学业，使基层医务人员的

---

① 俞晓华：《医学高技术背景下的诊断思维误区》，《医学与哲学》1994 年第 9 期。

学历层次得到较大的提升；推动护理、公共卫生、精神卫生和药学等急需紧缺人才培养，满足基层医疗卫生机构对各种卫生人才的需求。[1]

现实情况是，人们对基层卫生人才的培训存在种种误区，主要表现在以下两个方面。

（1）培训是白白浪费资源。持这种观点的人认为，农村基层有些人员素质太低，缺乏掌握相关理论和知识的基础，培训花钱不说，能否取得预期成效让人怀疑。因此，应将有限的资金和师资等资源用在刀刃上，用不着对农村基层人员进行培训。

（2）没有时间培训。一是卫生支农需要做的事情很多，没有时间培训。即使实施了培训，也是匆匆应付，敷衍了事。二是基层医院"人多才少"，不能干事的没事干，能干事的干不完事，没有时间参加培训。再说，培训也不是三天两天能够完成的。三是医院高层管理人员不需要培训。在卫生支农工作中，比较注重卫生技术人员的培训，而往往忽视医院管理人员特别是高层管理人员的培训。原卫生部部长在部署卫生工作时曾指出，我国目前主要缺少三类卫生人才，其中一类就是医疗卫生单位缺乏懂经营、善管理的人才。其实，在当今的市场竞争条件下，农村医院的生存与发展面临强大的竞争压力，医院管理人员包括高层管理人员更应借助卫生支农工程这个有利条件，更新和补充新的知识，特别是管理方面的知识，如领导艺术与方法、沟通技巧、财务管理、医院营销管理、人力资源管理等。[2]

第二节　卫生支农中医生的培训管理

一　加强卫生支农医生培训管理的必要性

为贯彻落实《中共中央、国务院关于进一步加强农村卫生工作的

---

[1] 王帅：《我国基层卫生人力资源现状研究及政策建议》，硕士学位论文，首都医科大学，2016年。

[2] 刘瑞明等：《卫生支农中存在的误区》，《卫生经济研究》2007年第2期。

决定》以及卫生部、财政部和国家中医药管理局《关于实施"万名医师支援农村卫生工程"的通知》的精神，卫生支农工程在全国各地轰轰烈烈地开展，而且成效不错，反响很好。但是，城市医院实施的农村巡回医疗制度毕竟不能完全代替受援医院的日常管理工作，事实上，只有加强"软实力"方面的支持，即下大力气培养当地卫生技术人才和管理队伍，才能增强受援医院的发展后劲。因此，在组织实施城市卫生支援农村卫生工程中，多渠道推动农村卫生人才的培养和队伍建设，注重为农村培养一支留得住、用得上、干得好、忠诚为农民服务的人才队伍是最为关键的。

二　卫生支农培训管理的前提是派出一支好队伍

（一）农村地区重大疾病预防控制任务艰巨

高强曾指出："肠道传染病、微量营养素缺乏病、妇女孕产期疾病，地方病和寄生虫病等在农村没能得到有效遏制。艾滋病、'非典'、禽流感等新发传染病又加重了农村疾病预防控制工作的难度。由于农村居民生活环境、劳动环境和生活习惯的变化，恶性肿瘤、高血压、心脑血管病、糖尿病等严重疾病在农村也不断增加，我国农村面临着急性传染病和慢性严重疾病并存的双重负担。"要解决这些问题，除必要的仪器设备、经费保障以及行之有效的管理机制外，一定规模有着专业技能的卫生技术人员是不可或缺的。

（二）农村卫生人才问题十分突出

首先，人才匮乏。从学历知识结构来看，2006年，全国乡镇卫生人员中，本科毕业生仅占 1.6%，大专生占 16.9%，中专生占 59.9%，还有 21.6% 的卫生人员没有任何学历。另外，通过对 2011 年全国 10 个省、市、自治区乡镇卫生技术人员调查，结果显示，从事医疗和护理工作的卫生技术人员占乡镇卫生技术人员总数的 56.7%，69.5% 的乡镇卫生技术人员为医学院校毕业生，但学历层次较低，以大专和中专学历为主；卫生技术人员以年龄为 30—39 岁、从业年限为 10—19 年、初级技术职务的为主，但 30 岁以下、从业年限不足 10 年、无技术职务的卫生技术人员所占比例也较高；27.3%

的乡镇卫生技术人员无执业资格。① 这与《2001—2015 年中国卫生人力发展纲要》以及国务院办公厅关于《全国医疗卫生服务体系规划纲要（2015—2020 年)》等的要求相距甚远。2005 年年底，农民患者在县、乡、村三级医疗机构中就诊的比例高达 90%！管理知识和经验不足，很大程度上影响和制约了农村卫生状况的改善与发展。

其次，人才流失严重。农村医院业务骨干大量外流，医学院校毕业学生又不愿到农村服务，以致出现了"想留的留不住""想引的引不进"的尴尬局面。

（三）卫生支农工作的需要

卫生部等要求派驻医师开展对口支援工作，其工作主要包括诊治患者、临床检验、开展教学查房、手术示教、组织疑难病例和死亡病例讨论、学术讲座、培训卫生技术人员、因地制宜开展适宜技术、申报区级科研项目、建立特色专科、护理示范、整章建制、健康咨询及宣教等。其范围涵盖之广、专业要求之精、综合素质要求之高，非专业卫生技术人员难以胜任。

三　卫生支农培训管理的实施

（一）培训前的准备

1. 培训需求分析

培训需求分析是整个培训管理的起始点，它决定着培训管理活动的方向，对培训管理的质量起着决定性的作用。

（1）医院方面。需要了解农村地区卫生状况和面临的重大疾病等问题、医院的发展规划和现状、卫生技术人员的现状和需求、医院在培训方面所拥有的资源、医院对培训管理的监管、上级部门对医院培训的要求以及支援医院对培训管理能够提供的政策和支持等。

（2）接受培训人员方面。要做好人员素质、基本情况的普查工作，切实了解有关人员在临床、护理、多种疾病的治疗与控制和医院管理等方面的技能与水准，人员自身对培训与发展的要求以及接受培

---

① 唐龙妹等：《10 省、市、自治区乡镇卫生院卫生技术人员现状分析》，《中国卫生事业管理》2013 年第 2 期。

训的情况。比如,他们已经接受了包括学历培训、全科医生培训、上级医院培训、继续教育培训、医院管理培训等项目中的哪些培训,是否有接受其他培训如外语和计算机知识培训、医疗器械的操作、医疗资讯的讲座等的意向和机会。

2. 接受培训人员的准备

(1)思想准备。接受培训人员要真正意识到培训进修的紧迫性和必要性,认识到培训不仅对医院而且与他们的前途和发展息息相关,使卫生技术人员由"要我培训"转变为"我要培训";变管理人员的"不用培训"到"需要培训",积极参与,主动提高。

(2)行动准备。在培训前,接受培训人员要配合医院和支援医院人员的工作,比如客观地完成调查问卷,为医院的培训需求分析提供准确可靠的信息;在座谈、讨论培训问题时能积极建言献策,进行有效的信息反馈;医院制订培训方案后,能以积极的行动面对。

(二)培训实施

1. 培训目标

通过培训,使农村卫生技术人员熟悉基层医疗卫生服务的基本理论、基础知识、基本技能,提高防治常见病、多发病、疑难病和解决农村人群健康问题的能力。同时,通过培训培育一批管理人员,建立比较成熟和完善的管理体系和管理机制,以满足广大农村医疗卫生事业的需要。

2. 培训内容

(1)专业技术培训。其内容包括:第一,基础培训。可以参照《农村县医院和乡镇卫生院卫生技术人员在职培训指导手册》进行包括基础知识、基本理论、基本技能的培训。通过培训来充实完善他们以前那种零散的、经验式的技能累积。第二,临床技能的培训。请支援医院中经验丰富的专家结合临床工作的经验和教训,通过组织查房、手术示教、疑难病例和死亡病例讨论等各种临床带教形式进行介绍和说明。考虑到农村的实际情况,同时,按照"缺什么补什么"的原则进行宣教。第三,知识更新培训,通过对当今国内外最新的医学动态的介绍,借助各种媒介、场所与方法向培训人员讲述新理念、新理论、新技能和新方法,有条件的可选择进行科研意识的培养和外语水平的培训，为培训人员的发展提供更大的舞台和更多的机会。

（2）管理培训。我国农村基层医院管理人员主要来源于技术骨干，绝大部分是从临床、医护人员中选拔出来的，他们缺乏专业的管理知识与技能，主要靠经验进行管理。调查显示，医院经营管理者中只有35.8%接受过短期专业岗位培训，二级医院还未过半，三级医院则少于三成，一半以上的管理知识来源于平时工作经验的积累。至于农村县医院和乡镇卫生院比例更低。医院领导看重专业技术知识的价值而轻视管理知识作用的现象在农村医院普遍存在。此外，农村医院管理者还要考虑怎样让医院有效运转，解决人才引进并稳定、怎样防控人才流失的问题，解决怎样与当地个体诊所的竞争问题，因此，加强管理者的培训十分必要。

3. 培训对象和培训师

县医院和乡镇卫生院在职的所有卫生技术人员、医院管理者都是培训对象。过去对医院管理者是否需要培训有种种误解。其实，对医院管理者进行培训不仅是基层医院进行科学有效管理的保障，也是提升实力、加强竞争的重要环节。

培训师来源有：县医院和乡镇卫生院有一定年资和经验的人员；支援医院抽调的素质好、业务技术全面的卫生技术人员；市州级或省级卫生行政部门所属单位的卫生技术人员、行政管理人员或专业培训师；外聘的职业培训师等。

4. 培训时间和地点

在培训时间上，由于卫生技术人员数量众多、面广，所以，为保证培训质量，应采取分批、分期安排的方式组织学员参加培训进修学习。考虑到基层的医院管理者不仅有业务工作而且有管理压力，时间紧凑有限，因此，进行的培训时间应相对集中。在培训地点上，可以灵活把握，集中学习和临床培训既可在指定地点，比如多媒体教室开展，又可在病房、住房部、护理室、手术室等地方进行。

5. 培训方式、培训方法以及培训费用

（1）培训方式。主要有在职培训和脱产培训两种。对于医院管理者特别是高层管理者而言，一般宜采用在职培训方式，而卫生技术人员，除少数科室公派年轻、有知识和发展潜力的人员脱产培训进修外，一般都应采用在职培训。这样，一是可以减轻由于人员过多流动给医院带来的压力；二是最大限度地利用支援医院卫生技术人员的资源优势，减少医院培训费用的支出，达到投入产出的最大效益。

（2）培训方法。培训应坚持按需施教、讲求实效的原则，根据培训对象、培训条件、培训内容，可采取培训班、临床进修、研讨班、案例分析、学术讲座（报告）、学术会议、专项技术培训、远程教育等方式。城市支援医院对农村县医院和乡镇卫生院通过指导、查房、病例讨论、技术观摩等形式举办各类院内培训活动，营造良好的学习氛围，有条件的地区利用远程教育教学手段开展培训工作。

（3）培训费用。农村县医院和乡镇卫生院卫生技术人员培训经费采取政府、单位、个人等多渠道筹集的办法。各级卫生行政部门应将培训经费纳入卫生事业经费预算，保证培训工作顺利开展。农村县医院和乡镇卫生院卫生技术人员参加培训期间享有与在岗人员的同等工资、福利待遇。培训人员参加规定培训内容以外的项目，在不影响工作的前提条件下给予鼓励和政策支持，至于发生费用的管理办法则由所在单位根据自身情况解决。

四　卫生支农培训绩效考评管理措施

绩效考评管理在整个培训管理中是不可或缺的，它实际上是本次培训的延续和下次培训的开始。绩效考评管理以考核实际工作能力为重点，根据培训方式和内容采取笔试、口试、临床技能考核、临床审查指导等方法进行。每个培训周期结束后将根据培训内容组织考核。

本书的绩效考评管理主要包括对受援医院卫生技术人员和管理人员进行培训的考评、接受对支援医院医师的考评。一方面，考评可以分为优秀、良好、合格、不合格几个级别，考评结果记入接受培训人员的业务技术档案，可以将考评合格作为接受培训人员年度考核、专业技术职务聘任、执业再注册的必备条件之一；同时还将农村县医院和乡镇卫生院卫生技术人员培训工作情况作为考核农村县医院和乡镇卫生院院长的内容之一。另一方面，考评结果反馈给支援医院，作为医师年终考核和职称晋升考评的重要内容；也作为支援医院在第二年或以后进行支农工作的一项重要参考依据。市州级或省级卫生行政部门应定期对培训工作进行监督、检查、指导和评估，每年进行一次，奖优罚劣。

第三节 卫生支农中的绩效考评管理

一 绩效考评管理体系构建的意义

2005 年 4 月，卫生部和国家中医药管理局等动员和部署"万名医师支援农村卫生工程"（以下简称项目），2005 年和 2006 年，中央财政安排专项资金，支持中西部地区 600 所县医院（含 10% 的县中医医院），2007 年和 2008 年支援县医院的范围扩大到中西部地区，东部 9 省（市）也积极组织三级医院对县医院开展支援工作。① 各地卫生行政部门发挥城市卫生人才、设备、技术等资源优势，组织了许多优秀的医务人员到农村工作，培训农村基层医务人员，强化巡回医疗制度，提高农村地区医疗专业水平和服务能力，农民真正得到了实惠。但是，要从根本上解决农民"看病难、看病贵"的问题，最有效的机制就是为基层农村培养适宜的卫生人才，建立起能够长期服务于农村的医疗队伍。因为，项目中人才、设备、技术等资源最重要的还是人才以及对人才进行激励和管理的问题。鉴于此，如何建立一整套科学的卫生支农绩效考评管理体系，对卫生支农机构和人员的绩效进行公正、客观和准确的评价，显得尤为紧迫而重要。

二 绩效考评管理体系构建目标和原则

（一）绩效考评管理体系构建目标

项目计划在三年内选派城市万余名医师到县医院和乡镇卫生院开展医疗卫生服务和技术培训工作，并使之成为一项长期制度。尽管具体目标在各个地区不完全相同，但努力做到实现"派出一支队伍、带好一所医院、服务一方群众、培训一批人才"，真正实现卫生支农、

---

① 苏明丽等：《万名医师支援农村卫生工程长效机制探讨》，《中国医院管理》2009 年第 8 期。

惠及基层、服务百姓的总体目标还是一致的。

（二）绩效考评管理体系构建原则

1. 信息公开、沟通整合原则

考评前，要通过信息公开、动员会、内容宣讲等形式，让有关部门和人员享有考评政策和信息的知情权。同时，动员他们就绩效考评进行沟通讨论，争取他们的智力支持。同时采取互访、交流、调研等方式获取外部的信息，借鉴学习国内外较为成熟的经验和做法，确保绩效考核方案的完善。

2. 明确具体、可操作性原则

建立评价指标体系的目的是应用，选择的指标应具有可操作性、可检验性和可比性，所以，设计要力求明确具体，尽可能达到量化。[①]

3. 公益性、社会效益原则

项目在很大程度上是帮助贫困地区农村百姓解决"看病难、看病贵"的问题，对口支援工作应当坚持和体现公立医院的社会责任和公益性，不以营利为目的，不增加受援地区和单位的经济负担。

4. 制度性、长效性原则

该项目自2005年起实施以来，已经成为一项制度。这是统筹城乡医疗卫生全面、协调、可持续发展的重要措施，科学考核评价是确保"万名医师支援农村卫生工程"取得实效的关键，是进一步争取政策支持的基础。[②]

三 项目绩效考评管理体系构建

（一）制订绩效考评管理方案

卫生部、财政部、国家中医药管理局下发了《关于〈城乡医院对口支援工作管理办法（试行）〉的通知》（卫医管发〔2009〕72号），要求各省、市、县结合实际，制订具体的《绩效考评方案》等相关的配套文件。绩效考评方案应包括：①项目目标。②项目范围。明确支

---

① 李毅萍：《建立公立医院绩效考核评价体系的探讨》，《中国卫生经济》2008年第7期。

② 王春玉、鲜明：《万名医师支援农村卫生工程的政策分析》，《中国医院管理》2007年第12期。

援医疗卫生机构的级别、数量及受援卫生医疗机构的数量。③项目内容。派驻人员名单、资质条件及开展的工作等内容。④项目组织实施。应明确负责主管项目工作的领导，支援、受援双方的责任和义务并签订协议书；各级卫生行政部门负责辖区内项目的监督与指导以及组织支援工作的具体实施和考核评估。⑤项目执行时间及工作程序。派驻人员到位时间，绩效考评的单位（部门）、时间、频度、方式（方法）及结果管理等。⑥经费来源及管理。经费来源、补助标准及用途等应明确。⑦其他。诸如是否对少数民族县（乡）及移民乡优先支援等需要补充的事项。

（二）建立绩效考评领导小组

组建由政府分管领导牵头，卫生行政部门负责，会同有关部门参加的绩效考评领导小组。既解决现有考核部门分散、各行其是、相互无协同性的弊端，又充分利用专业人员所长解决技术难题，同时，在管理过程中发现的问题，可及时提交各职能部门尽快予以协商、帮助并解决。

（三）绩效考评对象

主要对卫生行政部门、支援医院、受援医院、派驻医务人员进行考评，重点考评派驻医务人员在受援单位的工作情况。支援医院是指全省的二级（县级）和二级以上的医疗卫生机构（含中医院、妇幼保健机构、疾病预防控制机构等），受援医院是指县级医院（包括县医院、县中医院、民族医院等）和部分乡镇卫生院。

（四）绩效考评主要指标及因素

项目通知和相关的文件，是各级政府、卫生行政部门、医院制订配套方案和管理办法的主要依据。①派驻人员方面：在受援医院的工作时间、各项工作的开展以及所在地群众对派驻人员的评价等情况。②支援医院方面：考核支援协议落实情况，包括派驻医师到位、相关待遇落实、学科建设、技术推广情况，以及在受援医院开展临床工作、培训教学情况等。③受援医院方面：考核派驻医师生活安排情况、工作配合及管理情况等。④卫生行政部门方面：考核对所辖范围内的项目工作实施的组织领导、监督和检查情况，对项目工作的宣传情况等。

（五）绩效考评时间

一般可分期中考核和期末考核两个时间。期中考核每半年进行一次，期末考核在每年支援工作结束前 10 天左右进行。各市州、市（区、县）卫生局、支受援医院、派驻医务人员对照标准自查自评，并逐级提交年度工作总结；各市（区、县）卫生局对辖区内支受援医疗卫生机构和派驻医务人员的项目执行情况进行期中（期末）考核，并将项目完成情况及考核情况汇总后报市州卫生局；各市州卫生局负责对所属市（区、县）卫生局、本辖区省部属支援医院及派驻医务人员进行期中（期末）考核，并将项目完成情况及考核情况汇总后报省卫生厅；省卫生厅负责对各市卫生局、省部属医疗机构及派驻医务人员的项目执行情况进行抽查和督导。

四　绩效考评实施

"万名医师支援农村卫生工程"卫生行政部门绩效考核评估见表 10 - 1。[①]

"万名医师支援农村卫生工程"支援医院和受援医院绩效考核评估见表 10 - 2。[②]

"万名医师支援农村卫生工程"派驻医务人员绩效考核评估见表 10 - 3。[③]

表 10 - 1　　　　　"万名医师支援农村卫生工程"
卫生行政部门绩效考核评估

所在单位：　　项目负责人：　　考评人：　　年　月　日

	指标体系内容	考评方法
项目前期的组织领导（20分）	负责组建项目领导小组，有专人负责；协调组织支援（受援）各方成立项目工作小组、制订项目工作方案并签订协议	无项目领导小组扣 10 分，无协调组织扣 10 分；无工作记录扣 5 分；无专人负责扣 5 分。（查资料、调查）

---

①　雷光和、刘瑞明等：《"万名医师支援农村卫生工程"绩效考评管理体系的构建与实施》，《中国卫生经济》2011 年第 9 期。

②　同上。

③　同上。

续表

	指标体系内容	考评方法
项目的舆论宣传和信息交流（20分）	在所辖区域的新闻媒体上对项目工作进行广泛深入的宣传报道；鼓励向国家、省部级媒体发表稿件；定期制作工作简报。就项目工作与其他行政部门进行横向和纵向的探讨与交流	有宣传报道7分，有工作简报7分，有信息交流6分。被省卫生厅或卫生部采用稿件每件加5分或10分（查媒体、简报等材料）
项目执行中的检查督导、考评管理（25分）	会同有关部门定期对对口支援工作进行督导检查。包括：对支援单位派驻人员的数量、资质进行监管，对相关单位和人员的工作执行进行指导，对项目进行绩效考评	无指导监督扣10分，无绩效考评办法扣10分，无奖惩记录扣5分（查资料、调查）
派驻人员、项目经费落实（20分）	派驻医务人员均须达到基本称职以上，其中优秀率不低于20% 合理核定项目所需补助经费标准，落实省、市（州）两级补助经费。制定项目经费管理办法，包括资金来源、标准、使用范围、内容、要求和绩效考评办法等	派驻人员考核优秀率低于20%扣3分，有不称职者扣5分。制定项目经费管理办法7分，落实配套经费8分。经费挪用扣15分，并视其情节轻重给与有关责任人相应的处分（查资料）
项目后期的总结评价（15分）	项目总体效果评价符合预期，如在推广适宜技术、扶持重点专科、受援地医院、患者和群众对派驻医务人员（单位）工作满意度高于80%等。按时完成项目工作总结，并能及时上报	项目总体效果符合预期，绩效考评结果满意，得10分，不然根据各个内容酌情扣分。无工作总结扣5分，未及时上报扣2分（查资料）

总分（100分）

表10-2　　　"万名医师支援农村卫生工程"支援
医院和受援医院绩效考核评估

所在单位：　　项目负责人：　　考评人：　　　年　月　日

指标 I 及权值	指标 II 及权值	支援医院指标体系的内容	受援医院指标体系的内容	考评方法
项目前期管理情况（30分）	1 组建项目小组（5分）	成立项目领导小组，院长为责任人，副院长分管。指定专人负责支农工作	院长负责援助工作，定期组织院领导班子及派驻人员研究、分析医院实际情况，提出可行性建议	查资料。没成立项目小组扣3分，无专人负责扣2分

续表

指标 I 及权值	指标 II 及权值	支援医院指标体系的内容	受援医院指标体系的内容	考评方法
项目前期管理情况（30分）	2 制订方案（8分）	落实项目工程，制订切实、具体、可行的支援工作方案	根据可行性建议制定项目工作规划和具体计划，在全院组织实施	查资料。无方案扣8分
	3 签订协议（7分）	双方签订协议书，援助协议内容具体并符合实际需要，发展目标明确	—	查资料。无协议书扣7分，议书不符合实际酌情扣分
	4 制定工作制度及绩效考评管理办法（10分）	制定工作制度和支农医务工作人员的考核管理办法，强化对人员的激励、考核和奖惩	制定派驻人员日常工作管理办法，协助派驻医师建立派驻医师月工作量统计表并进行考核	查资料。无工作制度和考评办法扣10分，未建立派驻医师月工作量统计表扣5分，未日常考核扣5分
项目执行情况（40分）	5 派驻人员年资、到位及管理（12分）	派驻一定比例高年资的人员，且派驻人员符合医院需要；确保及时到位开展日常诊疗工作；连续工作半年或一年轮换	对派驻医师进行严格管理；对派驻人员是否到位、在派驻期间是否违规违纪及时通报支援医院，并报上级卫生行政部门	查受援单位考勤表、门诊登记等，派驻人员职称1人不符扣3分，派驻人员脱岗1人1天扣3分，扣完为止
	6 派驻人员临床及培训工作（12分）	派驻人员开展诊疗工作，并参加巡回医疗、义诊、培训等活动，为支援医院培养人才	配合并支持派驻人员正常开展诊疗工作，参加巡回医疗、义诊、培训等活动	查记录和资料。上述工作或活动每缺1项扣3分，扣完为止
	7 派驻人员工作和生活保障（8分）	派驻人员在原单位的工资、津贴、奖金、福利待遇保持不变，并提供支农生活补贴	为派驻人员提供安全、便利的工作条件，同时提供方便、舒适的生活保障。	向派驻人员了解情况，不符合规定或少发酌情扣分
	8 受援人员培训进修（8分）	按照《协议》免费接收受援医院专业技术人员进修	按照《协议》派驻有关专业技术人员到支援单位进修	查记录。无人进修零分，不符合协议的人数酌情扣分

续表

指标Ⅰ及权值	指标Ⅱ及权值	支援医院指标体系的内容	受援医院指标体系的内容	考评方法
项目绩效反馈情况（40分）	9 管理建议、管理制度、技术规范（6分）	向受援医院提出富有成效的建议，并帮助医院建立和完善管理制度、技术规范项	采纳支援医院及派驻人员提出的合理管理建议，在他们的帮助下建立和完善管理制度、技术规范	查有关文件。每少1项扣2分
	10 扶持重点专科（7分）	每所受援医院建1个重点专科		未建每单位扣3分，未达到重点每单位扣1分
	11 适宜技术推广（7分）	每受援医院推广适宜技术不少于2项		每少一项扣3分，每增加1项加3分
	12 门诊量、出院人数及病床使用率（10分）		受援医院门诊量、出院人数、病床使用率比上一年有增加	查资料。每项每下降1%扣1分
	13 工作评价（5分）	3年对口支援后，受援县级医院达到二级甲等医院的医疗水平；受援医院、受援地患者和群众对派驻医师工作满意度高于80%		查资料。未达二级甲等医院水平扣3分，工作满意度每下降5%扣1分。扣完为止
	14 工作总结（5分）	按时完成项目工作总结，并能及时上报		未按时完成工作总结记零分，未及时上报酌情扣分

表10-3　"万名医师支援农村卫生工程"派驻医务人员绩效考核评估

姓名：　　所在科室：　　项目负责人：　　考评人：　　年　月　日

指标Ⅰ及权值	指标Ⅱ及权值	指标体系的内容及考评方法
基本情况（20分）	1 职称（学历）（8分） 2 考勤纪律（到位、请假制度、遵循管理）（6分） 3 工作量（月统计）（6分）	1 高级、副高及中级得分为8分、6分和4分；支援队负责人酌情加分（查档案） 2 符合下列要求可得满分：到位及时；无违规违纪行为；遵守受援单位规章制度，服从管理（调查询问、看工作日志、查受援单位考勤表、门诊登记、处方等） 3 工作时间满240天得6分，后每少5天扣1分，不满210天得零分（查月工作量统计表）
临床工作开展情况（25分）	4 查房能力（8分） 5 病历处方能力（9分） 6 手术能力（8分）	4 医师（护师）查房：非手术科室主要考核临床教学查房次数，50次及以上得8分，30—50次得6分，10—30次得4分，10次以下得零分（观察、看查房记录） 5 病历及处方：病历处方被查出潦草、不符合规范要求，每次扣3分。如有多次错误，可对医生实施停止处方权的处罚（查病历、处方记录） 6 手术科室主要考核手术示教（主刀）次数，40次及以上得8分，20—40次得6分，10—20次得4分，10次以下得零分（查手术记录）
培训教学情况（25分）	7 手术示教（8分） 8 病例讨论（8分） 9 培训实施（9分）	7 现场手术示教、手术会诊，包括能指导下级医生熟练地掌握与应用新的技术、设备与器械等，考评方法参见手术能力（查手术记录） 8 能结合农村常见病、多发病、疑难病症和死亡病例进行诊疗分析和讨论（查记录） 9 定期开展学术讲座或举办业务培训班。要有培训的计划、内容、评估等安排。5次及以上得9分，1—4次分别得分1分、3分、5分、7分，未培训零分（查培训记录）
管理建议情况（15分）	10 先进的管理理念（3分） 11 完善的管理制度（6分） 12 科学的考评方法（6分）	10 理念包括因地制宜管理、以人为本管理、医院文化管理、服务及质量管理等① 11 医院发展规划、门诊制度管理、住院制度管理、医院财务与成本控制管理、人力资源管理、医院文化建设、科室管理、医疗纠纷管理、突发公共事务管理等 12 制定较为完善的各个科室和部门的激励、分配及奖惩的考评方法 管理建议方面可根据受援医院的实际成效酌情给予评分（查有关的记录）

①　刘瑞明：《支援农村医师的绩效考评管理》，《中国医院管理》2005年第10期。

续表

指标 I 及权值	指标 II 及权值	指标体系的内容及考评方法
工作评价情况（15分）	13 受援医院评价（5分） 14 受援地患者评价（5分） 15 受援地群众评价（5分）	13—15 工作评价主要包括工作到位及遵守受援医院规章制度及管理情况、医德医风、临床工作能力、培训教学能力、医患关系处理能力、人际关系能力以及管理能力等。同时规定，受援医院、受援地患者和受援地群众对派驻医务人员的工作满意度高于80%，每下降5%扣3分，扣完为止（调查、走访、查有关的调查问卷表及记录）
总分		100 分

五　绩效考评反馈与应用

考评管理小组在对各考核对象进行督导检查情况和考核评估后，应及时将考核结果公开、反馈。结果应当作为所在地卫生行政部门工作成效的内容之一，是支援医院和受援医院领导班子考核、医院等级复核和评审评价等工作的重要内容，也是派驻医务人员完成对口支援任务，作为员工奖惩、薪酬、晋升甚至退职管理的依据。[①]

（一）绩效考评的奖励

根据考核对象不同分别进行评分，评分采取百分制。考核分为优秀、良好、合格、不合格四个等级。经考核确定为优秀者，将予以通报表扬，并给以0.4万—0.8万元/人的奖励。对贡献较大、成绩突出的单位和个人实行特别奖励。比如10万—30万元/医院、1万—5万元/人。所有奖金均从上级拨付各支援医疗机构的补助经费中提取。各考核等级的比例、特别奖实施办法可以由各级政府和卫生行政部门自行制定，在绩效考评方案中予以明确。

（二）绩效考评的惩处

根据上级部门和有关文件的要求，针对督查考评工作中出现的问题，可视其情节轻重或影响大小处理。①医疗事故。医疗事故的认定

---

① 陈万春、曹书杰：《公立医院绩效管理办法与测评指标体系研究》，《中国卫生经济》2007年第1期。

及处理，可以根据国务院颁布的《医疗事故处理条例》进行。②纪律考勤。对于支援人员在支援工作期间旷工或事假的天数或受到所在地群众有效投诉的次数，根据其情节或影响酌情分别给予通报批评、扣发支农补助、补齐在基层工作时间，甚至暂停执业 1—6 个月等处罚。③考评结果。如评定不合格，则通报批评、扣支农补助经费、所在单位重新安排其完成卫生支农任务、一年内不得晋升高一级职称等处罚。④派驻医务人员有医疗事故或多人次工作失误（两次或两人次以上），除给当事人必要的处分外，可视其情节轻重，还给予当事人所在的科室负责人及医院主管责任人相应的处罚，并向上级卫生行政部门书面汇报。

总之，对项目的绩效考评管理，除有关的考评人员进行考评外，卫生部、国家中医药管理局等部门，要组织对各项目省（市、县）的执行情况进行定期、不定期抽查，及时发现情况、解决问题，与各级部门和人员一道为项目的绩效考评提供支持，为建立项目的长效机制奠定坚实的基础。

主要参考文献

［1］［英］J. A. MuirGray：《聪明的病人》，秦颖、唐金陵译，北京大
学医学出版社 2006 年版。

［2］［保加利亚］尼科洛夫：《人的活动结构》，转引自黄枝连《社会
情境论》，（中国香港）中华书局 1992 年版。

［3］［波兰］皮奥托·斯托姆普卡：《信任：一种社会学理论》，程胜
利译，中华书局 2005 年版。

［4］［德］黑格尔：《法哲学原理》，范扬、张启泰译，商务印书馆
2010 年版。

［5］［法］孟德斯鸠：《论法的精神》（上册），商务印书馆 1982
年版。

［6］［法］米歇尔·福柯：《必须保卫社会》，上海人民出版社 1999
年版。

［7］［法］米歇尔·福柯：《规训与惩罚》，生活·读书·新知三联书
店 1999 年版。

［8］［法］米歇尔·福柯：《权力的眼睛》，上海人民出版社 1997
年版。

［9］［加拿大］查尔斯·泰勒：《自我的根源：现代认同的形成》，韩
震译，译林出版社 2012 年版。

［10］［美］Charles Rosenberg：《当代医学的困境》，张大庆等译，北
京大学医学出版社 2016 年版。

［11］［美］W. I. 托马斯：《不适应的少女》，钱军、白璐译，山东人
民出版社 1988 年版。

［12］［美］阿尔温·托夫勒：《权力的转移》，刘红等译，中共中央

党校出版社 1991 年版。

[13] ［美］比德尔：《角色理论的主要概念和研究》，曾霖生译，姜
文彬校，《国外社会科学文摘》1988 年第 11 期。

[14] ［美］戴维·波普诺：《社会学》，中国人民大学出版社 1999
年版。

[15] ［美］赫伯特·马尔库塞：《单向度的人》，刘继译，上海译文
出版社 2006 年版。

[16] ［美］亨利·E. 西格里斯：《医生在现代社会中的社会角色与
社会地位》，徐明明译，刘继同校，《社会福利》（理论版）
2015 年第 11 期。

[17] ［美］科塞：《社会学思想名家》，石人译，中国社会科学出版
社 1990 年版。

[18] ［美］克里斯·安德森：《长尾理论》，乔江涛译，中信出版社
2006 年版。

[19] ［美］罗宾斯、贾奇：《组织行为学》（第 12 版），李原、孙健
敏译，中国人民大学出版社 2008 年版。

[20] ［美］亚历山大·温特：《国际政治的社会理论》，秦亚青译，
上海人民出版社 2000 年版。

[21] ［日］青井和夫：《社会学原理》，刘振英译，华夏出版社 2002
年版。

[22] ［苏联］安德烈耶娃：《社会心理学》，上海译文出版社 1984
年版。

[23] ［苏联］安德烈耶娃：《西方现代社会心理学》，李翼鹏译，人
民教育出版社 1987 年版。

[24] ［英］G. 邓肯·米切尔主编：《新社会学词典》，蔡振扬、谈谷
铮、雪原译，上海译文出版社 1987 年版。

[25] ［英］安东尼·吉登斯：《超越左与右：激进政治的未来》，李
惠斌、杨霄冬译，社会科学文献出版社 2000 年版。

[26] ［英］安东尼·吉登斯：《现代性与自我认同》，赵旭东等译，
生活·读书·新知三联书店 1998 年版。

[27] ［英］阿兰·谢里登：《求真意志——米歇尔·福柯的心路历程》，上海人民出版社 1997 年版。

[28] ［美］埃里克·H. 埃里克森：《同一性：青少年与危机》，浙江教育出版社 1998 年版。

[29] 安乐哲 等：《儒家角色伦理》，《社会科学研究》2014 年第5 期。

[30] 白剑峰、申少铁：《深化医改：医患都有获得感（砥砺奋进的五年·全面深化改革)》，《人民日报》2017 年 7 月 15 日第7 版。

[31] 白剑峰：《医改世界难题的中国解法》，《法治与社会》2017 年第 9 期。

[32] ［德］鲍曼 等：《道德的市场》，中国社会科学出版社 2003年版。

[33] ［美］博普诺：《社会学》（上），辽宁人民出版社 1987 年版。

[34] 曹建文：《现代医院管理》，复旦大学出版社 2003 年版。

[35] 曹雪芹、高鹗：《红楼梦》，人民文学出版社 2008 年版。

[36] 曹雪芹：《红楼梦》，中华书局 2005 年版。

[37] 曾原琳 等：《论医疗行业公共人人性择拟与制度构建》，《医学争鸣》2016 年第 2 期。

[38] ［加拿大］查尔斯·泰勒：《现代性之隐忧》，中央编译出版社2001 年版。

[39] 常小艳：《工作要求、工作资源对社区全科医生工作投入影响的实证研究》，硕士学位论文，北京中医药大学，2016 年。

[40] 陈成文、汪希：《西方社会学家眼中的"权力"》，《湖南师范大学社会科学学报》2008 年第 5 期。

[41] 陈建国：《委托—代理视角的公立医院管理体制改革》，《经济体制改革》2010 年第 1 期。

[42] 陈晶 等：《两家三级医院临床医师职业认同现状分析》，《中华医院管理杂志》2012 年第 12 期。

[43] 陈里予：《医改一年每院少收几百万》，《新闻晨报》2014 年 2

月 14 日第 A04 版。

［44］陈倩雯：《国内外医患关系研究述评》，《医学与哲学》2014 年第 3 期。

［45］陈姗等：《公立医院公共卫生服务补偿中存在的问题与对策研究》，《中国医院管理》2011 年第 5 期。

［46］陈圣祺：《医生的角色定位》，《中国组织工程研究与临床康复》2007 年第 52 期。

［47］陈树强：《增权：社会工作理论与实践的新视角》，《社会学研究》2003 年第 5 期。

［48］陈万春、曹书杰：《公立医院绩效管理办法与测评指标体系研究》，《中国卫生经济》2007 年第 1 期。

［49］陈祥槐：《公益导向的公立医院治理机制研究》，经济科学出版社 2013 年版。

［50］陈晓阳等：《关于过度医疗的经济学分析与伦理》，《医学与哲学》2003 年第 9 期。

［51］陈孝平：《关于将医学教材及医学出版物中"患者"一词统一更改为"病人"的建议》，《中国实用外科杂志》2017 年第 1 期。

［52］程度：《从社会学角度试述强化医生角色意识》，《中国卫生事业管理》1997 年第 8 期。

［53］程度：《医生的角色行为与道德》，《医学与哲学》1993 年第 4 期。

［54］程灶火等：《医患关系的关键影响因素：患方利益诉求》，《南京医科大学学报》（社会科学版）2017 年第 2 期。

［55］仇雨临等：《我国医疗保障的制度转型与发展路径研究》，《人口与经济》2014 年第 2 期。

［56］崔冰：《医生职业行为激励与约束机制研究》，硕士学位论文，首都经济贸易大学，2007 年。

［57］崔静等：《病人对医生角色行为认知现状调查》，《护理研究》2017 年第 32 期。

[58] 崔香芬等:《农民就医过程中关系资本运作研究》,《南通大学学报》(社会科学版) 2009 年第 6 期。

[59] [英] 大卫·休谟:《人性论》,北京出版社 2007 年版。

[60] 代英姿等:《中国医疗资源的配置:失衡与调整》,《东北财经大学学报》2014 年第 1 期。

[61] [美] 戴维·迈尔斯:《社会心理学》,人民邮电出版社 2006 年版。

[62] 丁水木、张绪山:《社会角色论》,上海社会科学院出版社 1992 年版。

[63] 丁水木:《运用角色理论分析社会主义社会生活》,《探索与争鸣》1992 年第 2 期。

[64] 杜鸿林等:《国内外集体主义思想研究综述》,《道德与文明》2011 年第 3 期。

[65] 杜治政:《医师的权威与病人自主——三论医师专业精神》,《医学与哲学》(人文社会医学版) 2011 年第 6 期。

[66] 杜治政:《医学伦理学探新》,河南医科大学出版社 2000 年版。

[67] 樊艳芳:《唐代医生研究》,硕士学位论文,安徽大学,2012 年。

[68] 方鹏骞:《中国医疗卫生事业发展报告 2015——中国公立医院改革与发展专题》,人民出版社 2016 年版。

[69] 方彦明:《依法治国的关键是用权利制约权力》,《科学社会主义》2014 年第 6 期。

[70] 房国宾:《精神病强制医疗与人权保障的冲突与平衡》,《中国刑事法杂志》2011 年第 7 期。

[71] [英] 菲力普·亚当、克罗迪娜·赫尔兹里奇:《疾病与医学社会学》,王吉会译,天津人民出版社 2005 年版。

[72] 冯冬冬等:《工作不安全感与幸福感、绩效的关系:自我效能感的作用》,《心理学报》2008 年第 4 期。

[73] 冯俊敏等:《418 篇医疗纠纷文献回顾性分析》,《中国医院管理》2013 年第 9 期。

［74］冯同强等：《对医师执业环境的思考》，《中华医院管理杂志》2005 年第 4 期。

［75］冯英：《论网络舆论对政府权力的监督》，《北京科技大学学报》（社会科学版）2009 年第 4 期。

［76］高顺文：《我国职业声望研究二十年述评》，《华中科技大学学报》（社会科学版）2005 年第 4 期。

［77］［英］丹尼尔·戈尔曼：《日常接触》，徐江敏等译，华夏出版社 1990 年版。

［78］顾莉莉等：《医生角色认知研究现状的分析与思考》，《解放军护理杂志》2015 年第 7 期。

［79］顾昕：《从价格管制改革到支付制度改革——美国的经验及其对中国医改的启示》，《国家行政学院学报》2014 年第 4 期。

［80］顾昕：《反腐大潮中的医生：如何获得阳光收入》，《中国医院院长》2017 年第 4 期。

［81］顾昕：《全球性医疗体制改革的大趋势》，《中国社会科学》2005 年第 6 期。

［82］顾昕：《摇摆于再行政化与去行政化间》，《中国医院院长》2012 年第 12 期。

［83］顾昕等：《公立医院中的政府投入政策：美国经验对中国医改的启示》，《学习与探索》2012 年第 2 期。

［84］管志利：《村庄医患互动的权力平衡》，《内蒙古农业大学学报》（社会科学版）2010 年第 2 期。

［85］郭建：《现代医学技术的异化及其哲学反思》，博士学位论文，中国科学技术大学，2017 年。

［86］郭靖：《公立医院内部控制研究》，硕士学位论文，华中科技大学，2011 年。

［87］郭庆等：《突出重点、全方位地开展卫生支农》，《中华医院管理杂志》1994 年第 7 期。

［88］郭永松：《保健社会学：健康价值与社会文化》，吉林科学技术出版社 1999 年版。

[89] 何成森：《医患关系的演变对当今医疗卫生事业改革发展的启示》，《江淮论坛》2015 年第 2 期。

[90] 何乐：《医改 20 载：痛并前进着》，《中国市场》2006 年第 11 期。

[91] 何宁、刘月树：《医改济民生，和谐促发展——我国医改 30 年回顾与展望》，《中国城乡企业卫生》2010 年第 1 期。

[92] 何维达、杨仕辉：《现代西方产权理论》，中国财政经济出版社 1998 年版。

[93] 何文炯：《建设更加公平可持续的医疗保障制度》，《中国行政管理》2014 年第 7 期。

[94] 侯卉芳：《"医生"与"病人"角色的分析》，《医学与哲学》1983 年第 9 期。

[95] 侯健：《三种权力制约机制及其比较》，《复旦学报》（社会科学版）2001 年第 3 期。

[96] 胡梦珠、沈春明：《刍议医生"道德人"与"经济人"的角色平衡》，《医学与哲学（A）》2016 年第 2 期。

[97] 胡明扬：《理论研究和应用研究》，《语言文字应用》1998 年第 3 期。

[98] 黄丞等：《"医药合谋"内在机理的数理分析》，《武汉理工大学学报》2005 年第 5 期。

[99] 黄冬梅等：《医生工作家庭冲突与社会支持、制度支持的关系》，《中国心理卫生杂志》2009 年第 1 期。

[100] 黄二丹等：《世界医改启示录（五）——法国医改的镜鉴价值》，《中国医院院长》2011 年第 14 期。

[101] 黄希庭等：《简明心理学辞典》，安徽人民出版社 2004 年版。

[102] 黄燕：《医生激励不能仅靠薪酬改革》，《医药经济报》2016 年 12 月 30 日 A02 版。

[103] 黄耀宁等：《对广东医学院医学生职业人格培养的实践探讨》，《西北医学教育》2007 年第 5 期。

[104] ［英］托马斯·霍布斯：《利维坦》，商务印书馆 1986 年版。

［105］季韶荣等：《医生角色压力与职业成长的关系研究——以兰州市三甲医院医生为例》，《医学与哲学（A）》2016 年第 10 期。

［106］姜瑾：《医患晤谈中角色的冲突与和谐》，《医学与哲学》1998 年第 3 期。

［107］蒋辉、马恩祥：《医院投诉管理的卫生经济成本分析及政策探讨》，《现代医院管理》2012 年第 4 期。

［108］蒋天文等：《中国医疗系统的行为扭曲机理与过程分析》，《经济研究》2002 年第 11 期。

［109］金盛华：《社会心理学》（第 2 版），高等教育出版社 2005 年版。

［110］康兴发：《城市医院对口支援县级医院长效机制探讨》，《临床合理用药》2013 年第 6 期。

［111］孔祥金等：《红包与医患诚信：全国 10 城市 4000 名住院患者问卷调查研究之七》，《医学与哲学》（人文社会医学版）2011 年第 5 期。

［112］乐国安：《社会心理学》，中国人民大学出版社 2009 年版。

［113］乐国安等：《入职期望与员工离职的关系——期望落差假设在中国情境下的验证》，《南开管理评论》2008 年第 3 期。

［114］雷光和、刘瑞明等：《"万名医师支援农村卫生工程"绩效考评管理体系的构建与实施》，《中国卫生经济》2011 年第 9 期。

［115］黎俊平：《基于员工心理预期的湘雅三医院激励机制优化研究》，硕士学位论文，中南大学，2008 年。

［116］李本富：《试论医生的职业精神》，《中国医学伦理学》2006 年第 6 期。

［117］李斌：《深化医药卫生体制改革》，《求是》2013 年第 23 期。

［118］李超平、时勘：《分配公平与程序公平对工作倦怠的影响》，《心理学报》2003 年第 5 期。

［119］李超平等：《医护人员工作家庭冲突与工作倦怠的关系》，《中国心理卫生杂志》2003 年第 12 期。

［120］李春玲：《当代中国社会的声望分层——职业声望与社会经济

地位指数测量》,《社会学研究》2005 年第 2 期。

[121] 李大壮等:《经济人视角下医疗趋利行为及其制约机制》,《医学与哲学(A)》2015 年第 2 期。

[122] 李德成等:《医患关系法律属性和伦理属性探讨》,《重庆医学》2013 年第 7 期。

[123] 李德顺等:《价值论原理》,陕西人民出版社 2002 年版。

[124] 李家伟等:《患者就医参与行为研究:维度、动机及其对策》,《医学与哲学》(人文社会医学版)2014 年第 8 期。

[125] 李隽等:《人力资源管理角色发展动因的多视角分析与研究展望》,《外国经济与管理》2014 年第 5 期。

[126] 李茂花:《公立医院医生角色冲突情况及管理——以北京市大兴区人民医院为例》,《中国美容医学》2012 年第 18 期。

[127] 李强:《不同医学模式下医生角色之比较》,《中国医学伦理学》2002 年第 5 期。

[128] 李强:《转型时期冲突性的职业声望评价》,《中国社会科学》2000 年第 4 期。

[129] 李强等:《不同医学模式下医生角色之比较》,《中国医学伦理学》2002 年第 5 期。

[130] 李伟民:《红包、信任与制度》,《中山大学学报》(社会科学版)2005 年第 5 期。

[131] 李小平等:《权威人格与权力感对道德思维方式的影响》,《心理学报》2012 年第 7 期。

[132] 李毅萍:《建立公立医院绩效考核评价体系的探讨》,《中国卫生经济》2008 年第 7 期。

[133] 李永生:《医疗职业人格与语言艺术医疗职业人格研究之三》,《中国医学伦理》2005 年第 4 期。

[134] 李泽厚:《世纪新梦》,安徽文艺出版社 1998 年版。

[135] 李子云:《通过软法的权力控制》,《唯实》2008 年第 8 期。

[136] 梁飞琴:《从性别视角看医学院校研究生职业价值观》,《南京医科大学学报》(社会科学版)2012 年第 1 期。

［137］林秉贤：《社会心理学》，群众出版社1985年版。

［138］林崇德等：《心理学大词典》，上海教育出版社2003年版。

［139］林火旺：《伦理学入门》，上海古籍出版社2005年版。

［140］林喆：《权力腐败与权力制约》（修订版），山东人民出版社2009年版。

［141］刘艾玉：《劳动社会学教程》，北京大学出版社1999年版。

［142］刘丹等：《某省级专科医院医生职业认同的相关影响因素调查分析》，《中国当代医药》2014年第1期。

［143］刘芳：《基于医生职业道德建设的医院文化建设新思维和路径探析》，《现代医院》2016年第9期。

［144］刘理想：《我国古代医生社会地位变化及对医学发展的影响》，《中华医史杂志》2003年第2期。

［145］刘鹏飞等：《从福柯微观权力理论看中国医患矛盾》，《北方论丛》2017年第1期。

［146］刘平安：《推进医改政府要做四件事情》，《健康报》2014年12月12日第8版。

［147］刘权莹：《8成以上医务人员认为付出和回报不成比例》，《中国社区医师》（医学专业）2012年第9期。

［148］刘瑞明：《对口支援中存在的误区》，《卫生经济研究》2007年第2期。

［149］刘瑞明：《医生权力的异化与控制》，《重庆医学》2016年第10期。

［150］刘瑞明：《医院管理人员职业化发展的困境与出路》，四川大学出版社2016年版。

［151］刘瑞明：《支援农村医师的绩效考评管理》，《中国医院管理》2005年第10期。

［152］刘瑞明等：《医生和患者权利（力）的来源、内涵及特点——互动视域下医患权利（力）运作形式一》，《中国医院管理》2015年第10期。

［153］刘瑞明等：《医生权力权威的建构——互动视域下医患权利

（力）运作形式二》，《中国医院管理》2015 年第 10 期。

[154] 刘瑞明等：《医疗冲突与暴力的缘起、发展与消弭——互动视域下医患权利（力）运作形式三》，《中国医院管理》2015 年第 10 期。

[155] 刘瑞明等：《合作与参与、患者成熟度与医生的领导方式——互动视域下医患权利（力）运作形式四》，《中国医院管理》2015 年第 10 期。

[156] 刘瑞明等：《面向基层医疗卫生机构的对口支援机制研究》，《中国医院》2014 年第 6 期。

[157] 刘瑞明等：《我国医生角色认同危机与出路》，《西安电子科技大学学报》（社会科学版）2017 年第 3 期。

[158] 刘瑞明等：《医生权力（利）认知存在的问题及对策分析》，《中国农村卫生事业管理》2017 年第 3 期。

[159] 刘瑞明等：《医生组织承诺与离职倾向的关系：工作满意度和自我期望的中介作用》，《中国全科医学》2016 年第 3 期。

[160] 刘铁芳：《从自然人到社会人：教育人性基础的现代转向》，《华东师范大学学报》（教育科学版）2010 年第 4 期。

[161] 刘维忠：《欠发达地区医药卫生体制改革实践与研究》，人民卫生出版社 2011 年版。

[162] 刘欣怡、刘俊荣等：《卫生经济学视野中的医患合谋》，《医学与哲学》2013 年第 8 期。

[163] 刘烨：《马斯洛的人本哲学》，内蒙古文化出版社 2008 年版。

[164] 刘永中、金才兵：《英汉人力资源管理核心词汇手册》，广东经济出版社 2005 年版。

[165] 刘玉恩：《我国医疗保障公平性研究》，《中国卫生法制》2006 年第 5 期。

[166] 刘志博：《医疗机构法律制度研究》，博士学位论文，中国政法大学，2011 年。

[167] 柳经纬等：《医患关系法论》，中信出版社 2002 年版。

[168] 龙冠海：《社会学》，（台北）三民书局股份有限公司 1966

年版。

[169] 陆建明、康小明:《医院文化的内涵与建设》,《医院管理论坛》2006 年第 7 期。

[170] 罗国杰:《罗国杰文集（上）》,河北大学出版社 2000 年版。

[171]［美］罗洛·梅:《人寻找自己》,贵州人民出版社 1991 年版。

[172] 罗司亮:《综合型医院医务人才激励机制的研究》,硕士学位论文,南昌大学,2009 年。

[173] 罗宗志:《百年来人类学巫医研究的综述与反思》,《百色学院学报》2007 年第 4 期。

[174] 骆海燕:《医院相关群体对护士长角色期望的调查》,《护理研究》2009 年第 14 期。

[175] 马辉:《再论医患关系的性质与类型》,《中国医院管理》2014 年第 1 期。

[176]［古希腊］马基雅维利:《君主论》,陕西人民出版社 2001 年版。

[177] 马进:《在法治的轨道上推进医改》,《中国卫生》2015 年第 2 期。

[178] 马磊等:《中国城市居民的分配公平感研究》,《社会学研究》2010 年第 5 期。

[179]［苏联］马林诺夫斯基:《文化论》,费孝通译,华夏出版社 2002 年版。

[180] 马孟杰:《新医改背景下我国公立医院改革研究》,硕士学位论文,河北经贸大学,2014 年。

[181] 马文元:《社区医学心理学》,人民军医出版社 2009 年版。

[182] 马文元:《医生角色权利与义务》,载《社区医学心理学》,人民军医出版社 2009 年版。

[183] 马永庆:《道德自律的特性解读》,《伦理学研究》2009 年第 5 期。

[184] 孟慧英:《西方民俗学史》,中国社会科学出版社 2006 年版。

[185] 孟祥敏:《乡村技术精英的地位重构:人情、身份、市场》,

硕士学位论文，华东师范大学，2012 年。

[186] 苗相圃：《伦理学教程》，南京大学出版社 2005 年版。

[187] 潘传德：《不同科室医务人员对医患关系现状的调查》，《中华医院管理杂志》2005 年第 11 期。

[188] 潘宁、丁丽丽：《马克思的异化劳动理论及其当代意义》，《江西社会科学》2010 年第 3 期。

[189] 潘新丽：《中国传统医患伦理解析》，《合肥工业大学学报》（社会科学版）2010 年第 4 期。

[190] 漆多俊：《论权力》，《法学研究》2001 年第 1 期。

[191] 齐向红：《心理护理中病人角色转换及遵医行为的强化策略》，《中国公共卫生管理》2014 年第 2 期。

[192] 钱小泉等：《医患关系的核心是做好医生》，《医院管理论坛》2012 年第 10 期。

[193] ［美］乔纳森·H. 特纳：《社会学理论的结构》，浙江人民出版社 1987 年版。

[194] 秦启文、周永康：《角色学导论》，中国社会科学出版社 2011 年版。

[195] 邱隆树等：《中国医生角色行为中的文化传统初探》，《中国当代医药》2012 年第 18 期。

[196] 屈英和：《"关系就医"取向下医患互动的错位与重构》，《社会科学战线》2010 年第 2 期。

[197] 屈英和：《"关系就医"取向下医患互动关系研究》，吉林大学出版社 2011 年版。

[198] 瞿晓萍、叶旭春：《不同群体对医生、护士、患者角色认知的刻板印象》，《解放军护理杂志》2012 年第 13 期。

[199] 瞿晓萍、叶旭春：《医生角色认知刻板印象测量工具的编制及评价研究》，《中国医院管理》2014 年第 2 期。

[200] 全鹏、刘瑞明：《医生权力现状和前景自我认知分析》，《中国医院》2016 年第 8 期。

[201] 任初明：《我国大学院长的角色冲突研究》，博士学位论文，

华中科技大学，2009 年。

［202］任伊雯等：《理想医生角色：医患双视角的定性与定量分析》，《心理技术与应用》2017 年第 6 期。

［203］韶红等：《医务人员工作满意度组织承诺离职意愿的研究》，《中国行为医学科学》2004 年第 4 期。

［204］邵雨薇：《心理资本调节下的医生角色压力与职业成长相关性研究》，硕士学位论文，兰州大学，2015 年。

［205］申曙光等：《我国社会医疗保险制度的碎片化与制度整合目标》，《广东社会科学》2012 年第 3 期。

［206］石宏伟等：《基于 3C 理论的医生内在动力激励机制研究》，《重庆医学》2012 年第 30 期。

［207］时蓉华：《社会心理学》，上海人民出版社 1986 年版。

［208］时延安：《中美精神病人强制医疗制度之比较》，《法学评论》2009 年第 4 期。

［209］舒坤尧：《单位微权力异化原因与应对措施探析》，《领导科学》2017 年第 28 期。

［210］宋爱红等：《教师组织承诺结构的验证性因素分析》，《心理发展与教育》2005 年第 2 期。

［211］宋广文等：《影响教师职业认同的相关因素分析》，《心理发展与健康》2006 年第 1 期。

［212］宋林飞：《西方社会学理论》，南京大学出版社 1999 年版。

［213］宋希仁：《马克思恩格斯道德哲学研究》，中国社会科学出版社 2012 年版。

［214］苏明丽等：《万名医师支援农村卫生工程长效机制探讨》，《中国医院管理》2009 年第 8 期。

［215］孙茜：《医生自由执业重在身份平等》，《中国医院院长》2017 年第 Z1 期。

［216］孙世伟：《权利与权力辩证关系的法哲学探析》，《现代交际》2013 年第 12 期。

［217］汤小薄：《工作倦怠、工作满意度与组织承诺的相关研究》，

硕士学位论文，重庆大学，2007 年。

[218] 唐龙妹等：《10 省、市、自治区乡镇卫生院卫生技术人员现状分析》，《中国卫生事业管理》2013 年第 2 期。

[219] 唐旭昌：《大卫·哈维城市空间思想研究》，人民出版社 2014年版。

[220] 陶乃煌：《医学社会学概论——第九讲医生角色》，《医院管理》1984 年第 3 期。

[221] 滕亚等：《应当重视医生"公共人"的角色定位》，《医学与哲学（B）》2014 年第 10 期。

[222] 田孟：《医疗体制、临床医学与患者的伦理困境——"魏则西事件"的问题与启示》，《云南社会科学》2017 年第 2 期。

[223] 田秀云：《角色伦理的理论维度和实践基础》，《道德与文明》2012 年第 4 期。

[224] 田秀云：《儒家名分论中的合理内涵与现代角色伦理建设》，《道德与文明》2007 年第 6 期。

[225] 涂丹、何中臣等：《医患合谋诱导医疗保险消费的道德风险及其规避》，《医学与哲学》2014 年第 4 期。

[226] 汪晓凡等：《中医医疗服务患者服从的现状与影响因素分析》，《现代商贸工业》2012 年第 1 期。

[227] 汪新建等：《媒体中的医方形象及其对医患信任的影响》，《社会科学文摘》2017 年第 8 期。

[228] 汪新建等：《医患信任关系的特征、现状与研究展望》，《南京师范大学学报》（社会科学版）2016 年第 2 期。

[229] 王琛莹等：《夹缝中行医：68.1% 受访医生直言医生执业环境差》，《中国青年报》2015 年 4 月 20 日第 7 版。

[230] 王成兵：《当代认同危机的人学解读》，中国社会科学出版社2004 年版。

[231] 王成兵：《当代认同危机的人学探索》，博士学位论文，北京师范大学，2003 年。

[232] 王春玉、鲜明：《万名医师支援农村卫生工程的政策分析》，

《中国医院管理》2007 年第 12 期。

［233］王春玉：《万名医师支援农村卫生工程的实践与研究》，《中国医院管理》2007 年第 12 期。

［234］王丹等：《医患关系，我们将持续关注》，《健康报》2015 年 3月 6 日第 4 版。

［235］王涵乙等：《国内外医院管理者胜任力研究进展》，《中国医院》2014 年第 4 期。

［236］王静：《我国城乡医院对口支援工作回顾》，《现代医院管理》2011 年第 1 期。

［237］王俊：《中国政府卫生支出规模研究——三个误区及经验证据》，《管理世界》2007 年第 2 期。

［238］王立杰、许舟平：《敏捷无敌》，电子工业出版社 2009 年版。

［239］王丽波等：《护士工作价值观、工作满意度与离职倾向的相关性研究》，《中华护理杂志》2009 年第 6 期。

［240］王列军等：《医生激励机制：医院改革核心之处》，《中国医院院长》2016 年第 17 期。

［241］王琳：《和谐医患关系的“经济理性”与“道德理性”思考》，《医学与社会》2009 年第 5 期。

［242］王世清等：《当代医患关系与医生服务观念的思考》，《当代医学》2006 年第 11 期。

［243］王帅：《我国基层卫生人力资源现状研究及政策建议》，硕士学位论文，首都医科大学，2016 年。

［244］王贤吉等：《医药分开的内涵与实现途径探讨》，《中国卫生政策研究》2013 年第 1 期。

［245］王秀美：《论社会支持系统与教师的心理健康》，《思想理论教育》2007 年第 3 期。

［246］王学栋：《公共人：行政自由裁量权伦理化的可能性》，《中共长春市委党校学报》2008 年第 3 期。

［247］王阳：《医生角色伦理的三维度分析》，硕士学位论文，大连医科大学，2015 年。

［248］王耀忠：《市场经济下的宏观卫生政策与微观激励——医疗医保改革与医药产业发展国际论坛综述》，《上海经济研究》2005 年第 7 期。

［249］王仲：《对新医改下病人就医需求的认识与思考》，《中国医院管理》2014 年第 4 期。

［250］［美］威廉·科克汉姆：《医学社会学》，杨辉、张拓红等译，华夏出版社 2001 年版。

［251］［英］威廉·莎士比亚：《皆大欢喜》，朱生豪译，云南出版集团公司、云南人民出版社 2009 年版。

［252］魏玲：《医生工作家庭冲突的性别差异及其相关因素调查》，《福建医科大学学报》（社会科学版）2012 年第 2 期。

［253］魏万宏：《国内外医院管理队伍职业化比较与分析》，《中国卫生事业管理》2011 年第 2 期。

［254］温忠麟等：《调节效应与中介效应的比较和应用》，《心理学报》2005 年第 2 期。

［255］伍德志：《论医患纠纷中的法律与信任》，《法学家》2013 年第 5 期。

［256］伍凤兰等：《公立医院改革——历史演进、制度困境与路径选择》，《中国卫生政策研究》2016 年第 1 期。

［257］武洪明、许湘岳：《职业沟通教程》，北京人民出版社 2011 年版。

［258］［古希腊］希波克拉底：《希波克拉底誓言》，世界图书出版公司北京分公司 2004 年版。

［259］奚从清：《角色论——个人与社会的互动》，浙江大学出版社 2010 年版。

［260］夏云：《医务人员医患关系认知现状分析》，《中国公共卫生》2013 年第 11 期。

［261］向玉乔：《"信任与医患关系"国际学术研讨会综述》，《伦理学研究》2014 年第 2 期。

［262］向准等：《重庆市万名医师支援农村卫生工程项目实施效果分

析》，《重庆医学》2011 年第 34 期。

[263] 谢晋宇等：《企业雇员流失——原因、后果与控制》，经济管理出版社 1999 年版。

[264] 谢立中：《西方社会学名著提要》，江西人民出版社 1998年版。

[265] 谢铮：《患者因素如何影响医方对医患关系的看法》，《北京大学学报》（医学版）2009 年第 2 期。

[266] 谢志青：《提高医务人员医德素质的基本路径——自律与他律》，《中国医院管理》2004 年第 4 期。

[267] 徐菁菁：《重新认识疾病、医疗与生死医生的角色》，《三联生活周刊》2016 年第 13 期。

[268] 徐茂云：《医生人格特征与医疗纠纷的相关性研究》，硕士学位论文，第二军医大学，2007 年。

[269] 徐双燕等：《成都医院医患关系普遍认知调查分析》，《中国卫生事业管理》2009 年第 12 期。

[270] 徐昕、卢荣荣：《暴力与不信任——转型中国的医疗暴力研究：2000—2006》，《法制与社会发展》2008 年第 1 期。

[271] 徐玉梅等：《论调动基层医务人员职业积极性的关键点》，《卫生软科学》2012 年第 3 期。

[272] 徐渊洪：《人际关系运作对建立医患互信作用的思考》，《江苏卫生事业管理》2003 年第 5 期。

[273] 徐耘：《我国公立医院财政投入存在的问题及对策》，《医学与社会》2016 年第 11 期。

[274] 许栋等：《中外医院管理队伍职业化研究差异》，《中国医院》2012 年第 12 期。

[275] ［英］亚当·斯密：《国富论》上、下卷，商务印书馆 1983年版。

[276] 杨开城：《浅论课程开发理论中的角色分析和知识组件》，《教育理论与实践》2004 年第 9 期。

[277] 杨漫欣等：《医院组织气氛对医生组织承诺的影响》，《中国医

院管理》2011 年第 2 期。

[278] 杨天宇:《斯蒂格利茨的政府干预理论评析》,《学术论坛》2000 年第 2 期。

[279] 杨同卫:《论医疗制度变革时期的医生角色冲突》,《中国医学理论学》2006 年第 6 期。

[280] 杨威:《"从事公务"问题刍议——由医生利用处方权收取回扣行为定性问题引发的思考》,《中国刑事法杂志》2004 年第 6 期。

[281] 杨永朋:《"医药分开"的视角解析我国"看病贵"的难题》,硕士学位论文,东北财经大学,2011 年。

[282] 伊焱、陈士福:《医患关系中的非理性因素及其优化探讨》,《中国医院管理》2014 年第 5 期。

[283] 佚名:《黄帝内经素问》,人民卫生出版社 1956 年版。

[284] 殷振华:《教师自我角色期望量表的编制》,《心理研究》2011 年第 1 期。

[285] 尹倩:《身份寻求与角色冲突:近代医生诊金问题探析》,《华中师范大学学报》(人文社会科学版)2012 年第 1 期。

[286] 尹秀云:《医患关系认知中的两个误区及伦理分析》,《医院管理论坛》2005 年第 2 期。

[287] 尹岩:《论个体自我认同危机》,《湖南师范大学社会科学学报》2007 年第 5 期。

[288] 应亚珍:《政府卫生投入:国际经验与中国实践》,《卫生经济研究》2013 年第 7 期。

[289] 尤琛:《中国医疗体制改革——市场化的困境》,《重庆交通学院学报》(社会科学版)2006 年第 1 期。

[290] 于海:《西方社会思想史》,复旦大学出版社 1993 年版。

[291] 余菲:《权力、自我相似面孔影响择偶复制性别差异的实验研究》,硕士学位论文,华东师范大学,2013 年。

[292] 余晖:《一个独立智库笔下的新医改(上)》,中国财富出版社 2014 年版。

［293］ 俞双燕等：《国家基本药物目录与基本医疗保险药品目录的比较》，《卫生经济研究》2016 年第 5 期。

［294］ 俞晓华：《医学高技术背景下的诊断思维误区》，《医学与哲学》1994 年第 9 期。

［295］ 宇红：《论韦伯科层制理论及其在当代管理实践中的运用》，《社会科学辑刊》2005 年第 3 期。

［296］ 岳朝晖等：《我国公立医院医务人员激励机制》，《企业家天地》2013 年第 9 期。

［297］ 张春兴：《现代心理学》，上海人民出版社 1994 年版。

［298］ 张国清：《他者的权利问题——知识—权力论的哲学批判》，《南京社会科学》2001 年第 10 期。

［299］ 张洁：《只要改变逐利机制才能建立医患互信》，《全球商业经典》2014 年第 9 期。

［300］ 张美：《列宁防范公共权力异化思想研究》，硕士学位论文，南京师范大学，2017 年。

［301］ 张勉、张德：《Price－mueller 离职模型中价值观变量调节作用的实证研究》，《管理评论》2006 年第 9 期。

［302］ 张勉等：《IT 企业技术员工离职意图路径模型实证研究》，《南开管理评论》2003 年第 4 期。

［303］ 张勉等：《Price－Mueller 离职模型中价值观变量调节作用的实证研究》，《管理评论》2006 年第 9 期。

［304］ 张淼：《医生角色冲突的现状及其伦理调适》，硕士学位论文，大连医科大学，2017 年。

［305］ 张奇林：《制度的逻辑：中美医疗保障制度比较》，《社会科学辑刊》2007 年第 4 期。

［306］ 张琪等：《医患关系的经济学研究》，中国劳动社会保障出版社 2011 年版。

［307］ 张文娇：《从医生的角色冲突看中国"看病贵"问题》，硕士学位论文，北京工业大学，2013 年。

［308］ 张艳莉、李向花：《关于角色冲突的研究概述》，《黑龙江史

志》2009 年第 2 期。

[309] 张英姿等：《众专家把脉医患关系"病根"在于政府投入不足》，金羊网 – 新快报，2012 年 5 月 9 日。

[310] 张昱等：《南京地区医生职业认同现状调查》，《南京医科大学学报》（社会科学版）2013 年第 4 期。

[311] 张云飞等：《从传统医德到现代医学职业精神——中国传统医德的现代转化》，《医学与哲学》（人文社会医学版）2011 年第 6 期。

[312] 章志光：《社会心理学》，人民教育出版社 1996 年版。

[313] 赵明等：《我国公立医院治理机制改革模式及效果研究》，《医学与哲学》（人文社会医学版）2010 年第 3 期。

[314] 赵琪等：《我国医护人员职业满意度及身心健康状况调查》，《中华医院管理杂志》2016 年第 32 卷。

[315] 赵玉英、崔晓波等：《医院改革十年实践回顾》，《中国医院管理》1989 年第 11 期。

[316] 赵志裕：《中庸思维的测量：一项跨地区研究的初步结果》，《香港社会科学学报》2000 年第 18 期。

[317] 郑大喜：《医生的行为角色及其控制策略——基于经济学的分析》，《中国医疗保险》2010 年第 6 期。

[318] 周浩等：《共同方法偏差的统计检验与控制方法》，《心理科学进展》2004 年第 6 期。

[319] 周寿祺：《卫生事业性质的争鸣与实践》，《卫生经济研究》2008 年第 11 期。

[320] 周宪：《当前的文化困境与艺术家的角色认同危机》，《文艺理论研究》1994 年第 12 期。

[321] 周晓红：《社会学理论的基本范式及整合的可能性》，《社会学研究》2002 年第 5 期。

[322] 周晓虹：《现代社会心理学》，上海人民出版社 1997 年版。

[323] 周晓虹：《现代西方社会心理学流派》，南京大学出版社 1990 年版。

［324］周志新等：《组织公民行为、工作满意度与医务人员离职倾向关系探讨》，《医学与社会》2012 年第 9 期。

［325］朱碧新：《帕累托最优应成为中央企业 EVA 绩效评价的目标》，《宏观经济研究》2011 年第 10 期。

［326］朱博文、罗教讲：《互联网使用会影响公众对医生的信任吗？——基于数据 CSS2013 的实证分析》，《江苏社会科学》2017 年第 3 期。

［327］Seligman, Adam B., *The Problem of Trust*, NJ：Princeton University Press, 1997, p. 170.

［328］Aiken, L. S., West, S. G. and Reno, R. R., *Multiple Regression：Testing and Interpreting Interactions*, Sage Publications, 1991.

［329］Alexander Wendt, *Social Theory of International Politics*, Cambridge University Press, 1999, pp. 45 – 64.

［330］Allen, T. D., Poteet, M. L. and Russell, J. E., "Attitudes of Managers Who are More or Less Career Plateaued", *Career Development Quarterly*, Vol. 47, No. 2, 1998, pp. 159 – 172.

［331］Anderson, L. A. and Dedrick, R. F., "Development of the Trust in Physician Scale：A Measure to Assess Interpersonal Trust in Patient – physician Relationships", *Psychological Reports*, Vol. 67, No. 3, 1990, pp. 1091 – 1100.

［332］Anderson, R. M. and Funnell, M. M., "Patient Empowerment：Reflections on the Challenge of Fostering the Adoption of a New Paradigm", *Patient Education & Counseling*, Vol. 57, No. 2, 2005, p. 153.

［333］Anthony Giddens, *A Contemporary Critique of Historical Materialism*, London：The Macmillan Press Ltd., 1981.

［334］Culyer, Anthony J., "The Normative Economics of Health Care Finance and Provision", *Oxford Review of Economics Policy*, Vol. 5, No. 1, 1989, pp. 34 – 58.

[335] Arneson, H. and Ekberg, K., "Measuring Empowerment in Work-ing Life: A Review", *Work*, Vol. 26, No. 1, 2006, pp. 37 –46.

[336] Arnet, Z. J. E., Arnet, Z. B. B. and Petterson, I., "Violence in the Nursing Profession: Occupational and Lifestyle Risk Factors in Swedish Nurses", *Work and Stress*, Vol. 10, No. 6, 1956, pp. 119 –127.

[337] Arnold, H. J. and Feldman, D. C., "A Multivariate Analysis of the Determinants of Job Turnover", *Journal of Applied Psychology*, Vol. 67, No. 3, 1982, pp. 350 –360.

[338] Arrow, K. J., "Uncertainty and the Welfare Economics of Medical Care", *Journal of Health Politics Policy & Law*, Vol. 26, No. 53, 1978, pp. 347 –375.

[339] Bandura, A., "Self – efficacy: Toward a Unifying Theory of Be-havioral Change", *Advances in Behaviour Research & Therapy*, Vol. 1, No. 4, 1977, pp. 139 –161.

[340] Baron, R. M. and Kenny, D. A., "The Moderator – mediator Variable Distinction in Social Psychological Research: Conceptual, Strategic, and Statistical Considerations", *Journal of Personality and Social Psychology*, Vol. 51, No. 6, 1986, pp. 1173 –1182.

[341] Bond, M. H., *Chinese Values, The Handbook of Chinese Psychol-ogy*, Hong Kong: Oxford University Press, New York, NY, US: Oxford University Press, 1996, pp. 208 –226.

[342] Cao, J. and Wei, J., "Evolution of the Perception of the Doctor's Role in China", *Lancet*, Vol. 384, No. 9945, 2014, pp. 742 –742.

[343] Caplan, G., *Support Systems and Community Mental Health Lectures on Concept Development*, New York: Behavioral Publications, 1974.

[344] Chatman, J. A. and Spataro, S. E., "Using Self – categorization Theory to Understand Relational Demography – based Variations in People's Responsiveness to Organizational Culture", *Academy of Management Journal*, Vol. 48, No. 2, 2005, pp. 321 –331.

[345] Cheng – Ju Chang, "Work Stress and Professional Identity in Tai-

wanese Clinical Psychologist and the Effects on Psychological Distress, Turnover Intention, and Intention to Change Professions", *Chung Shan Medical Journal*, No. 24, 2013, pp. 37 – 48.

[346] Cheung, G. W. and Lau, R. S., "Testing Mediation and Suppression Effects of Latent Variables: Bootstrapping with Structural Equation Models", *Organizational Research Methods*, 2007.

[347] Cm, F. C., Van, O. P. and Van Marwijk, H. W. et al., "A Patient doctor Relationship Questionnaire (PDRQ – 9) in Primary Care: Development and Psychometric Evaluation", *General Hospital Psychiatry*, Vol. 26, No. 2, 2004, p. 115.

[348] Coe, Rodney M., *Sociology of Medicine* (2nd ed.), New York: McGraw-Hill, 1978.

[349] Roter, D., "The Enduring and Evolving Nature of the Patient – physician Relationship", *Patient Education & Counseling*, Vol. 39, No. 1, 2000, pp. 5 – 15.

[350] Delbanco, E. L., "Enriching the Doctor – patient Relationship by Inviting the Patient's Perspective", *Annals of Internal Medicine*, Vol. 116, No. 5, 1992, pp. 414 – 418.

[351] Demerouti, E., Eeuwijk, E. and Snelder, M. et al., "Assessing the Effects of a 'Personal Effectiveness' Training on Psychological Capital, Assertiveness and Self – awareness Using Self – other Agreement", *Career Development International*, Vol. 16, No. 1, 2011, pp. 60 – 81.

[352] Dierdorff, E. C., Bell, S. T. and Belohlav J. A., "The Power of 'We': Effects of Psychological Collectivism on Team Performance over Time", *Journal of Applied Psychology*, Vol. 96, No. 2, 2011, p. 247.

[353] D'Lima, D. M., Murray, E. J. and Brett, S. J., "Perceptions of Risk and Safety in the ICU: A Qualitative Study of Cognitive Processes Relating to Staffing", *Critical Care Medicine*, Vol. 46,

No. 1, 2017, pp. 60 – 70.

[354] Dong, H., Bogg, L. and Rehnberg, C. et al., "Drug Policy in China: Pharmaceutical Distribution in Rural Areas", *Social Science & Medicine*, Vol. 48, No. 6, 1999, pp. 777 – 786.

[355] Douglas McGregor, *The Human Side of Enterprise*, McGraw Hill Education, 1960, pp. 43 – 58.

[356] Egan, T. M., Yang, B. and Bartlett, K. R., "The Effects of Organizational Learning Culture and Job Satisfaction on Motivation to Transfer Learning and Turnover Intention", *Human Resource Development Quarterly*, Vol. 15, No. 3, 2004, pp. 279 – 301.

[357] Event Van de Vlient, "Role Conflict between Supervisor and Subordinate", *Personnel Eview*, Vol. 5, No. 1, 1976, pp. 19 – 23.

[358] Farndale, E. et al., "Context – bound Configurations of Corporate HR Functions in Multinational Corporations", *Human Resource Management*, Vol. 49, No. 1, 2010, pp. 45 – 66.

[359] Frazer, J. G., *The Golden Bough*, London: Macmillan, Third Edition, 1980, p. 53.

[360] Fuchs, V. R., "The Supply of Surgeons and the Demand for Operations", *The Journal of Human Resource*, Vol. 13, No. 236, suppl, 1978, pp. 35 – 56.

[361] Furrow, B. R., "From the Doctor to the System: The New Demands of Health Law", *Health Matrix Clevel*, Vol. 14, No. 1, 2004, pp. 67 – 90.

[362] Goffman, *Interaction Ritual: Essays on Face – to – Face Behavior*, Garden City, NY: Anchor, 1967, p. 33.

[363] Griffeth, R. W., Hom, P. W. and Gaertner, S., "A Meta – analysis of Antecedents and Correlates of Employee Turnover: Update, Moderator Tests, and Research Implications for the Next Millennium", *Journal of Management*, Vol. 26, No. 3, 2000, pp. 463 – 488.

[364] Gross, Mason, McEachern, *Explorations in Role Analysis*: *Studies of the School Superintendency Role*, New York: Wiley, 1958.

[365] Gustave Le Bon, *The Crowd*: *A Study of the Popular Mind*, Authorhouse Press, 2008.

[366] Györffy, Z., Dweik, D. and Girasek, E., "Workload, Mental Health and Burnout Indicators among Female Physicians", *Hum Resour Health*, No. 4, 2016, pp. 14 – 12.

[367] Hall, M. A., Dugan, E. and Zheng, B. et al., "Trust in Physicians and Medical Institutions: What Is It, Can It Be Measured, and Does It Matter?" *Milbank Quarterly*, Vol. 79, No. 4, 2010, pp. 613 – 639.

[368] Harrington, J., Noble, L. M. and Newman, S. P., "Improving Patients' Communication with Doctors: A Systematic Review of Intervention Studies", *Patient Educ Couns*, Vol. 52, No. 1, 2004, pp. 7 – 16.

[369] Hayes – bautista and David, E., "Modifying the Treatment: Patient Compliance, Patient Control and Medical Care", *Social Science & Medicine*, Vol. 10, No. 5, 1967, pp. 233 – 238.

[370] Hill, M. J. and Decherney, A. H., "Negotiation for Physicians", *Seminars in Reproductive Medicine*, Vol. 31, No. 3, May 2013, pp. 215 – 218.

[371] Holmbeck, G. N., "Toward Terminological, Conceptual, and Statistical Clarity in the Study of Mediators and Moderators: Examples from the Child – clinical and Pediatric Psychology Literatures", *Journal of Consulting & Clinical Psychology*, Vol. 65, No. 4, 1997, pp. 599 – 610.

[372] Holtom, B. C., Mitchell, T. R. and Lee, T. W. et al., "Shocks as Causes of Turnover: What They Are and How Organizations Can Manage Them", *Human Resource Management*, Vol. 44, No. 3, 2005, pp. 337 – 352.

[373] Hu, L. , Yin, X. and Bao, X. et al. , "Chinese Physicians' Attitudes toward and Understanding of Medical Professionalism: Results of a National Survey", *Journal of Clinical Ethics*, Vol. 25, No. 2, 2014, pp. 135 – 147.

[374] Hurwitz, S. , Kelly, B. and Powis, D. et al. , "The Desirable Qualities of Future Doctors – astudy of Medical Student Perceptions", *Medical Teacher*, Vol. 35, No. 7, 2013, pp. 1332 – 1339.

[375] Ferraz A. Guedes, "Protagonist – patient and Servant – doctor: A Medicine for the Sick Doctor – patient Relationship", *European Psychiatry*, No. 41, 2017, pp. S683 – S683.

[376] Jackson, C. L. , Colquitt, J. A. and Wesson, M. J. et al. , "Psychological Collectivism: A Measurement Validation and Linkage to Group Member Performance", *Journal of Applied Psychology*, Vol. 91, No. 4, 2006, pp. 884 – 899.

[377] Price, James L. , "Reflections on the Determinants of Voluntary Turnover", *International Journal of Manpower*, Vol. 22, No. 7, 2001, pp. 600 – 624.

[378] James, L. R. and Brett, J. M. , "Mediators, Moderators, and Tests for mediation", *Journal of Applied Psychology*, Vol. 69, No. 2, 1984, pp. 307 – 321.

[379] James, L. , "Price, Reflections on the Determinants of Voluntary turnover", *International Journal of Manpower*, Vol. 22, No. 7, 2001, pp. 600 – 624.

[380] Jenkins, R. , *Social Identity: Key Ideas*, Routledge, 1996.

[381] Jones, M. L. , "Role Conflict: Cause of Burnout or Energizer?" *Social Work*, Vol. 38, No. 2, 1993, pp. 136 – 141.

[382] Jr. P. French and Caplan, R. D. , *Organizational Stress and Individual Strain*, New York: Amacon, 1972, pp. 1 – 66.

[383] Kabaa, R. and Sooriakumaran, P. , "The Evolution of the Doctor – Patient – Relationship", *International Journal of Surgery*, Vol. 5,

No. 1, 2007, pp. 57 –65.

[384] Kim, J. S., Kaye, J. and Wright, L. K., "Moderating and Mediating Effects in Causal Models", *Issues in Mental Health Nursing*, Vol. 22, No. 1, 2001, pp. 63 – 75.

[385] Kozlowski, D. et al., "The Role of Emotion in Clinical Decision Making: An Integrative Literature Review", *Bmc Medical Education*, Vol. 17, No. 1, Dec 2017, p. 255.

[386] Kuokkanen, L., Leino – Kilpi, H. and Katajisto, J., "Nurse Empowerment, Job – related Satisfaction, and Organizational Commitment", *Journal of Nursing Care Quality*, Vol. 18, No. 3, 2003, pp. 184 –192.

[387] Laugesen, M. J. and Rice, T., "Is the Doctor in? The Evolving Role of Organized Medicine in Health Policy", *Journal of Health Politics Policy & Law*, Vol. 28, No. 2 – 3, 2003, pp. 289 –316.

[388] Lockett, M., "Culture and the Problems of Chinese Management", *Organization Studies*, Vol. 9, No. 4, 1988, pp. 475 –496.

[389] Marysia Zalewski, Cynthia Enloe, "Questions about Identity in International Relations" in Ken Booth and Steve Smith eds., *International Relations Today*, 2000, pp. 282 –283.

[390] MeCall, G. J. and Sinunons, J. L., *The Role – identitymodel, Identities and Interactions: An Exanunation of Human Associations in Everyday Life*, New York: The Free Press, p. 68.

[391] Mechanic, D., Ettel, T. and Davis, D., "Choosing among Health Insurance Options: A Study of New Employees", *Inquiry*, Vol. 27, No. 1, 1990, pp. 14 –23.

[392] Miller, K., Joseph, L. and Apker, J., "Strategic Ambiguity in the Role Development Process", *Journal of Applied Communication Research*, Vol. 28, No. 3, 2000, pp. 193 –214.

[393] Mobley, W. H., Horner, S. O. and Hollingsworth, A. T., "An Evaluation of Precursors of Hospital Employee Turnover", *Journal*

of Applied Psychology, Vol. 63, No. 4, 1978, pp. 408 – 414.

[394] Mobley, W. H. , "Intermediate Linkage in the Relationship between Job Satisfaction and Employee Turnover", *Journal of Applied Psychology*, Vol. 62, No. 2, 1977, pp. 237 – 240.

[395] Mowday, R. T. , Porter, L. W. and Steers, R. M. , *Employee – Organization Linkages*, New York: Academic Press, 1982.

[396] Mukherjee, D. , Hanlon, S. C. and Kedia, B. L. et al. , "Organizational Identification among Global Virtual Team Members: The Role of Individualism – collectivism and Uncertainty Avoidance", *Cross Cultural Management: An International Journal*, Vol. 19, No. 4, 2012, pp. 526 – 545.

[397] Ogden, J. , Andrade, J. and Eisner, M. et al. , "To Treat? To Be Friend? To Prevent? Patients' and GPs' Views of the Doctor's Role", *Scandinavian Journal of Primary Health Care*, Vol. 15, No. 3, 1997, pp. 114 – 117.

[398] Old, A. , Adams, B. and Foley, P. et al. , "Society's Expectation of the Role of the Doctor in New Zealand: Results of a National Survey", *New Zealand Medical Journal*, Vol. 124, No. 1342 , 2011, pp. 10 – 22.

[399] Omer, F. and Malik, Abbas Q. et al. , "Perceived Investment in Employee Development and Turnover Intention: A Social Exchange Perspective", *African Journal of Business Management*, Vol. 5, No. 5, 2011, pp. 1904 – 1914.

[400] Samuelson, P. A. , "The Pure Theory of Public Expenditure", *The Review of Economics and Statistics*, Vol. 36, No. 4, 1954, pp. 387 – 389.

[401] Samuelson, P. A. , "The Pure Theory of Public Expenditure," *The Review of Economics and Statistics*, Vol. 37, No. 4, 1955, pp. 350 – 356.

[402] Parsons, T. , *The Social System*, Free Press, Collier Macmillan, 1964.

[403] Pauly, M. V. , "The Economics of Moralhazard", *American Economic Review*, No. 49 , 1968, pp. 531 – 537.

[404] Peng, J. C. , Lee, Y. L. and Tseng, M. M. , "Person – organization Fit and Turnover Intention: Exploring the Mediating Effect of Work Engagement and the Moderating Effect of Demand – ability Fit", *Journal of Nursing Research*, Vol. 22, No. 1, 2014, pp. 1 – 11.

[405] Peng, K. and Nisbett, R. E. , "Culture, Dialectics, and Reasoning about Contradiction", *American Psychologist*, Vol. 54, No. 9, 1999, pp. 741 – 754.

[406] Pettigrew, T. F. and Tropp, L. R. , "How Does Interguoup Contactreduce Meta – analytic Tests of Three Mediators", *Eue J Soc Psychol*, Vol. 38, No. 9 , 2008, pp. 22 – 34.

[407] Podsakoff, N. P. , LePine, J. A. and LePine, M. A. , "Differential Challenge Stressor – hindrance Stressor Relationships with Job Attitudes, Turnover Intentions, Turnover, and Withdrawal Behavior: A Meta – analysis", *Journal of Applied Psychology*, Vol. 92, No. 2, 2007, p. 438.

[408] Podsakoff, P. M. , MacKenzie, S. B. and Lee, J. – Y. et al. , "Common Method Biases in Behavioral Research: A Critical Review of the Literature and Recommended Remedies", *Journal of Applied Psychology*, Vol. 88, No. 5, 2003, pp. 879 – 903.

[409] Podsakoff, P. M. and Organ, D. W. , "Self – Reports in Organizational Research: Problems and Prospects", *Journal of Management*, Vol. 12, No. 4, 1986, pp. 531 – 544.

[410] Porter, L. W. and Steers, R. M. , "Organizational, Work, and Personal Factors in Employee Turnover and Absenteeism", *Psychological Bulletin*, Vol. 90, No. 2, 1973, pp. 151 – 176.

[411] Preacher, K. J. and Hayes, A. F. , "Asymptotic and Resampling Strategies for Assessing and Comparing Indirect Effects in Multiple Mediator Model", *Behavior Research Methods*, Vol. 40, No. 3,

2008, pp. 879 – 891.

[412] Price, J. L. , "Reflections on the Determinants of Voluntary turn-over", *International Journal of Manpower*, Vol. 22, No. 7, 2001, pp. 600 – 624.

[413] Quill, T. E. and Brody, H. , "Physician Recommendations and Patient Autonomy: Finding a Balance between Physician Power and Patient Choice", *Ann Intern Med*, Vol. 125, No. 9, 1996, pp. 763 – 769.

[414] R. Linton, *The Study of Man*, New York: Appleton – Century, 1936, pp. 581 – 582.

[415] Robert K. Merton, *Sociological Ambivalence and Other Essays*, New York: The Free Press, 1976.

[416] Røvik, J. O. and Tyssen, R. , Hem, E. et al. , "Job Stress in Young Physicians with an Emphasis on the Work – home Interface: A Nine – year, Nationwide and Longitudinal Study of Its Course and Pre-dictors", *Industrial Health*, Vol. 45, No. 5, 2007, pp. 662 – 671.

[417] Rowland, P. A. , Coe, N. P. W. and Burchard, K. W. et al. , "Factors Affecting the Professional Image of Physicians", *Curr Surg*, Vol. 62, No. 2 , 2005, pp. 214 – 219.

[418] Sahm, S. , "Of Mugs, Meals and More: The Intricate Relations between Physicians and the Medical Industry", *Med Health Care Philos*, Vol. 16, No. 2, 2013, pp. 265 – 73.

[419] Saito, S. , Mukohara, K. and Miyata, Y. , "Chronological Chan-ges in Japanese Physicians' Attitude and Behavior Concerning Rela-tionships with Pharmaceutical Representatives: A Qualitative Stud-y", *PLoS One*, Vol. 9, No. 9, Sep 2014, p. e 106586.

[420] Steers, R. M. , "Antecedents and Outcomes of Organizational Commitment", *Administrative Science Quarterly*, Vol. 22, No. 1, 1977, pp. 46 – 56.

[421] Strous, R. D. , "Ethical Considerations during Times of Conflict:

Challenges and Pitfalls for the Psychiatris", *Isr J Psychiatry Relat Sci*, Vol. 50, No. 2, 2013, pp. 122 – 129.

[422] Stryker, S. and Burke, P. J., "The Past, Present, and Future of anIdentity Theory", *Social Psychology Quarterly*, Vol. 63, No. 4, 2000, pp. 284 – 297.

[423] Szasz, T. S. and Hollender, M. H., "A Contribution to the Philosophy of Medicine: The Basic Models of the Doctor – Patient Relationship", *A. M. A. Archives of Internal Medicine*, Vol. 97, No. 5, 1956, pp. 585 – 592.

[424] Talcott Parsons, *The Social System*, New York: Free Press, 1951, p. 280.

[425] Tayfur, O. and Arslan, M., "The Role of Lack of Reciprocity, Supervisory Support, Workload and Work – family Conflict on Exhaustion: Evidence from Physicians", *Psychol Health Med*, Vol. 18, No. 5, 2013, pp. 564 – 575.

[426] Thom, D. H. and Physicians, S. T. S., "Physician Behaviors That Predict Patient Trust", *Journal of Family Practice*, Vol. 50, No. 4, 2001, pp. 323 – 328.

[427] McGuire, Thomas G., *Handbook of Health Economics*, Amsterdam: Elsevier, 2000, pp. 461 – 536.

[428] Tobias, J. S., "Hospital Doctor's Role in the Health of the Nation", *BMJ*, Vol. 310, No. 6984, 1995, p. 889.

[429] Toothaker, L. E., "Multiple Regression: Testing and Interpreting Interactions", *Evaluation Practice*, Vol. 14, No. 2, 1993, pp. 167 – 168.

[430] Triandis, H. C., *Individualism and Collectivism*, Westview Press: Boulder Co., 1995.

[431] Uzoigwe, A. G., Low, W. Y. and Noor, S. N., "Predictors of Work Family Role Conflict and Its Impact on Professional Women in Medicine, Engineering, and Information Technology in Nigeria", *Asia Pac*

J Public Health, Vol. 28, No. 7, Oct. 2016, pp. 629 – 637.

[432] Van Dyne, L., Graham, J. W. and Dienesch, R. M., "Organiza-
tional Citizenship Behavior: Construct Redefinition, Measurement,
and Validation", *Academy of Management Journal*, Vol. 37,
No. 4, 1994, pp. 765 – 802.

[433] Verschuren, P. J. M. and Masselink, H., "Role Concepts and Ex-
pectations of Physicians and Nurses in Hospitals", *Social Science &
Medicine*, No. 7, 1997, pp. 1135 – 1138.

[434] Liddell, W. W. Slocum, J. W., "The Effects of Individual Role
Compatibility Upon Group Performance: An Extension of Schutz's
FIRO Theory", *Academy of Management Journal*, No. 19, 1976,
pp. 413 – 426.

[435] Weber, Max H. H. and Gerth, C., *Wright Mills from Max Weber:
Essays in Sociology*, New York: Oxford University Press, 1946.

[436] Weiss, D. J., Dawis, R. V. and England, G. W., "Manual for
the Minnesota Satisfaction Questionnaire", *Minnesota Studies in Vo-
cational Rehabilitation*, No. 22, 1967, pp. 110 – 111.

[437] Yuan, Y. and MacKinnon, D. P., "Bayesian Mediation Analysis",
Psychological Methods, Vol. 14, No. 4, 2009, pp. 301 – 322.

[438] Zhang Ming – ming, Li Jing and Zhang Xiao – li et al., "Doctor's
Perceptions of Difficulties in Patient Involvement in Making Treatment
Decisions: Questionnaire Study in Chinas", *Chin J Evid – based
Med*, Vol. 6, No. 11, 2006, p. 784.

后　记

　　为什么选择医生角色这个题目？早在 2010 年前后，我就不断地问自己了。之所以选择医生研究，主要是基于以下四点思考。

　　首先，自从来到广东医科大学，与医学有了难以割舍的缘分。加上社会医学与卫生事业管理专业是教学和科学研究的领域，卫生人力资源管理是我研究的主要方向之一。特别是在当前医改持续深化、健康中国加速推进的背景下，选择医改的主体、健康的"守护神"——医生进行研究是再自然不过的事情。千百年来，医生与病人的关系简单又复杂。没有病人，就不需要医生这样的职业。同样，没有医生，病人将无处救治，遭受苦痛折磨，直至生命消逝。双方这种相互依存的关系注定把两个目标一致的他们联系在一起。但是，亘古以来，医患关系并非一帆风顺，医生角色和医生地位也命运多舛。医患双方有融洽与合作的阶段；也有关系紧张甚至产生医疗暴力的尴尬和窘境，这根源于双方的极度不信任。中南大学湘雅二医院风湿免疫科杜金峰在谈到医生与病人的关系时说："在中国当医生看病，需要一双孙悟空的眼睛、一颗唐三藏的心、一份沙和尚的本分，却要隔绝猪八戒的贪婪。也许达到这样的境界有相当的困难，但起码应该是我们努力的方向。"可见，医生角色问题值得去探究。

　　其次，角色问题具有鲜明的时代色彩。它不仅是当代社会面临的一个理论和现实问题，而且是哲学和人学工作者必须下力气加以解决的问题，更是近些年来很多学科领域研究的热点。

　　再次，运用角色理论来研究医生的社会行为，包括角色认知、角色定位、角色理解、角色期待、角色冲突、角色互动等，有利于把握医生角色以及各种角色关系之间的认知、心理和行为。

最后，多年来，我和我的团队围绕医业、医院、医生积极开展合作研究，积累了一定的成果，在此基础上探索前行，更能感同身受医生角色之心路历程。

尽管写作过程中困难重重，不如想象的顺利；有些构想还未能实现，好多次梦见自己在困境中寻求突围，但也有自己的特色。第一，尽可能把医生角色置于中国情景、结合医改实践、嵌入人学元素加以研究，如运用角色理论和研究方法对我国医生组织行为的消极面如医生离职等进行了中国传统文化背景下的系列实证分析。第二，对医生角色和角色冲突进行了概念论、结构论、关系论和实践论的考察，对当代医生角色冲突、角色权力、角色认同危机、角色互动进行系列分析。具体来说，本书主要采用了社会学领域的角色理论框架，以社会各个方面对医生角色的期望为出发点，展开对医生角色扮演过程中心理、行为和策略分析，揭示医改实践中医生为迎合角色期望获得积极评价的努力。在此基础上，书中分析了将医生置于这些期望之下的宏观社会关系以及影响医生角色扮演的微观人际关系。通过对塑造医生角色的动因分析，挖掘当前医生角色扮演过程中存在的问题，最终完成对医生角色的最终构想。

尽管从选题、创作到付梓，达成了心中的愿景，但是，难免有些许不足和遗憾。首先，本书研究深度不够。写作过程中，我常常痛感理论功底不足。由于考虑到借助社会学理论对医生这一卫生人力资源进行研究，属于新兴的交叉学科。我有点怕 hold 不住，但又忍不住向往前行，努力做到"谨小慎微，慎终如始"。诚然，做科学研究并不是简单的"搬运工"，但此时的我对"才疏学浅""书到用时方恨少"有刻骨铭心的体会。比如，社会学理论众多，各种流派博大精深、国内外研究成果如汗牛充栋。要在比较有限的时间内、以有限的精力去研读理论精髓、借鉴和运用理论和实践方法，总感觉时间悄悄地从指尖快速溜走，并出现了"力不从心"的愁绪。其次，以前预设的写作大纲尚未能遂心快意。比如早就设计好的角色职业认同、角色期望（社会期望、自我期望）、工作—家庭冲突、角色建设以及在中国"关系"情景下的医生离职等还未能来得及完成，成为憾事，只能希望以后继续努力。再次，担当了学院和系的一些事务性工作，各种事情千头万绪。但是终于完成了，多少有一些欣慰，并有如释重负的感觉。长篇小说《日瓦戈医生》中提及叙述者的作用举足轻重。本书也何尝不是如此！我在书中努力扮演好讲述者、审视者和思想者三种角色，分别对应着三种功能：医改政策与医生角色变迁的联系功能，医生角色深层情感和心灵世界、医生角色行为和角色关系的释解功能，以及强化作者的情感意志、人文情怀和哲学思考的表达功能。

　　在本书写作过程中，我得到了许多专家的指导、同人的关心和帮助。我的合作者全鹏博士贡献甚大，不仅从选题、研究理论和研究方法上给予很多中肯的意见，而且在调查问卷的设计、数据的收集与分析、书稿的撰写与投稿等各个方面都参与其中。因为他是做心理与行为、心理统计方向研究的，他的很多写作灵感和思路犹如航海中的明灯，给我照亮前行的路、指明了方向。

　　六年前，我有幸加入了广东省卫生经济学会，并成为卫生经济与文化专业委员会副主任委员。在专委会主委广东省中医院夏萍主任的领导下，我多次参加了学会以及专委会组织的各种学术活动，很多专题、研讨会、大型沙龙中的选题、内容、方法以及思想都让我备受启发，终身受益。2015—2016 年，借助省学会和专委会的平台，我担任主编，首次主持组织有 10 多家大型医院、数十人参与编著的新书《医院管理人员职业化发展的困境与出路》的顺利出版发行。而这些弥足珍贵的经历，为我此次撰写专著积累了不少经验，也奠定了良好的基础。

　　感谢我的领导和同事，感谢人文与管理学院的万崇华教授、雷光和教授、陈文杰副教授和王广宁副主任医师。他们不仅一如既往地鼓励我积极出书，而且就出书的经费问题给予政策支持。感谢管理与法学系的同事陈琴副教授、肖俊辉教授、孙玮志、郭建、王娜、刘钰曦、张利周、黄洁，感谢他们对医改背景下的医生角色问题提出了自己的真知灼见，并提供力所能及的支持和无私帮助。

　　感谢澳大利亚拉筹伯大学中国卫生项目主任、博士生导师刘朝杰教授以及他的搭档 Li Yan 女士就本书的写作与发表给予我的指点、启发和灵感。感谢广州医科大学卫生管理学院刘俊荣教授、广东外语外贸大学政治与公共管理学院彭未名教授、南方医科大学（原中国人民解放军第一军医大学）卫生管理学院王冬教授对我申报相关课题、论文发表、本书的写作提出了许多中肯的意见和建议，并百忙之中抽空帮助我推荐，其中一些成果经过整理并收录于书中。我永远不会忘记他们的关心和支持。

感谢妻子曾律和儿子刘晨旭。新书的出版凝结了无数的心血和汗水，妻子都给予我太多的理解、支持和包容，他们给了我弥足珍贵的动力和希望。

感谢中国社会科学出版社经济与管理出版中心主任卢小生编审的鼎力支持，使本书能够顺利赶在 8 月底前出版发行。

数年的光阴已如白驹过隙般溜走，早已习惯了行色匆匆，品味岁月的滋味。一路走来，风雨兼程；坚持向前，不敢懈怠。从定位、筹备、联络到写作的时光悄然滑过，忙而充实，累也心甜，毕竟我的新书即将付梓。此时的我，感谢和感恩涌上心头，紧张和不安兼而有之。感谢所有为我的新书的顺利完成提供帮助和贡献的人们。没有你们的悉心帮助、辛苦付出和无私奉献，我的新书必定留有很多遗憾。最后，我要感谢所有给予我智慧的领导、专家和老师。感谢新书写作过程中给予我的激情挑战、真诚帮助、智慧灵感，以及所有值得回忆和自省的人和事。

刘瑞明

2018 年 3 月 25 日于广东医科大学